Original-Überprüfungsfragen für Heilpraktiker

Neurologie, Psychiatrie, Auge, HNO, Orthopädie, Dermatologie, Gynäkologie, Urologie, Labor, Hygiene, Gesetzeskunde

1100 Original-Überprüfungsfragen der Gesundheitsämter
mit Diagnoserätseln, Zeichnungen und kommentierten Antworten,

Dr. Dr. Hartmut Hildebrand
HP Damir Lovric

bearbeitet von
S. Greiner, H. Hildebrand, I. Laubenthal, D. Lovric

K r e a t i v i t ä t & W i s s e n
2004

Die Erkenntnisse der Medizin unterliegen laufendem Wandel: neue Diagnosemethoden, neue Forschungsergebnisse und neue klinische Erfahrungen erweitern ständig unser medizinisches Wissen. Dies mögen unsere Leser bedenken, wenn sie im medizinischen Bereich tätig sind und Verantwortung für Patienten übernehmen.
Wir haben große Sorgfalt darauf verwandt, dass unsere Angaben dem aktuellen Wissensstand bei Fertigstellung des Werkes entsprechen. Wir bitten unsere Leser, uns alle etwa auffallenden Ungenauigkeiten mitzuteilen.
Korrekturhinweise, Verbesserungsvorschläge, Ergänzungen und neue Überprüfungsfragen sind willkommen!
Anschrift der Verfasser:
Verlag Kreativität & Wissen, z. Hd. Hildebrand/Lovric
Friedrichstr. 11, 74372 Sersheim, Tel.: 07042 830286, Fax: 07042 830287

DANKSAGUNG
Für konstruktive Kritik bedanken wir uns bei den vielen ausgezeichneten Dozenten von "Team Dr. Dr. Hildebrand", bei unseren zahlreichen Schülern und bei den Teilnehmern unserer Pauk-, Intensiv- und Prüfungsvorbereitungskurse. Besonderer Dank gilt den Schülern, die uns - sofort nach der Überprüfung beim Gesundheitsamt - ihre Prüfungsfragen aufgeschrieben haben. Ohne ihre tatkräftige Hilfe wäre dieses Buch nicht möglich gewesen.

4. überarbeitete und erweiterte Auflage 2004

ISBN 3-931865-51-7

Petra Hildebrand, Verlag **Kreativität & Wissen,** Sersheim

Druck und Verarbeitung: Gruner Druck GmbH, Sonnenstr. 23b, 91058 Erlangen

Ihr Weg zum Erfolg: Bücher und Karteikarten von **Kreativität & Wissen**

Unser Verlag ist auf Bücher für die **Ausbildung zum Heilpraktiker** und auf Bücher und Karteikarten zur **Vorbereitung auf die amtsärztliche Überprüfung für Heilpraktiker** spezialisiert.

Bitte fordern Sie unseren Gesamtprospekt an!
Wir informieren Sie laufend über unsere Neuauflagen!

Petra Hildebrand
Verlag **Kreativität & Wissen**
Friedrichstr. 11
D-74372 Sersheim
Tel.: 07042-830286
Fax: 07042-830287
E-Mail: buch@kreawiverlag.de
Internet: http://www.kreawiverlag.de

Bestellung

1. Über den Buchhandel (Standardbuchnummer **ISBN 3-931865-51-7**)
2. Schriftliche Bestellung direkt beim Verlag mit **Einzugsermächtigung** zur einmaligen Abbuchung des Betrages von z. Zt. **35.- Euro** (Bank, Bankleitzahl, Kontonummer) an:
   - **Kreativität & Wissen**, Friedrichstr. 11, 74372 Sersheim),
   - Fax: 07042 830287,
   - e-mail: buch@kreawiverlag.de
3. Internet (online-bookshop): www.kreawiverlag.de
4. Bei Nachnahmeversand: zuzüglich 6.- Euro.

Achtung:
Die vollständige deutliche Absenderangabe ist unbedingt erforderlich.
Die Bücher werden in der Regel jährlich aktualisiert.
Bitte erkundigen Sie sich ggf. nach den aktuellen Preisen (Tel.: 07042-830286).

Besuchen Sie auch die Internetseite unserer Partnerschule:

http://www.kreawi.de

Unter diesen Adressen finden sie weitere Prüfungsfragen und viele prüfungsrelevante Informationen („Prüfungsecke“).

Inhaltsverzeichnis

FRAGEN

NERVENSYSTEM - ANATOMIE / PHYSIOLOGIE

1

Beschriften Sie die Zeichnung der Hirnhäute. (Schema)

Abb. 1 Hirnhäute (Schema)

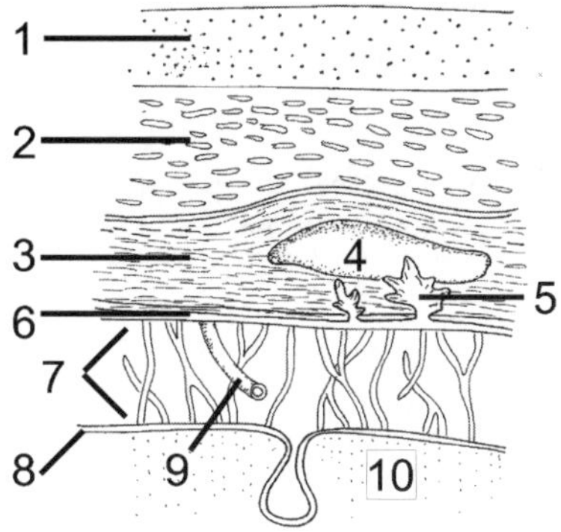

1.
2.
3.
4.
5.

2

Beschriften Sie folgende Abbildung ((Querschnitt Rückenmark).

Abb. 2 Das Rückenmark (Querschnitt)

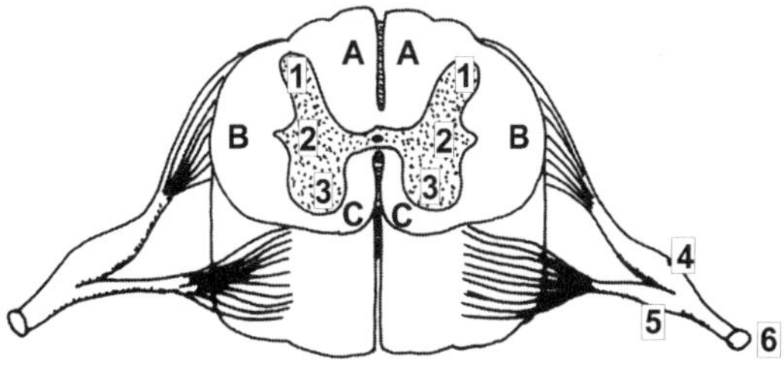

A
B
C
1
2
3
4
5
6

3

Was sind Neurotransmitter?

4

Nennen Sie einige Neuropeptide.

5

Welche Informationsqualitäten kann ein peripherer Nerv leiten?

6

Was sind Astrozyten?

7

Wie wird das animalische Nervensystem gegliedert?

8

Was ist die Funktionseinheit des Nervensystems?

9

In welche Hirnlappen gliedert sich das Endhirn?

10

Was sind Dendriten?

11

Welche verschiedene Arten von Sensibilität kennen Sie?

12

Wie erfolgt die Erregungsübertragung in den Synapsen?

13

Durch welche Strukturen werden Rückenmark und Gehirn geschützt?

14

Nennen Sie einige Neurotransmitter.

15

Tiefensensibilität /Oberflächensensibilität. Ordnen Sie zu:

- Temperaturempfinden,
- Vibrationsempfinden,
- Berührungsempfinden,
- Schmerzempfinden,
- Bewegungsempfinden.

16

Was gehört zum ZNS, was zum peripheren Nervensystem?

17

Was wird bei der Untersuchung der Sensibilität geprüft?

18

Was gehört zum autonomen Nervensystem?

19

Was wissen Sie über Rückenmarknerven?

20

Aus welchen Teilen besteht das Nervensystem?

21

Folgende Begriffe sind zuzuordnen:

- ZNS (Zentralnervensystem)
- peripheres Nervensystem,
- vegetatives Nervensystem;

- Ischias,
- Kleinhirn,
- Temporallappen,

Parasympathikus.

22

Nennen Sie die Aufgaben des vegetativen Nervensystems.

23

Beschriften Sie folgende Zeichnung (Medianschnitt durch das Gehirn):

Abb. 3 Medianschnitt durch das Gehirn

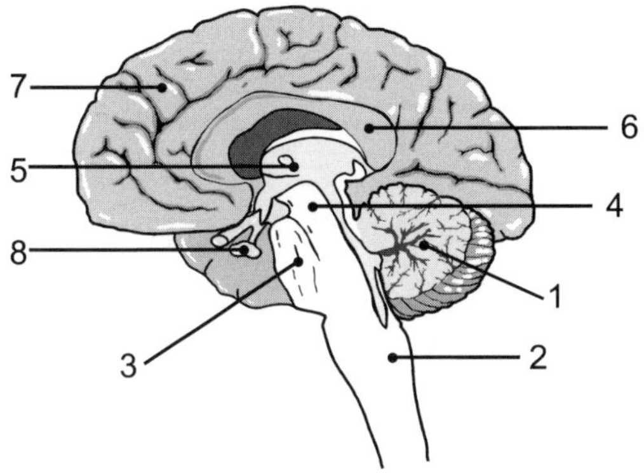

1
2
3
4
5
6
7
8

24

Wie heißen die beiden Endigungen einer Nervenzelle?

25

Nennen Sie die Hirnnerven.

26

a) Worunter unterscheiden sich Eigen- von Fremdreflexen?
b) Nennen Sie pathologische Reflexe.
c) Bei welchen Erkrankungen kommen Pyramidenbahnzeichen vor?

27

Beschriften Sie folgende Zeichnung einer Nervenzelle:

Abb. 4 Nervenzelle (Neuron)

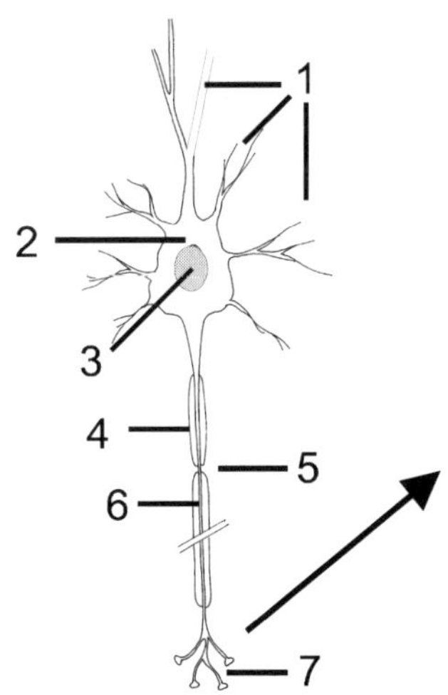

28

Nennen Sie die Funktion des Sympathikus bei

- Herz,
- Gefäßen,
- Ösophagus,
- Bronchien und
- Pupille.

29

Was ist ein Muskeleigenreflex?

30

Aus welchen Strukturen setzt sich der Hirnstamm zusammen?

31

Nennen Sie die Funktion folgender Hirnnerven:

- N. trigeminus (V. Hirnnerv),
- N. olfactorius (I. Hirnnerv),
- N. vestibulocochlearis (VIII: Hirnnerv).

32

Welche Funktion hat das Kleinhirn?

33

Aus was besteht ein Neuron (Nervenzelle)?

34

Abb. 5 Die Hirnlappen der Endhirnhemisphäre
Beschriften Sie die Zeichnung.

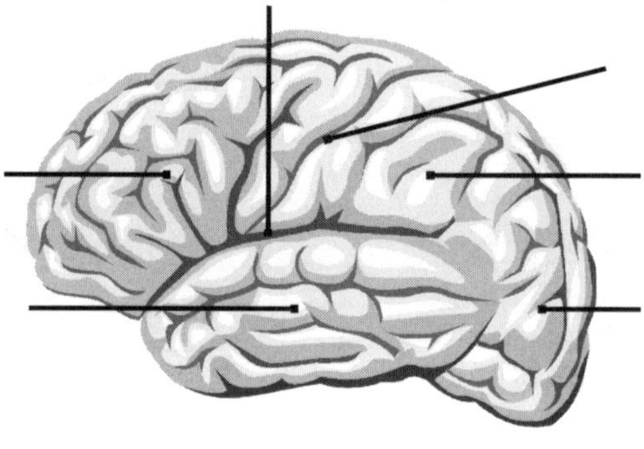

35

Was sind Head-Zonen?

36

Von welchem Hirnteil wird die Koordination von Bewegungsabläufen gesteuert?

37

Was wissen Sie über den N. radialis?

38

Welche zwei großen Gruppen der Sensibilität kennen Sie?

39

Was gehört zum peripheren Nervensystem?

40

Was muss erfüllt sein, damit eine komplexe Bewegung reibungslos abläuft?

NERVENSYSTEM - PATHOLOGIE

41

Wie überprüfen Sie bei der klinischen Untersuchung die Funktion des N. facialis?

42

Diagnoserätsel:

Ein alkoholkranker 55-jähriger Patient kommt zu Ihnen in die Praxis und berichtet, er hätte zwei Tage vorher reichlich Alkohol getrunken.

Am nächsten Tag wäre er aufgewacht und könne nun seine linke Hand nicht mehr strecken, sie würde immer nach vorne fallen (in der Prüfung wird ein Bild vorgelegt, dass eine typische „Fallhand" zeigt).

Wie erklären sie sich die Symptomatik?

43

Bei einem Schlag oder Stoß auf den „Musikantenknochen" am Ellenbogen kann ein unangenehmer starker „elektrischer" Schmerz in den kleinen Finger der Hand ausstrahlen. Wer oder was verursacht diesen Schmerz?

44

Wie stellen Sie eine Steigerung der Eigenreflexe fest? (Lebhafte Reaktionen können ja auch ohne Krankheitswert vorkommen).

45

Diagnoserätsel:

Eine 22-jährige Mutter zweier Kinder entwickelt innerhalb weniger Tage Sensibilitätsstörungen beidseits ab Th 8 abwärts, ohne Schmerzen oder Paresen. Anamnestisch gibt sie an, sie habe vor ca. 1 Jahr für wenige Wochen Doppelbilder gesehen, die Sehstörungen hätten sich aber vollständig zurückgebildet.

Welche Diagnose vermuten Sie?

46

Was wissen Sie über das Krankheitsbild der Multiplen Sklerose?

47

Nennen Sie einige Erreger welche eine Meningitis auslösen können.

48

Ist es möglich, dass ein Hirntumor psychische Veränderungen hervorruft ohne neurologische Ausfälle zu verursachen? Welche diagnostischen Maßnahmen schlagen Sie vor, bevor der Patient zum Psychiater geschickt wird?

49

Diagnoserätsel:

Ein Patient hatte vor einigen Wochen einen Fahrradunfall. Jetzt ist er bewusstlos. Woran denken Sie?

50

Was ist eine Subarachnoidalblutung?

51

Nennen Sie die klassische Trias beim M. Parkinson.

52

Welche Symptome kennzeichnen eine Gehirnerschütterung (Commotio cerebri)?

53

Diagnoserätsel:

Ein vierjähriger Junge zeigt folgende Klinik: Kopfschmerzen, Fieber, Schläfrigkeit, Licht- und Geräuschempfindlichkeit, Nackensteifigkeit. Die Mutter erwähnt nebenbei, dass er eine Rachenentzündung gehabt hätte. An welches Krankheitsbild denken Sie?

54

Diagnoserätsel:

Ein seit Jahren an Diabetes mellitus leidender Patient klagt über Sensibilitätsstörungen der Beine und über Schmerzen und Missempfindungen der Hände. Bei der Untersuchung stellen Sie abgeschwächte Eigenreflexe der unteren Extremitäten fest. Ihre Verdachtsdiagnose?

55

Zu Ihnen kommt eine Patientin mit Kopfschmerzen. Wie gehen Sie vor? Welche Ursachen fallen Ihnen ein?

56

Welche typischen Zeichen finden sich bei infektiös-entzündlichen Erkrankungen des Gehirns?

57

Welche Klinik erwarten Sie bei einem ischämischen Infarkt des Gehirns?

58

Diagnoserätsel:

Ein 63-jähriger Patient berichtet, dass er in letzter Zeit gelegentlich unter Sehstörungen leide. Schon öfter habe er beim Autofahren überholende Fahrzeuge im Rückspiegel nicht rechtzeitig erkannt. Keine Schmerzen, Störungen nur im Sekundenbereich.

An was denken Sie?

59

In welche Krankheitsbilder wird die Syphilis im Quartärstadium eingeteilt?

60

Diagnoserätsel:

Eine junge Frau klagt über anfallsweise auftretende, streng einseitige, pulsierende Kopfschmerzen, Übelkeit und Erbrechen. Weiterhin reagiere sie äußerst geräusch- und lichtempfindlich.

Wie lautet Ihre Verdachtsdiagnose?

61

Wie ist die Symptomatik der akuten intrakraniellen Drucksteigerung?

62

Nennen Sie neurologische Untersuchungsmöglichkeiten.

63

Bei welcher Art von Meningitis sind Spinngewebsgerinnsel im Liquor vorhanden?

64

Um was für eine Blutung handelt es sich beim subduralen Hämatom (venös oder arteriell)?

65

Nennen Sie Kennzeichen der zentralen Lähmung.

66

Wie ist das klinische Erscheinungsbild und die Therapie beim epiduralen Hämatom?

67

Nennen Sie Kennzeichen der peripheren Lähmung.

68

Worin besteht die Gefahr einer Schädelverletzung oder eines Hirntraumas?

69

Wann sind Reflexe aufgehoben oder vermindert?

70

Nennen Sie Ursachen für zerebrale Durchblutungsstörungen.

71

Wann sind Reflexe gesteigert?

72

Welche Klinik zeigt ein Patient mit Poliomyelitis?

73

Diagnoserätsel:
Bei einem Patienten fallen Ihnen auf: Seltener Lidschlag, starre Mimik, langsamer und zäher Bewegungsablauf, der Kopf wird nur selten gedreht, leise monotone Sprache, kleine trippelnde Schritte ohne Mitbewegung der Arme. Speichelfluss, Schwitzen.
Verdachtsdiagnose?

74

Wie wird ein akuter Hirnschlag (Apoplexie) in der Naturheilpraxis behandelt?

75

Nennen Sie klinische Symptome bei der tuberkulösen Meningitis.

76

Welche Besonderheit der Sprache findet sich bei einem Patienten mit Multipler Sklerose?

77

Wie wird eine Multiple Sklerose therapiert?

78

Wie können Sie eine Multiple Sklerose nachweisen?

79

Nennen Sie ein typisches Augensymptom bei Multipler Sklerose.

80

Wodurch entstehen die Kopfschmerzen bei Hypertonie?

81

An welche Ursachen lassen umschriebene Kopfschmerzen denken?

82

Wie wird die Leptospiren bedingte Meningitis übertragen?

83

Was ist ein epidurales Hämatom?

84

Was ist eine Meningitis, welche Erreger kennen Sie?

85

a) Was ist bei einer bakteriellen Meningitis verändert?

b) Wie ist es verändert?

86

Welche Art von Lähmung findet sich bei der Poliomyelitis?

87

Welcher anatomische Teil des Nervensystems ist bei der Poliomyelitis geschädigt?

88

Gehören Sensibilitätsstörungen zum Bild der Poliomyelitis?

89

Wie ist der typische Gang nach einer Apoplexie mit Hemiplegie?

90

Was ist das Brudzinski-Zeichen?

91

Differentialdiagnose Kopfschmerz mit akutem Beginn.
Welche Erkrankungen kennen Sie?

92

Was wissen Sie über das Krankheitsbild Compressio cerebri?

93

Was ist Somnolenz?

94

Welche Krankheitsbilder werden bei der Neurolues unterschieden?

95

Bei welcher Erkrankung haben die Patienten einen „trippelnden“ Gang?

96

Diagnoserätsel:
Zustand nach Operation, Trauma oder Infektionskrankheit, Sehstörungen, schwarze Punkte vor den Augen, Alter zwischen 15 und 50 Jahren.
Welche Krankheit könnte gemeint sein?

97

Schildern Sie einen Migräneanfall.

98

Welche Zellart ist bei Virus- und bei bakterieller Meningitis vorwiegend im Liquor vorhanden?

99

Beschreiben Sie kurz die Klinik einer Apoplexie.

100

Bei welchen Erkrankungen aus dem HNO-Bereich kann es zu Funktionsstörungen des N. facialis kommen?

101

Nennen Sie die Symptome einer eitrigen Meningitis.

102

Welche Symptomatik zeigt ein Patient mit Kinderlähmung?

103

Welche Ursachen liegen der intrazerebralen Blutung zugrunde?

104

Was unterscheidet ein Hirntrauma von einer Schädelverletzung?

105
Kennen Sie den Begriff „Korsakow-Syndrom“? Was verstehen Sie darunter?

106
Welche Strukturen sind bei einer spastischen Lähmung verändert?

107
Welche Arten von Hirnblutungen gibt es?

108
Nennen Sie klinische Zeichen, die für eine Enzephalitis sprechen können.

109
Nennen Sie einige Viren, die bevorzugt das Zentralnervensystem befallen.

110
Welche klinische Symptomatik zeigt der vasomotorische Kopfschmerz?

111
Machen Sie Angaben zum Krankheitsbild der Meningokokkenmeningitis.

112
Patienten mit einer lang dauernden Hochdruckkrankheit klagen gelegentlich über Kopfschmerzen. Welche Symptomatik ist dafür typisch?

113
Nennen Sie Erkrankungen, die mit Kopfschmerzen einhergehen können.

114
Was wissen Sie über das Krankheitsbild der Migräne?

115
Schildern Sie das Krankheitsbild der Multiplen Sklerose.

116
Wie können Hirnabszesse entstehen?

117
Nennen Sie Erkrankungen mit positivem Brudzinski-Zeichen.

118
Nennen Sie die Leitsymptome des Grand-Mal-Anfalls.

119
Welche Symptome hat ein Patient mit Schüttellähmung?

120
Nennen Sie ein Beispiel für eine Begleitmeningitis.

121
Makroskopische Beurteilung des Liquors bei

1. Virusmeningitis,
2. bakterieller Meningitis,
3. tuberkulöser Meningitis.

122
Diagnoserätsel:
Patientin ca. 20 Jahre, zunächst Sehstörungen, Doppelbilder, Sensibilitätsstörungen an Händen, Füßen und Beinen, Ameisenlaufen an den Extremitäten, schubweiser Krankheitsverlauf. Wie heißt die wahrscheinlichste Diagnose?

123
Nennen Sie einige Erkrankungen bei denen die Kopfschmerzen gefäßbedingt sind.

124
Nennen Sie klinische Symptome der Arteriitis temporalis.

125
Welche Erkrankungen können eine Nackensteifigkeit (Meningismus) aufweisen?

126
Was sind choreatische Hyperkinesen?

127
Nennen Sie Auslösemechanismen für einen Migräneanfall.

128
Was kennzeichnet eine Commotio cerebri?

129
Ist Erbrechen ein typisches Symptom für Migräne?

130
Welche Symptome beschreiben Patienten mit Migräne?

131
Wie verläuft das klinische Erscheinungsbild beim subduralen Hämatom?

132
Was ist Migräne?

133
Welche Ursachen kennen Sie für Kopfschmerzen?

134
Was sind Athetosen?

135
Nennen Sie differentialdiagnostische Möglichkeiten bei Kopfschmerzen mit akutem Beginn.

136
Ein Patient hat Kopfschmerzen.
Er ist eingehend untersucht worden.
Er hat ein Zervikal-Syndrom.
Was machen Sie?

137
Was wissen Sie über die Frühsommer-Meningoenzephalitis (FSME)?

138
Wann sind Untersuchungen der Sensibilität erforderlich?

139
Nennen Sie einige Erkrankungen, die mit Sensibilitätsstörungen einhergehen können.

140
Nennen Sie die Leitsymptome des M. Parkinson.

141
Wo liegen die Schäden bei Sensibilitätsstörungen?

142
Nennen Sie entzündliche Komplikationen offener Hirnverletzungen?

143
Nennen sie Ursachen für Koordinationsstörungen.

144
Warum ist ein Hirnödem gefährlich?

145
Was wissen Sie über die intrazerebrale Blutung?

146
Über welche Symptome klagt ein Patient mit Koordinationsstörungen?

147

Commotio cerebri, was ist das?

148

Wie führen Sie die Reflexbahnung nach Jendrassik durch?

149

Mit welchen Versuchen überprüft man die Koordination eines Patienten?

150

Welche Hirnnerven sind bei folgenden Störungen betroffen?

- Hörstörung,
- Gleichgewichtsstörung,
- Sensibilitätsstörung der Gesichtshaut.

151

Wie prüfen Sie die Funktion des N. facialis?

152

Welche Personengruppe ist von subduralen Hämatomen am häufigsten betroffen?

153

In welcher Schicht befindet sich eine subdurale Blutung?

154

Beschreiben Sie den typischen Kopfschmerz bei Migräne.

155

Was ist eine Apoplexie?

156

Ursachen der Polyneuropathie?

157

Welche Symptome haben Patienten mit einer Trigeminusneuralgie?

158

Welche Gesichtsneuralgien sind Ihnen bekannt?

159

Nennen Sie einige Hirndruckzeichen.

160

Welche Art von Therapie kann man beim vasomotorischen Kopfschmerz empfehlen?

161

Wie überprüfen Sie den XII. Hirnnerven (N. hypoglossus)?

162

Opisthotonus, was ist das?

163

Wie ist der Schmerzcharakter beim Spannungskopfschmerz?

164

Nennen Sie zusätzliche Meningismus-Zeichen bei Kindern.

165

Sind die Eigenreflexe bei Multipler Sklerose verändert?

166

Was wissen Sie über das Bing-Horton-Syndrom?

167

Nervendehnungsschmerz, welche Untersuchungsarten kennen Sie?

168

Um welche Art von Erkrankung handelt es sich bei der Arteriitis temporalis?

169
Nennen Sie Krankheitsbilder mit Opisthotonus.

170
Welche Störungen können vorliegen, wenn es zu Minderung oder Ausfall der Eigenreflexe kommt?

171
Wann sind Eigenreflexe pathologisch?

172
Wie prüfen Sie einen Patellarklonus?

173
Woran erkennt man eine Reflexsteigerung, wenn alle Reflexe gleich gesteigert sind?

174
Nennen Sie Beispiele für Fremdreflexe.

175
An welches Krankheitsbild denken Sie bei einem Taubheitsgefühl an der Oberschenkelaußenseite?

176
Eigenreflexe. Auf welche anatomische Struktur schlagen Sie mit dem Reflexhammer?

177
Wie untersuchen Sie die Tiefensensibilität?

178
Sensibilität:
Wie und was können Sie jeweils untersuchen?

179
Machen Sie Angaben zur Polyneuropathie.

180
Welche Ursache kann eine Peroneusparese haben?

181
Wo liegt die Schädigung, die zu einem positiven Babinski-Reflex führt?

182
Beschreiben Sie das positive Babinski-Zeichen.

183
Wie überprüfen Sie den Temperatursinn? Bei welchen Patienten tun Sie das?

184
Bei welcher Erkrankung tritt ein ataktischer Gang auf?

185
Wo lösen Sie den Quadriceps-, wo den Triceps-surae-Reflex aus?

186
Nennen Sie die Nerven des Arms.
Zu welcher Klinik führt ihr Ausfall?

187
Welche Reflexe kennen Sie?
Nennen Sie Beispiele.

188
Welche Muskelreflexe können Sie am Bein und Fuß auslösen?

189
Was verstehen Sie unter Kloni?

190

Welche anatomischen Strukturen sind bei einer spastischen Lähmung gestört?

191

Wie lösen Sie den Gordon-Reflex aus?

192

Benennen Sie die drei Armnerven.

193

Was ist eine Polyneuropathie?

194

Polyneuropathie: Ursachen und Symptome.

195

Welcher Nerv ist bei einem Patienten mit Steppergang geschädigt?

196

Definieren Sie den Begriff Ischialgie.

197

Wie lösen Sie den Oppenheim-Reflex aus?

198

Wo lösen Sie den

- Bizepssehnenreflex,
- Trizepssehnenreflex,
- Brachioradialreflex aus?

199

Welcher Nerv ist betroffen, wenn der Patient eine Fallhand zeigt?

200

Nennen Sie die Beinnerven und schildern Sie die Klinik bei ihrem Ausfall.

201

Wie lösen Sie den Patellarklonus aus? Wie lange hält er an?

202

Nennen Sie charakteristische Beschwerden bei Störungen der Sensibilität.

203

Mit welchem Test kann eine Standataxie geprüft werden?

204

Welche Ganglien sind bei einer extrapyramidalen Störung betroffen?

PSYCHIATRIE

205

Geben Sie Beispiele für formale Denkstörungen, wie sie z. B. im Rahmen einer Schizophrenie auftreten können.

206

Wie verhält sich ein Patient mit Schizophrenie?

207

Was gehört zum Krankheitsbild der Sucht?

208

Was sind exogene Psychosen?

209

In welche zwei Arten wird die endogene Psychose unterteilt?

210

Welche vegetativen Symptome können bei einer larvierten Depression auftreten?

211

Erklären Sie den Begriff „suizidale Handlung“.

212

Was versteht man unter einem präsuizidalen Syndrom (bzw. Präsuizidsyndrom)?

213

Was versteht man unter einem erweiterten Suizid?

214

Welche körperlichen Symptome verursacht der chronische Alkoholismus?

215

Welche psychischen Symptome zeigt ein Patient mit chronischem Alkoholismus?

216

Nennen Sie psychosomatische Krankheiten.

217

Was ist ein akut-organisches Psychosyndrom?

218

Wie werden quantitative Bewusstseinsstörungen eingeteilt?

219

Was verstehen Sie unter Durchgangssyndromen?

220

Was sind Absencen?

221

Um was handelt es sich bei Chorea Huntington?

222

Welche Formen von Amnesie werden unterschieden?

223

Was ist ein Déjà-vu-Erlebnis?

224

Nennen Sie Symptome beim Alkoholdelir.

225
Was versteht man unter Intelligenz?

226
Nennen Sie Störungen der Psychomotorik.

227
Was unterscheidet die Demenz von der Oligophrenie?

228
Welche Behandlungsformen in der Psychotherapie sind Ihnen geläufig?

229
Was ist Autismus?

230
Nennen Sie die Kennzeichen einer Alkoholvergiftung.

231
Bei welchen Krankheitsbildern treten Ich-Störungen auf?

232
Was versteht man unter Parathymie?

233
Was ist Psychiatrie?

234
Definieren Sie den Begriff „Psychosomatik“:

235
Welche Arten von Gedächtnisstörungen sind Ihnen bekannt?

236
Was versteht man unter einer Psychopathie?

237
Kennen Sie Symptome des M. Alzheimer?

238
Was spricht für eine erhöhte Suizidgefahr?

239
Welche Erkrankungen zeigen quantitative Bewusstseinsstörungen?

240
Diagnoserätsel:
Eine Mutter kommt mit ihrem 7-jährigen Sohn zu Ihnen in die Praxis. Das Kind hätte wegen Lernstörungen zunehmende Probleme in der Schule, würde von den anderen Schulkindern gemieden, sei sehr impulsiv, unaufmerksam, könne sich auf nichts konzentrieren, würde alle Aktivitäten schon nach kurzer Zeit abbrechen. Auf welches Krankheitsbild trifft diese Beschreibung zu?

241
In welcher Kindergeschichte wird dieses Krankheitsbild sehr treffend beschrieben?

242
Wer erkrankt an ADHS, wie häufig ist diese Krankheit?

243
Welche Symptome bei Kindern lassen Sie an eine ADHS denken?

244
Was ist ein Tic?

245
Nennen Sie vegetative Nebenwirkungen von Neuroleptika.

246
Nennen Sie die Ursachen für ein akut-organisches Psychosyndrom.

247
Einer Ihrer Patienten berichtet, dass er, als er abends spazieren ging, das Gebüsch am Wegrand als eine kauernde Gestalt verkannte.
Um welches psycho-pathologischen Phänomen handelt es sich bei dieser Beschreibung?

248
Was ist der Unterschied zwischen Illusion und Halluzination?

249
Was sind Orientierungsstörungen?

250
Was verstehen Sie unter „Wahn"?

251
Wann werden Antidepressiva gegeben?

252
Welche Form der Demenz tritt am häufigsten auf?

253
Was versteht man unter Affektivität?

254
Was ist eine akute Psychose?

255
Was ist ein Hypochonder?

256
Definieren Sie „Neurotisches Psychovegetatives Syndrom".

257
Welche Behandlungsmethoden (allgemein) bei Depression kennen Sie?

258
Welche Merkmale zeigen paranoide Persönlichkeiten?

259
Was zeichnet eine selbstunsichere Persönlichkeit aus?

260
Welche Formen der Depression kennen Sie?

261
In welchen Personenkreisen finden sich vermehrt suizidale Handlungen?

262
Kennen Sie Faktoren, welche zur Entstehung von Persönlichkeitsstörungen beitragen?

263
Welche Arten von Halluzinationen kennen Sie?

264
Nennen Sie Therapieformen bei Angstneurosen.

265
Welche unterschiedlichen Typen von Durchgangssyndromen kennen Sie?

266
Welche Symptomatik zeigt ein Patient mit einem neurotischen psychovegetativen Syndrom?

267
Was zählt zu den qualitativen Bewusstseinsstörungen?

268
Wie äußert sich ein manisch-depressiver Zustand?

269
Welche das Bewusstsein verändernde (halluzinogene) Mittel kennen Sie?

270
Was ist eine Neurose?

271
Im Rahmen einer Neurose kann es zu Zwangserlebnissen/-phänomenen kommen.
Was versteht man darunter?

272
Was passiert, wenn Personen mit einer neurotischen Zwangskrankheit ihren Zwang unterdrücken?

273
Was ist eine larvierte Depression?

274
Welche Symptomatik zeigt sich bei einer larvierten Depression?

275
Auf welche Erkrankung lässt folgende Symptomatik schließen?
Bizarre Haltung, Zerfahrenheit, Zurückgezogenheit, Vernachlässigung der Körperpflege, steife, starre Mimik oder Grimassieren, psychomotorische Erregung (Schreien) bzw. Sperrung und Akinese.

276
Diagnoserätsel:
Auf welches Krankheitsbild deutet folgende Symptomatik hin?
Verlangsamte Bewegung, Bewegungsarmut, Weinen, innere Unruhe, Stille, Zurückhaltung, Mimik, Gestik und Sprache drücken Angespanntheit, Entschlusslosigkeit und Hoffnungslosigkeit aus.

277
Welche Formen von Halluzinationen hat ein Patient mit Schizophrenie?

278
Nennen Sie einige Drogen, die eine körperliche (physische) Abhängigkeit erzeugen.

279
Nennen Sie einige bewusstseinsaktivierende Mittel.

280
Welches klinische Bild zeigt eine depressive Neurose?

281
Was ist eine Phobie?

282
Was versteht man unter Agoraphobie (Platzangst)?

283
Kennen Sie das Krankheitsbild der Klaustrophobie?

284
Welche Therapieverfahren können bei einer Phobie hilfreich sein?

285
Wie definieren Sie den Begriff „Zwangshandlung“?

286
Bei welchen psychischen Störungen kommt es gehäuft zu Aggressivität (mit Zerstörungswut oder Gewalttätigkeit)?

287
Wie macht sich eine Schizophrenie bemerkbar?

288
Was ist eine Bulimie?

289
Was ist eine Anorexia nervosa?

290
Welche Klinik zeigt ein Patient mit einer Zwangsneurose?

291
Wie würden Sie den Begriff „Rauschgiftsucht“ näher bezeichnen?

292
Nennen Sie die Hauptsymptome der depressiven Störung.

293
Bei welchen Erkrankungen kann es zur sekundären Demenz kommen?

294
Nennen Sie die Leitsymptome der Wernicke-Enzephalopathie.

295
Was ist eine Wochenbettpsychose?

296
Wie könnte das äußere Erscheinungsbild und Verhalten eines Patienten mit Schizophrenie aussehen?

297
Welche Formen der „Ich-Störungen“ sind Ihnen bekannt?

298
Nennen Sie einige Nebenwirkungen der heute üblichen Sedativa.

299
Nennen Sie einige primäre Demenzen.

300
Zählen Sie einige Störungen des Trieb- und Sozialverhaltens auf.

301
Definieren sie den Begriff Zyklothymie.

302
Welche therapeutischen Maßnahmen bei Melancholie kennen Sie?

303
Welche Merkmale zeigen dissoziale (anti-soziale) Persönlichkeiten?

304
Welche Merkmale zeigt eine anankastische (zwanghafte) Persönlichkeit?

305
Was versteht man unter einer posttraumatischen Belastungsstörung und wie äußert sich diese?

306

Diagnoserätsel:

Sie werden zu einem Hausbesuch zu einem 58-jährigen bettlägerigen Patienten gebeten. Aufgrund einer peripheren arteriellen Verschlusskrankheit ist der Patient frühpensioniert.

Jetzt leidet er an einem starken Brechdurchfall. Sie behandeln mit Nahrungskarenz und Tees. Nach vorübergehenden Besserung geht es Ihrem Patienten bei einem weiteren Hausbesuch nach zwei Tagen wieder schlechter. Der Patient scheint verwirrt, örtlich, zeitlich und zur Person nicht voll orientiert. Er schwitzt stark, ist tachykard und zeigt einen deutlichen Tremor. Er ängstigt sich vor einem „Schattenmann“, den er an der Wand zu sehen glaubt.

An welches Krankheitsbild denken Sie?

307

Was ist ein Delir?

308

Der Patient sieht einen „Schattenmann“ an der Wand. Wie bezeichnet man dieses Symptom?

309

Welche psychiatrischen Krankheitsbilder können bei Alkoholkranken auftreten?

310

Diagnoserätsel:

Ein 62-jähriger alkoholkranker Mann berichtet dem Arzt, seine 57-jährige Ehefrau sei ihm untreu.

Er wisse seit einiger Zeit ohne jeden Zweifel, dass sie mehrere – möglicherweise Dutzende - Liebhaber habe. Als Beweise führt er an, dass in der gemeinsamen Wohnung die Vorhänge gelegentlich zugezogen seien und dass er oft auf dem Sofa im Wohnzimmer zerdrückte Kissen entdeckt habe. Außerdem sehe die Ehefrau manchmal auffallend „erhitzt“ aus.

Die begleitende Ehefrau beteuert die Unsinnigkeit des Verdachtes und verweist auf den langjährigen Alkoholabusus des Ehemannes sowie dessen seit mehreren Jahren bestehende Potenzstörung.

Welche Diagnose stellen sie?

311

Wie behandeln Sie ein Alkoholentzugsdelir?

AUGE
ANATOMIE / PHYSIOLOGIE / PATHOLOGIE

312

Beschriften Sie folgende Abbildung des Auges:

Abb. 6 Das Auge

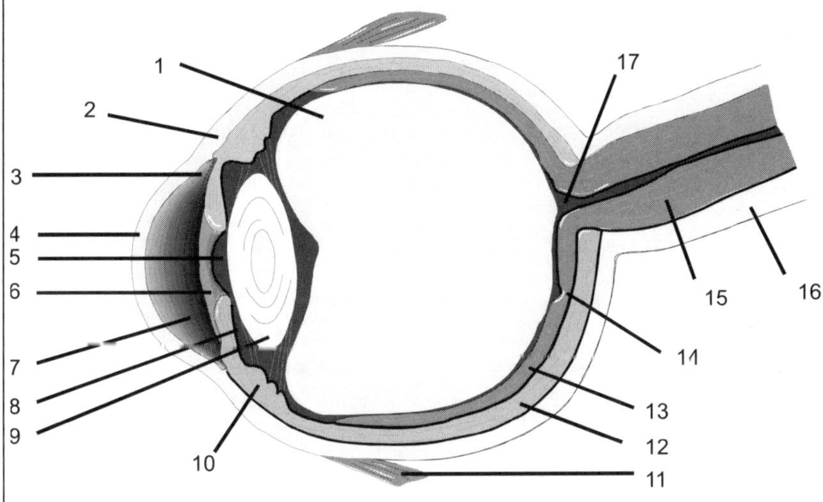

1.	10.
2.	11.
3.	12.
4.	13.
5.	14.
6.	15.

313
Schildern Sie den Weg des Lichtes durch die anatomischen Strukturen des Auges.

314
Nennen Sie die lichtempfindlichen Zellen.

315
Welche Drüsen befinden sich am Lidrand?

316
Was wird dem Sehapparat zugerechnet?

317
Nennen Sie die Augenmuskeln.

318
Welcher Teil des Auges ist für die Akkomodation zuständig?

319
Von welchen Nerven werden die Augenmuskeln innerviert?

320
Beschreiben Sie den anatomischen Aufbau des Auges.

321
Welches sind die brechenden Medien des Auges?

322
Aus welchen Anteilen besteht die innere Augenhaut?

323
Welches ist das Bild aufnehmende Organ?

324
Welche Räume werden am Auge unterschieden?

325
Wo liegt der „Blinde Fleck“?

326
Wo kreuzen die Sehnervenbahnen?

327
Erklären Sie die Bildentstehung beim Sehen.

328
Was versteht man unter Isokorie, was unter Anisokorie?

329
Nennen Sie Krankheitsbilder, bei denen es zu einer Anisokorie kommt.

330
Bildvorlage:
(In der Prüfung wird ein Bild vorgelegt, das einen kreisrunden grauen Ring im äußeren Hornhautrand zeigt).
Kennen Sie diesen bei der Inspektion des Auges auftretenden Befund? Auf welches Krankheitsbild könnte der Befund hindeuten, wenn er bei einem jüngeren Menschen auftritt?

331
Bildvorlage:
(In der Prüfung wird ein weiteres Bild vorgelegt, das einen dünnen olivgrünen Ring in der Kornea zeigt).
Dieser 28-jährige Patient kommt mit den typischen Zeichen einer Leberzirrhose. Auf welche Ursache der Leberzirrhose könnte dieser Augenbefund hindeuten?

332
Ein Patient sieht plötzlich Doppelbilder. An welche Erkrankungen denken Sie?

333
Diagnoserätsel:
Ein 71-jähriger Mann klagt über plötzlich aufgetretene starke linksseitige Augenschmerzen mit Kopfschmerzen und Erbrechen. Sie finden ein gerötetes Auge links mit geweiteter Pupille. Das Auge ist bei der Palpation druckschmerzhaft und steinhart. Welche Diagnose stellen Sie?

334
Akuter Glaukomanfall: Nennen Sie Ursachen und erste Maßnahmen.

335
Wie hoch ist der normale Augeninnendruck?

336
Wie hoch ist der Augeninnendruck beim chronischen Glaukom bzw. beim akuten Glaukomanfall?

337
Bei der Inspektion der Augen erkennen Sie ein herabhängendes Oberlid (Ptosis).
An welche Erkrankungen denken Sie?

338
Was ist ein Hagelkorn?

339
Was ist ein Gerstenkorn?

340
Bei Keuchhusten kann es zu einem roten Auge kommen. Wie heißt dieses Symptom und welche Ursache hat es?

341
Diagnoserätsel:
Eine 32-jährige Frau konsultiert Sie wegen einer Sehstörung. Bei der orientierenden klinischen Untersuchung des Gesichtsfeldes (Perimetrie) stellen sie eine Scheuklappenblindheit (bitemporale Hemianopsie) fest. Anamnestisch berichtet die Patientin, dass ihr im vergangenen Jahr Schuhe und Fingerringe zu eng geworden seien und ihr Gesicht sich vergröbert habe. An welches Krankheitsbild denken Sie und warum entwickelt die Frau einen Gesichtsfeldausfall?

342
Welche Ursachen für ein Chiasmasyndrom kennen Sie?

343
Welche Ursachen für eine Netzhaut-Ablösung kennen Sie?

344
Welche Augensymptome kann die Borreliose zeigen?

345
Nennen Sie das klinische Symptomenbild beim „Grauen Star“.

346
Warum sinkt die Sehschärfe im Alter?

347
Diagnoserätsel:
Eine 71-jährige Frau klagt über Kopfschmerzen, ungewollte Gewichtabnahme (ca.10 kg), subfebrile Temperaturen, allgemeine Schwäche und Leistungsknick. In den letzten zwei Tagen haben sich nach Angaben der Patientin zudem Sehstörungen mit zunehmender Sehverschlechterung beider Augen entwickelt. Im sofort durchgeführten Labor fällt eine starke Erhöhung der Blutsenkung (Sturzsenkung > 100 mm in der ersten Stunde) auf. Im Vergleich zu einer kürzlich durchgeführten Voruntersuchung ist die Sehleistung des linken Auges dramatisch, die des rechten Auges deutlich schlechter geworden.
An welche Diagnose denken Sie?
Wie würden Sie tun?

348
Kennen Sie einige Augenkrankheiten des alten Menschen, die behandelt werden müssen?

349
Bei welchen Allgemeinerkrankungen kann es zu schwerwiegenden Augensymptomen kommen?

350
Welche Augensymptomatik kann sich bei AIDS zeigen?

351
Nennen Sie Differentialdiagnosen zum entzündlichen Lidödem.

352
Nennen Sie die häufigste Art der Farbenfehlsichtigkeit.

353
Ist der Zoster ophthalmicus eine einseitige oder beidseitige Erkrankung?

354
Sie palpieren den Augapfel. Dieser ist hart. An welche Diagnose denken Sie?

355
Nennen Sie die Trias beim Chiasmasyndrom.

356
Nennen Sie einen malignen Lidtumor.

357
Beschreiben Sie die Symptome einer Pilzinfektion des Auges.

358
Wie entsteht die Kurzsichtigkeit?

359
Kennen Sie eventuelle Nebenwirkungen von Glukokortikoiden (z. B. Kortisol) hinsichtlich der Augen?

360
Welche Patienten sind vorwiegend vom Zoster ophthalmicus betroffen?

361
Was ist und wie äußert sich ein Glaukomanfall?

362
Was bedeutet „Myopie“?

363
Mit welchen Erkrankungen assoziiert man ein „trockenes Auge“?

364
Zu welchen Spätfolgen kann es bei Verätzungen kommen?

365
Prellung des Auges.
Welche Spätfolgen kennen Sie?

366
Welche Augenbeteiligung kann sich bei Diabetes mellitus zeigen?

367
Welche Ursachen der Hornhautentzündung kennen Sie?

368
Haben Laugenverätzungen oder Säureverätzungen eine schlechtere Prognose?

369
Nennen Sie den Unterschied zwischen „Grauem Star“ und „Grünem Star“.

370
Bei einem Patienten treten plötzlich Lichtblitze auf.
Wie ist Ihre Verdachtsdiagnose?

371
Bei der Inspektion der Augen fällt Ihnen ein einseitiger Exophthalmus auf. Auf was lässt dieses schließen?

372
Zu Ihnen kommt ein Patient mit einem plötzlich aufgetretenen roten Auge.
Er klagt über Augen- und Kopfschmerzen, sowie über Sehstörungen.
Welche Krankheit vermuten Sie?
Wie sichern Sie Ihre Diagnose?

373
Welche Kardinalsymptome zeigen sich beim Offenwinkelglaukom?

374
Was ist ein akuter Glaukomanfall? Klinik?

375
Was wissen Sie über das Begleitschielen?

376
Welche Klinik zeigt eine Bindehautentzündung?

377
Wie sind die klinischen Symptome bei der Schwimmbadkonjunktivitis?

378
Nennen Sie den Erreger der Schwimmbadkonjunktivitis.

379
Was heißt „Achsenmyopie“, was „Brechungsmyopie“?

380
Bei der Inspektion erkennen Sie eine diffuse Lidschwellung.
Woran denken Sie?

381
Warum müssen Diabetiker regelmäßig augenärztlich untersucht werden?

382
Bei einem Ihrer Patienten fällt Ihnen ein äußerst seltener Lidschlag auf.
An welche Erkrankung denken Sie und wie heißt die Fachbezeichnung dafür?

383
Auf was können immer wiederkehrende Gerstenkörner hinweisen?

384
Welche Klinik zeigt das Trachom?

385
Kennen Sie Medikamentennebenwirkungen, welche sich in irgendeiner Form auf den Sehapparat auswirken?

386
Welche Formen der Linsentrübungen sind Ihnen bekannt?

387
Was wissen Sie über die Gonoblennorrhö?

388
Mit welchen Komplikationen muss man bei bakteriellen Konjunktivitiden rechnen?

389
Nennen Sie Ursachen der nichtinfektiösen Konjunktivitis.

390
Verätzungen der Augen. Welche Erste-Hilfe-Maßnahme kennen Sie?

391
Welche das Auge betreffende Notfälle kennen Sie?

392
Inspektion der Sklera.
Nennen Sie jeweils eine Erkrankung zu folgenden Sklerenfarbe:
- Blass,
- gelb,
- blau,
- rot.

393
Nystagmus, was ist das?

394
Wo ist das Trachom besonders verbreitet?

395
Wie wird das Trachom übertragen?

396
Welches sind die gefährlichsten Lidentzündungen? Warum sind sie gefährlich?

397
Welche Erkrankungen haben mit dem Kammerwasser zu tun?

398
Bei der Inspektion Ihres Patienten fällt Ihnen ein gerötetes Auge auf. Er klagt über ein brennendes, tränendes Auge. Er sei lichtscheu und habe ein Fremdkörpergefühl im Auge.
An was denken Sie?

399
Bei der Inspektion eines Ihrer Patienten stellen Sie eine graue Pupille fest. An welches Krankheitsbild denken Sie?

400
Diagnoserätsel:
Ein ca. 60-jähriger Patient hat heftige Schmerzen am Auge und um das Auge herum. Beim Betasten finden Sie einen harten Augapfel.
Wie lautet Ihre Verdachtsdiagnose?

401
Nennen Sie eine prophylaktische Maßnahme gegen Blennorrhö.

HALS-NASEN-OHREN ANATOMIE PHYSIOLOGIE

402
Wie ist die Nase aufgebaut?

403
Mit welchem Epithel ist die Nase ausgekleidet?

404
Wie setzt sich der lymphatische Rachenring zusammen?

405
Beschreiben Sie den anatomischen Aufbau des Kehlkopfes.

406
Was befindet sich in der Paukenhöhle?

407
Wann bilden sich die Nasenneben-höhlen aus?

408
Wo münden die Ausführungsgänge der Stirnhöhlen?

409
In welche Abschnitte gliedert sich der Rachen (Pharynx)?

410
Welche Geschmackskomponenten werden bei der Geschmacksprüfung geprüft?

411
Nennen Sie die vier Nasenneben-höhlen.

412
Welche Aufgaben hat der Kehlkopf?

413
Beschreiben Sie die Lage und die Aufgabe der Tuba Eustachii (Ohr-trompete).

414
Inspektion der Nase: Worauf ist zu achten?

415
Wo liegen die Riechzellen?

416
Aus welchen Anteilen besteht die äußere Nase?

417
Welcher Nerv versorgt die Zunge motorisch?

418
Wo mündet der Ausführungsgang der Ohrspeicheldrüse?

419
Was ist Zerumen?

420
Nennen Sie Untersuchungsmethoden der Nase.

421
Welche wichtigen anatomischen Bestandteile gehören zum Innenohr?

422
Warum muss man sich beim Weinen die Nase putzen?

423
Nennen Sie die Funktionen der Nase.

424

Wann bekommen Kinder Zähne?

425

Welchen Weg nimmt die Schallübertragung im Mittelohr?

426

Beschriften Sie folgende Abbildung des Ohres.

Abb. 7 Ohr und Gehörknöchelchen (knöchernes Labyrinth)

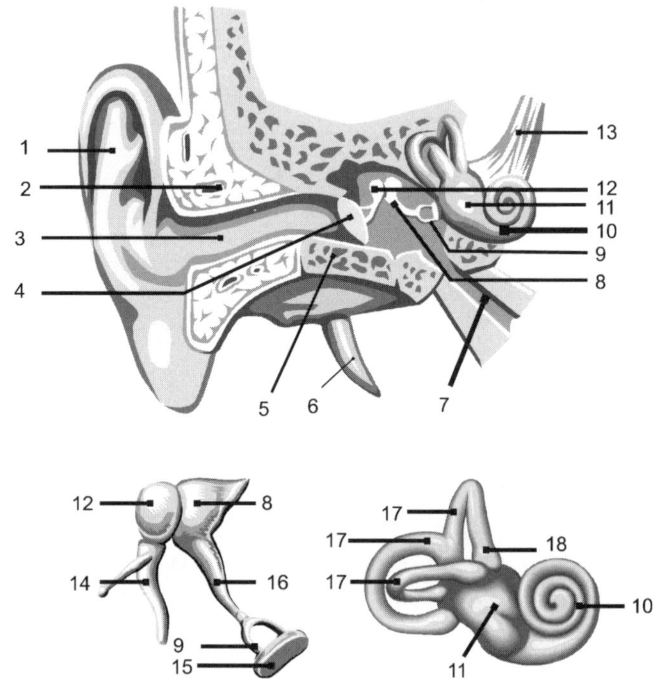

1	**7**	**13**
2	**8**	**14**
3	**9**	**15**
4	**10**	**16**
5	**11**	**17**
6	**12**	**18**

HALS-NASEN-OHREN PATHOLOGIE

427

Schildern Sie Symptome bei der Stomatitis ulcerosa.

428

Stomatitis ulcerosa, welche Differentialdiagnosen kennen Sie?

429

Kennen Sie Krankheitsbilder, die mit einer Zungenvergrößerung einhergehen?

430

Inspektion des Mund- Rachenraumes.

a) Wie wird Sie durchgeführt?
b) Welche Krankheitsbilder würden Ihnen bei der Inspektion des Mund- Rachenraumes auffallen?

431

Bei der klinischen Untersuchung prüfen Sie mit Daumenddruck die Nervenaustrittspunkte im Gesicht. Welchen Nerv überprüfen Sie bei Druck auf das Foramen infraorbitale?

432

Bei der Untersuchung des Ohres versuchen Sie durch Druck auf den Tragus einen Schmerz auszulösen (Tragusdruckschmerz). Welche klinischen Schlüsse ziehen Sie aus dem Vorhandensein eines Tragusdruckschmerzes?

433

Bei der Inspektion des Mund- Rachenraumes finden Sie Schleimhautulzerationen (Geschwüre). An welche Krankheiten bzw. Therapiefolgen denken Sie?

434

Welche therapeutischen Maßnahmen kennen Sie bei Nasenbluten?

435

Halten Sie die Anwendung von nicht rezeptpflichtigen Nasentropfen bei Schnupfen für unbedenklich?

436

Nennen Sie Erkrankungen, die mit Mundtrockenheit einhergehen.

437

Diagnoserätsel:
Ein Patient klagt über folgende Symptomatik:
Druckgefühl im Ohr, plötzlich eintretende Schwerhörigkeit und Ohrgeräusche. Bei der Untersuchung zeigen sich keine neurologischen Symptome. Im Tonaudiogramm zeigt sich eine Innenohrschwerhörigkeit. Verdachtsdiagnose? Ursachen?

438

Nennen Sie einige Krankheitsbilder die klinisch als Entzündung der Tonsillen imponieren.

439

Welche Symptome haben Patienten mit einer allergischen Rhinopathie?

440
Welche Allergene sind häufig Auslöser einer Rhinitis allergica?

441
Nennen Sie verschiedene Arten von Ohrgeräuschen und jeweils eine Erkrankung dazu.

442
Bei welchen Erkrankungen kann es zu Blutungen aus dem Ohr kommen?

443
Diagnoserätsel:
Ein Patient klagt über heftige Kopfschmerzen hinter den Augen und Stirnhöhle, über eine behinderte Nasenatmung und schleimige Absonderung.
Der Untersuchungsbefund ergibt Druckschmerzhaftigkeit der NAP (Nervenaustrittspunkte) der Nn. infra- und supraorbitales. Woran denken Sie?

444
Diagnoserätsel:
Eine ca. 10 Jahre alte Patientin klagt über Schluckbeschwerden, Kopfschmerzen, Fieber.
Sie erheben folgende Befunde: Druckschmerzhafte Halslymphknoten, geschwollene Gaumenmandeln mit Stippchen. Verdachtsdiagnose? Labor? Komplikationen?

445
Schildern Sie die Klinik der Epiglottitis.

446
Diagnoserätsel:
40-jähriger Mann klagt über Trockenheitsgefühl, Reizhusten sowie seit ca. 12 Tagen bestehende Heiserkeit.
Befund: Stimmlippen gerötet, verdickt und mit Schleim bedeckt.
Welche Verdachtsdiagnose stellen Sie?

447
Diagnoserätsel:
Ein jugendlicher Patient klagt über Fieber und Halsbeschwerden.
Sie erheben folgenden Befund: ausgedehnte, schmierig-nekrotische, grün-gelbe Beläge, welche auf die Tonsillen begrenzt bleiben, Milzschwellung, generalisierte Lymphknotenschwellung.
Verdachtsdiagnose? Labor?

448
Diagnoserätsel:
Ein 5-jähriges Kind zeigt folgende Symptome: Mattigkeit, Abgeschlagenheit, Ohrenschmerzen, Kopf- und Halsschmerzen, leichte Temperaturerhöhung. Bei der Inspektion zeigen sich abstehende Ohrläppchen.
Welche Verdachtsdiagnose stellen Sie? Was wissen Sie über dieses Krankheitsbild?

449
Was kann mit der Palpation des Kehlkopfes festgestellt werden?

450

Diagnoserätsel:

Eine 40-jährige Patientin zeigt folgende Symptomatik: Drehschwindelanfälle einhergehend mit Übelkeit, Erbrechen, Ohrgeräusche einseitig und eine einseitige Schwerhörigkeit.
Die Schwindelanfälle dauern einige Minuten bis Stunden.
Verdachtsdiagnose?

451

Bei welchen Personengruppen findet man Soor?

452

Diagnoserätsel:

35-jährige Frau klagt über zunehmende Schwerhörigkeit - ein Ohr sei stärker betroffen - sowie über Ohrensausen, im Lärm verstehe sie oft besser. Befund: Trommelfell zeigt normalen Befund, Tube frei, Weber-Versuch: Lateralisation zum schlechteren Ohr. Verdachtsdiagnose?

453

Welche Ursachen für eine chronische Kehlkopfentzündung kennen Sie?

454

Diagnoserätsel:

Patient hat eine aphonische Stimme, Kitzeln und Brennen im Hals, Schluckbeschwerden, einen bellenden Husten und Fieber. Inspektion: weißlich bis gelb-grüne Beläge, die beim Ablösen bluten. Süßlicher Mundgeruch, schlechter Allgemeinzustand. Woran denken Sie? Was wissen Sie über diese Erkrankung?

455

Nennen Sie therapeutische Maßnahmen bei der akuten Kehlkopfentzündung.

456

Inspektion des Pharynx. Nennen Sie jeweils Erkrankungen zu folgenden Befunden:

1. Gelbe, stippchenartige Beläge der Tonsillen,
2. grau-weiße zusammenfließende Beläge (auf Uvula und Gaumenbogen übergreifend),
3. ausgedehnte, schmierig-nekrotische, grün-gelbe Beläge.

457

Was sehen Sie bei der Inspektion der Mandeln beim Krankheitsbild der Diphtherie?

458

Inspektion der Zunge bei Scharlach.

459

Nennen Sie den Scharlacherreger.

460

Was ist eine Leukoplakie?

461

Wie heißt der Erreger der Candidiasis?

462

Diagnoserätsel:

Ein 2-jähriges Kind mit herabgesetztem Allgemeinbefinden, Klopfen und stechenden Schmerzen im Ohr, Kopfschmerzen und Fieber. Der Trommelfellbefund zeigt eine Rötung und Vorwölbung.
Verdachtsdiagnose? Erreger?

463
Welche Arten von Ohrgeräuschen sind Ihnen bekannt?

464
Nennen Sie Ursachen des Gehörgangekzems.

465
Nennen Sie Ursachen der Perichondritis der Ohrmuschel.

466
Was ist ein Othämatom?

467
Pathologische Veränderungen des Trommelfells: Nennen Sie jeweils eine Erkrankung bei:

- Rötung und Vorwölbung,
- Gelbfärbung,
- Retraktion.

468
Was können Sie bei der Inspektion des äußeren Ohres sehen?

469
Welche Komplikationen können bei einer akuten Otitis media auftreten und wie ist die Klinik dieser Erkrankung?

470
Welche Erreger können bei einer Otitis media in Frage kommen?

471
Schildern sie die klinischen Beschwerden einer akuten Otitis media.

472
Bei welchen entzündlichen Erkrankungen des HNO-Bereichs kann es zu Atemnot kommen?

473
Diagnoserätsel:
Die Mutter eines 5-jährigen Knaben berichtet Ihnen, dass ihr Sohn seit einigen Monaten eine ständig laufende Nase habe und nachts mit offenem Mund schnarche. Er müsse zudem oft husten und habe eine „nasale Sprache“. Welche Diagnose halten Sie für die wahrscheinlichste?

474
Bei welchen Entzündungen kann es zu Schluckschmerzen kommen?

475
Welche der folgenden Erkrankungen macht keine Ohrenschmerzen?

1. Otitis media,
2. Otosklerose,
3. Zoster oticus,
4. Perichondritis.

476
Nennen Sie Ihre differentialdiagnostischen Überlegungen zur Diagnose Gehörgangsfurunkel.

477
Zuordnung:

- Schallempfindung,
- Schallleitung,
- Mittelohr,
- Cochlea,
- Paukenhöhle,
- Innenohr.

478

Wo spielt sich das Krankheitsbild einer Otosklerose ab?

479

Welche Komplikationen können bei einer Nasennebenhöhlenentzündung (Sinusitis) auftreten?

480

Welche Ursachen der Schallleitungsstörungen kennen Sie?

481

Eine behinderte Nasenatmung findet man bei welchen Erkrankungen?

482

Was wird beim Hörtest gemacht?

483

Welche Erkrankungen gehen mit einer Schwellung vor dem Ohr einher?

484

Bei welchen Erkrankungen kommt es zu Ohrenschmerzen?

485

Bei welchen Erkrankungen kann es zu ins Ohr ausstrahlenden Schmerzen kommen?

486

Nennen Sie einige Ursachen für Heiserkeit.

487

Welche Krankheitssymptome kann man im Gesicht eines Patienten erkennen?

488

Beschreiben Sie die Vorgehensweise beim „Weber-Versuch“.
Welche Aussagekraft kommt diesem Versuch zu?

489

Was ist eine Stinknase?

490

Welche Personengruppe ist für eine Otosklerose besonders anfällig?

491

Bei der Inspektion der Mundhöhle achten Sie auch auf den Speichelfluss.

a) Bei welchem Krankheitsbild ist der Speichelfluss erhöht?
b) Bei welchem Krankheitsbild ist der Speichelfluss vermindert?

492

Sagen Sie etwas zum Krankheitsbild der Angina Plaut-Vincent.

493

Krankheitsbild Diphtherie:

a) Wie sehen Tonsillen und ihre Umgebung aus?
b) Allgemeinbefinden?
c) Lokale oder generalisierte Infektion?
d) Vergleich mit Scharlach.

494

Machen Sie Angaben zum Krankheitsbild der Streptokokken-Angina und der bei diesem Krankheitsbild drohenden Komplikationen.

495
Nennen Sie Ursachen für Nasenbluten.

496
Welches klinische Bild zeigt ein Patient mit einer akuten Sinusitis?

497
Nennen Sie Ursachen für die Entstehung eines Gehörgangsfurunkels.

498
Warum verordnet man Kindern mit Mittelohrentzündung Nasentropfen?

499
Welche Komplikationen der Sinusitis kennen Sie?

500
Welche Gefahren drohen bei einem Cholesteatom (chronische Knocheneiterung)?

501
Nennen Sie Symptome der otogenen Meningitis.

502
Um welche Art von Schwerhörigkeit handelt es sich bei:

- Weber- Test: Lateralisation zum kranken Ohr,
- Weber- Test: Lateralisation zum gesunden Ohr.

503
Wo entsteht eine Schallleitungsschwerhörigkeit?

504
Welche Ursachen für einen Hörsturz kennen Sie?

505
Welche Arten von Trommelfellverletzungen werden unterschieden?

506
Was ist ein Cholesteatom?

507
Nennen Sie die Symptome-Trias beim Morbus Menière.

508
Was kommt als Auslöser eines akuten Tubenmittelohrkatarrhs in Frage?

509
Wonach ist bei der Erhebung der Anamnese in Bezug auf das Ohr zu fragen?

510
Nennen Sie zwei Funktionsprüfungen für das Gehör.

511
Welche Symptome schildern Patienten mit einer Altersschwerhörigkeit?

SKELETT- UND MUSKELSYSTEM
ANATOMIE / PHYSIOLOGIE

512

Beschriften Sie die Abbildung des Skelettsystems

Abb. 8 Das Skelettsystem

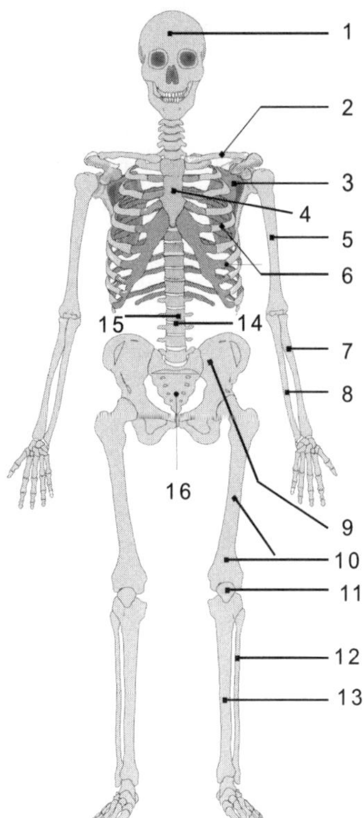

513

Beschriften Sie die Fußwurzelknochen.

Abb. 9 Das Fußskelett

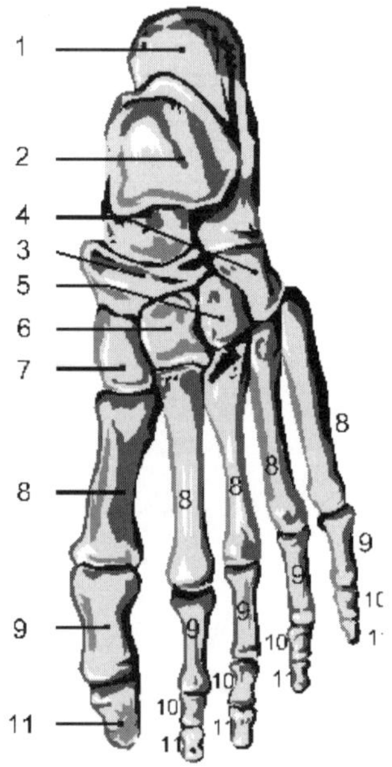

514

Nennen Sie die Handwurzelknochen.

515

Nennen Sie die Fußwurzelknochen.

516

Welche Knochen sind beim Schultergelenk beteiligt?

517

Welche Teile kann man am Fuß unterscheiden?

518

Ordnen Sie zu:

1) Scharniergelenk,
2) Eigelenk,
3) Kugelgelenk,
4) Sattelgelenk.

a) proximales Handwurzelgelenk,
b) Daumengrundgelenk,
c) Fingergelenk,
d) Hüftgelenk.

519
Welche Funktion haben Schleimbeutel?

520
Woraus setzt sich der Schultergürtel zusammen?

521
Welche verschiedenen Arten von Gelenken kennen Sie?

522
Nennen Sie die physiologischen Krümmungen der Wirbelsäule.

523
Was kleidet die Markhöhle aus?

524
Was charakterisiert ein Gelenk?

525
Wie wirken Glukokortikoide auf den Knochen?

526
Beschriften Sie die Handwurzelknochen:

Abb. 10 Das Handskelett

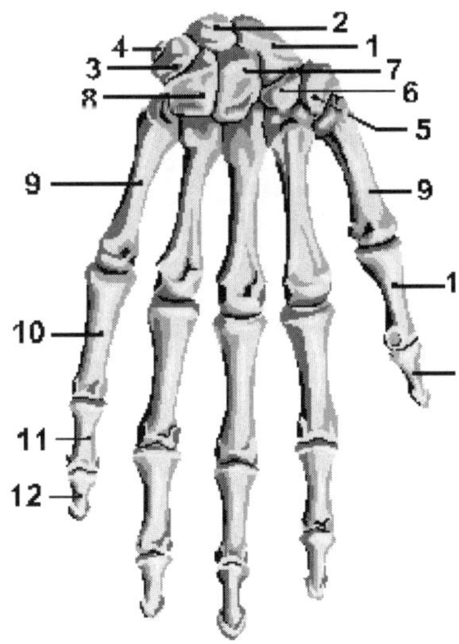

527
Von welchen Knochen wird der Unterschenkel gebildet?

528
Wie heißt der biochemische Überträgerstoff der motorischen Endplatte der Muskulatur?

529
Welche Knochen bilden das Kniegelenk?

530
Nennen Sie einige Regeln der Rückenschule.

531

Abb. 11 Die Wirbelsäule. Beschriften Sie die folgende Skizze.

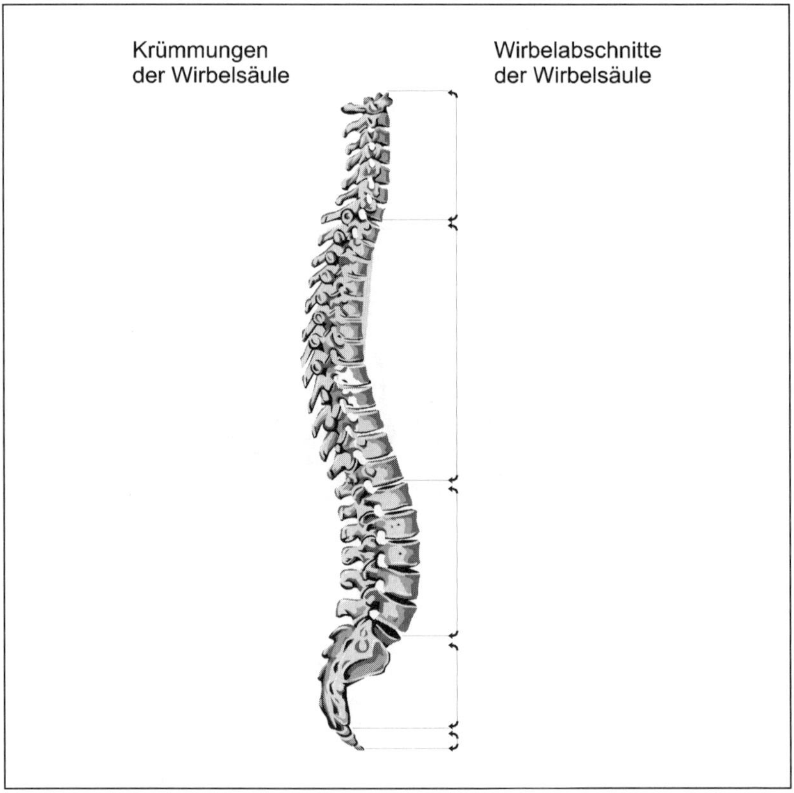

532
Wie baut sich ein Wirbelkörper auf?

533
Nennen Sie den ersten und zweiten Halswirbel.

534
Machen Sie Angaben zur Anatomie der Wirbelsäule.

535
Nennen sie je ein
1) Eigelenk,
2) Scharniergelenk,
3) Kugelgelenk.

536
Was für ein Gelenk ist das Kniegelenk?

537
Wo liegt der Deltamuskel?

538
Was versteht man unter Rückenschule?

539
Beschreiben Sie das Kniegelenk.

540
Wie wirken die Menisken?

541
Aus welchen Knochengruppen besteht der Schädel?

542
Was zählt zum Hirnschädel?

543
Welche Arten von Muskelfasern kennen Sie?

544
Welche Knochen zählen zum Gesichtsschädel?

545
Wie bezeichnet man die Krümmungen der Wirbelsäule?

546
Wo liegen die Kreuzbänder?

547
Wie ist die Bandscheibe aufgebaut?

548
Nennen Sie einige Muskeln, die das Schultergelenk bewegen.

550
Wie ist der feingewebliche Aufbau eines Röhrenknochens (von außen nach innen)?

551
Über welche Regulationsmechanismen werden Knochenauf- bzw. –abbauprozesse gesteuert?

552
Welche Art von Bewegungen sind im Kniegelenk möglich?

553
Welche Knochengruppen sind am Skelett zu unterscheiden?

554
Nennen Sie den prozentualen Anteil des
- Armes,
- Beines,
- Kopfes,
- Rumpfes.

an der Gesamtkörperfläche.

SKELETT- UND MUSKELSYSTEM PATHOLOGIE

555
Welche Funktionen haben Gipsverbände?

556
Welche Funktion hat eine Gipskrawatte?

557
Welche Funktion hat ein Gipskorsett?

558
Welche Tumore setzen vorwiegend Knochenmetastasen?

559
Was sagt Ihnen der Begriff „Tanzende Patella“?

560
Was sind „Trommelschlägelfinger“ und was sagt Ihnen dieser Befund?

561
Untersuchung der Wirbelsäule: Wie gehen Sie vor?

562
Nennen Sie Symptome einer Arthrose.

563
Kann eine Arthrose in eine Arthritis übergehen?

564
Schleudertrauma: Welche Form von Therapie ist Ihnen bekannt?

565
Nennen Sie Symptome des Schleudertraumas.

566
Machen Sie Angaben zum Krankheitsbild der Rachitis.

567
Welche Krankheiten der Wirbelsäule kennen Sie?

568
Welche diagnostischen Möglichkeiten zur Feststellung eines Bandscheibenvorfalls kennen Sie?

569
Schildern Sie die Frühsymptome des M. Bechterew.

570
Welche Symptome zeigt ein Patient mit Bandscheibenprolaps?

571
Wie kommt es beim M. Bechterew zur Kyphose der BWS?

572
Ursachen für eine Kyphose?

573
Bei welchen Indikationen wendet man die Kryotherapie an (Eisbehandlung)?

574
Nennen Sie einige bösartige Knochentumoren.

575
Was geschieht mit den Gelenken älterer Menschen bei längerer Bettlägerigkeit?

576
Schwellung im Kniegelenk.
Welche Ursachen kennen Sie?

577
Wie stellen Sie bei einem Kniegelenkerguss fest, ob er durch Verletzung oder Arthrose zustande gekommen ist?

578
Welche Personengruppe erkrankt häufiger an primären Knochentumoren?

579
Wie bezeichnet man landläufig eine Kyphose?

580
Inspektion der Wirbelsäule.
Worauf achten Sie?

581
Welche Erkrankungen können eine Begleitarthritis auslösen?

582
Welche Symptome zeigt eine Schulterluxation?

583
Wo sind Knochenmetastasen lokalisiert?

584
Ein älterer Patient liegt fest im Bett. Worauf ist bei seiner Pflege besonders zu achten?

585
Nennen Sie Ursachen für Muskelverhärtungen.

586
Was passiert beim Bandscheibenvorfall (Prolaps)?

587
Was sagt Ihnen bei der klinischen Untersuchung ein „positives Lasègue-Zeichen"?

588
Klinische Untersuchung: Was wissen Sie über das Schober-Zeichen?

589
Klinische Untersuchung. Was wissen Sie über das Mennell-Zeichen?

590
Wie äußert sich ein positives Trendelenburg-Zeichen und bei welcher Erkrankung würden Sie ein solches erwarten?

591
Patient mit Bandscheibenvorfall:
Über welche Symptome könnte dieser Patient klagen?

592
Welche Begriffe gehören zusammen?
- Gonitis,
- Knochenmarkentzündung,
- Hüftgelenkentzündung,
- Spondylitis,
- Koxitis,
- Wirbelentzündung,
- Kniegelenkentzündung,
- Osteomyelitis.

593
Sind bei der chronischen Polyarthritis nur die Gelenke befallen?

594
Was ist eine Arthrose?

595
Welche Prophylaxe kann einer Osteoporose vorzubeugen?

596
Machen Sie einige differentialdiagnostische Angaben zum Beschwerdebild der Arthritis bzw. Monarthritis.

597
Diagnoserätsel:
Ein 40-jähriger Patient klagt über Morgensteifigkeit und Rückenschmerzen insbesondere nachts im unteren Rückenbereich, außerdem habe er Fersenschmerzen und Schmerzen beim Atmen. Welche Verdachtsdiagnose stellen Sie? Welche Diagnosemöglichkeiten kennen Sie?

598
Diagnoserätsel:
Ein Patient klagt über Schmerzen an der Hinterseite des Ober- und Unterschenkels und Ausstrahlungsschmerzen bis zur Ferse und zum Fußaußenrand. Weiterhin zeigen sich noch Sensibilitätsstörungen an Ober- und Unterschenkel.
An welche Diagnose denken Sie?

599
Diagnoserätsel:
Ein Opa hat mit seinem Enkel „Flieger“ gespielt. Er hat ihn an der Händen gehalten und immer schneller im Kreis gedreht. Danach hält der Kleine den rechten Ellenbogen gebeugt fest und bewegt ihn schmerzbedingt nicht mehr. Das Kind ist nicht gestürzt. Verdachtsdiagnose?

600
Diagnoserätsel:
Eine 57-jährige Frau klagt über dumpfe Knochenschmerzen und tief sitzende Schmerzen in der Wirbelsäule. Im Röntgenbild zeigen sich abgeflachte Wirbel. Bei der Inspektion zeigt die Frau einen Rundrücken.
Welche Verdachtsdiagnose stellen Sie?

601
Wann wird von einer pathologischen Fraktur gesprochen?

602
Welche Faktoren begünstigen die Frakturheilung?

603
Nennen Sie Faktoren, welche die Frakturheilung ungünstig beeinflussen.

604
Wie ist der klinische Verlauf beim entzündlichen Rheumatismus?

605
Welche klinischen Symptome zeigt die Begleitarthritis?

606
Ein Patient mit Wirbelsäulenbeschwerden sitzt vor Ihnen. Was werden Sie in der Anamnese fragen?

607
Nennen Sie sichere Zeichen einer Luxation (Verrenkung).

608
Was ist eine Osteoporose?

609
Ein Patient hat seit langer Zeit eine Ischialgie.
Welche Ursachen können vorliegen?

610
Nennen Sie die klinische Trias beim M. Scheuermann.

611
Nennen Sie allgemeine klinische Zeichen des entzündlichen Rheumatismus.

612
Was sind degenerativ-rheumatische Gelenkerkrankungen?

613
Welche Systemfaktoren beeinflussen pathophysiologisch den Stütz- und Bewegungsapparat?

614
Wie manifestiert sich das Rheumatische Fieber am Skelettsystem?

615
Nennen Sie Laborparameter bei der akuten Polyarthritis des rheumatischen Fiebers.

616
Wie manifestiert sich das Löfgren-Syndrom typischerweise an den Gelenken?

617
Was ist ein Blutergelenk?

618
Nennen Sie Ursachen für Schmerzen im Bereich der Ferse.

619
Welche Personengruppe ist von der chronischen Polyarthritis häufiger betroffen?

620
Zu welchem Formenkreis rechnet man die chronische Polyarthritis?

621
Nennen Sie einige Erkrankungen, die man den entzündlich-rheumatischen Gelenkerkrankungen zurechnet.

622
Arthritis: Welche differentialdiagnostischen Möglichkeiten kennen Sie?

623
Welche Diagnosemöglichkeiten gibt es bei der Spondylitis ankylosans?

624
Wo manifestieren sich die rheumatischen Weichteilerkrankungen?

625
Wichtigste Maßnahme bei Dekubitus?

626
Welche Gelenke sind bei einer Arthrose bevorzugt befallen?

627
Nennen Sie bevorzugte Orte für die Manifestation der Gicht.

628
Was verstehen Sie unter dem Begriff „Skoliose"?

629
Untersuchung Wirbelsäule. Was kann bei der Palpation festgestellt werden (allgemein)?

630
Nennen Sie klinische Symptome bei der Osteoporose.

631
Wie wird ein Patient mit Osteoporose therapiert?

632
Nennen Sie einige Erkrankungen, die mit Minderwuchs einhergehen.

633
Welche Spätsymptome kann ein Patient mit Spondylitis ankylosans aufweisen?

634
Nennen Sie Ihre differentialdiagnostischen Überlegungen zu Wirbeleinbrüchen.

635
Wie stellen Sie einen Bandscheibenvorfall fest? (Verschiedene Untersuchungsmethoden.)

636
Diagnoserätsel:
Schwellung am distalen Oberschenkel (Innenseite) bei einem 8-jährigen Jungen.
Welches gefährliche Krankheitsbild fällt Ihnen ein?

637
Welche Ursachen kennen Sie bei dem Krankheitsbild der Osteomalazie?

638
Beschreiben Sie die Therapie der Scheuermann-Erkrankung.

639
Beschreiben Sie die Klinik der Scheuermann-Erkrankung.

640
Welche Segmente sind vorwiegend beim Bandscheibenvorfall betroffen?

641
Bei welcher Personengruppe ist die Gicht am häufigsten zu beobachten?

642
Nennen Sie Ihre differentialdiagnostischen Überlegungen bei Verdacht auf M. Bechterew.

643
Welche Ernährungstipps geben Sie Patienten mit Rheuma?

644
Wie kann es zur Sehnenscheidenentzündung kommen?

645
Bei welchem Krankheitsbild finden sich Schmorl-Knorpelknötchen?

646
Was sehen Sie bei der Inspektion des Brustkorbs bei M. Bechterew und M. Scheuermann?

648
Erklären sie den Unterschied zwischen einer Arthrose und einer Arthritis.

649
Beschreiben Sie das Krankheitsbild des Morbus Bechterew (Spondylitis ankylosans).

650
Sagt Ihnen der Begriff „Podagra“ etwas?

651
Ein Patient mittleren Alters kommt mit einem geschwollenen Knie. Welche differentialdiagnostischen Überlegungen fallen Ihnen ein?

652
Was verstehen Sie unter einer „Grünholzfraktur“?

653
Woran erkennen Sie einen Knochenbruch?

654
Nennen Sie einige Meniskuszeichen.

655
Ein Mann kommt zu Ihnen. Er ist auf das Knie gestürzt. Bei der Untersuchung finden Sie einen Kniegelenkerguss. Was tun Sie?

656
Nach welcher Zeitspanne darf eine Schnittwunde nicht mehr mit Naht verschlossen, sondern muss offen behandelt werden?

657
Was verstehen Sie unter einem komplizierten Bruch?

658
Diagnoserätsel:
Ein 52-jähriger Mann klagt über stumpfe Schmerzen im Bereich des Steißbeins. Woran denken Sie?

659
Ein Mann hat sich beim Ballspielen den linken kleinen Finger verstaucht. Nennen Sie Symptome.

660
Was ist ein Brillenhämatom?

661
Das Anlegen von Stützverbänden birgt auch Risiken.
Nennen Sie einige davon.

HAUT - ANATOMIE / PHYSIOLOGIE

662

Beschriften Sie folgende schematische Abbildung der Haut

Abb. 12 Die Haut (schematisch)

A
B
C

1
2
3
4
5
6
7
8

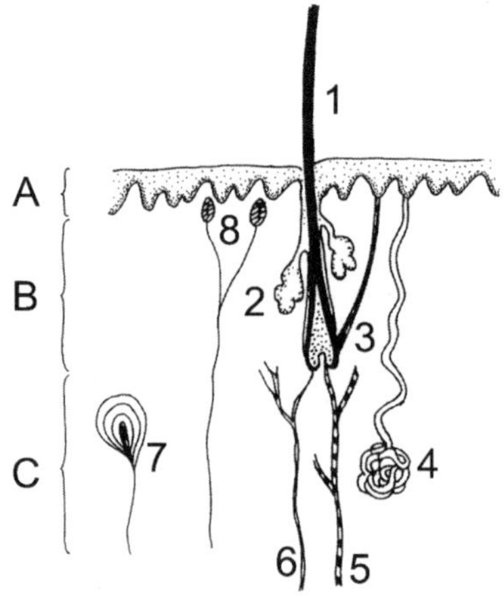

663

Welche Schichten beinhaltet die Kutis?

664

Welche Hautdrüsen kennen Sie?

665

Nennen Sie die Schichten der Lederhaut.

666

Wo befinden sich die Melanozyten?

667

Aus welchem Epithel besteht die Oberhaut (Epidermis)?

668

Von was hängt die Farbe der Haare ab?

669

Welche Hautanhangsgebilde kennen Sie?

670
Aus welchen Bestandteilen besteht das Korium?

671
Welche Funktionen der Haut kennen Sie?

672
Welche Funktionen hat die Subkutis?

673
Durch was wird die Hautfarbe bestimmt?

674
Was produzieren Talgdrüsen?

675
Wo findet man beim Menschen apokrine Drüsen?

676
Intrakutane Injektion:
In welche anatomisch/histologische Struktur der Haut spritzen Sie?

677
Nennen Sie die Schichten der Epidermis.

678
Nennen Sie die Schichten der Haut.

679
Aus welchen Keimen besteht im Wesentlichen die normale Hautflora?

680
Um was für ein Gewebe handelt es sich bei der Epidermis?

HAUT - PATHOLOGIE

681
Für welches Krankheitsbild sind kleine strichförmige Lippen und ein sog. Tabaksbeutelmund typisch?

682
Welche Wirkungen zeigen Glukokortikoide (auf die Haut bezogen)?

683
Welche kutanen Nebenwirkungen von Glukokortikoiden sind Ihnen bekannt?

684
Was verstehen Sie unter Condylomata acuminata (Feigwarzen)?

685
Nennen Sie Erreger, Übertragungsweg sowie Inkubationszeit bei Feigwarzen.

686
Welche Symptome zeigen sich bei einem Sonnenbrand?

687
Wodurch kann ein allergischer Schock ausgelöst werden?

688
Welche Nachweismethoden von Pilzerkrankungen kennen Sie?

689
Nennen Sie Ursachen für eine Blasenbildung der Haut.

690
Was sind Pyodermien?

691
Nennen Sie Anwendungsformen von Bädern in der Dermatologie.

692
Ab welcher Tiefe ist mit einer Narbenbildung nach Verletzung zu rechnen?

693
Bei der Inspektion des Abdomens können Sie unter der Haut evtl. ein Caput medusae erkennen. Was versteht man unter Caput medusae und bei welchen Erkrankungen tritt es auf?

694
Was versteht man unter dem Begriff „Dermographismus"?

695
Was sind Hautdehnungsstreifen?

696
Was ist der Unterschied zwischen einer Pustel und einem Bläschen?

697
Welche Viruserkrankungen können sich an der Haut manifestieren?

698
Nennen Sie die Erreger der Impetigo contagiosa.

699
Was wissen Sie über das Krankheitsbild des Erysipels?

700
Welche Klinik zeigt ein Hautmilzbrand?

701
Nennen Sie den Erreger des Milzbrands.

702
Wo sind die Hauterscheinungen bei Impetigo contagiosa meist lokalisiert?

703
Zu welchen Komplikationen kann es bei einer Herpes-simplex-Infektion kommen?

704
Was ist ein Erythema migrans? Für welches Krankheitsbild ist dieser Befund typisch?

705
Welches klinische Bild zeigen Patienten mit einer atopischen Dermatitis?

706
Zu welchen Komplikationen kann es bei der Wundrose kommen?

707
Welches klinische Erscheinungsbild zeigt die Pedikulose?

708
Nennen sie einige Sekundäreffloreszenzen.

709
Bei welchen Hauterkrankungen tritt Juckreiz auf?

710
Patienten mit Gelbsucht (Ikterus) haben häufig - aber nicht immer - Juckreiz. Welcher Stoff ruft die Gelbfärbung beim Ikterus hervor, welcher Stoff ist verantwortlich für den Juckreiz?

711
Was ist eine Follikulitis?

712
Welches Hautbild zeigt sich bei der Gürtelrose?

713
Welche Klinik zeigt ein Patient mit einer Onychomykose (Nagelmykose)?

714
Nennen Sie einige Fragen, die sie bei einer allergologischen Anamnese stellen würden.

715
Welche diagnostischen Verfahren in der Dermatologie kennen Sie?

716
Welche lokalen Behandlungsmöglichkeiten bei Hautkrankheiten sind Ihnen geläufig?

717
Was ist ein Nävus?

718
Was ist ein Melanom?

719
Nennen Sie Hauptrisikofaktoren des malignen Melanoms.

720
Nennen Sie gutartige Neubildungen der Haut.

721
Welche Ursachen für eine Candida-Mykose kennen Sie?

722
Welche Arten von Warzen kennen Sie?

723
Nennen Sie eine bösartige Neubildung der Haut.

724
Welche Erreger lösen ein Erysipel aus?

725
Nennen Sie eine Prädilektionsstelle für das Erythrasma.

726
In welchen klinischen Erscheinungsbildern kann die Psoriasis vorkommen?

727
Wie wird die Diagnose bei der Gürtelrose gestellt?

728
Von welchen Erregern werden Warzen ausgelöst?

729
Was ist ein Abszess?

730
Was ist ein Quincke-Ödem?

731
Welche Komplikation kennen Sie beim Quincke-Ödem?

732
Welches klinische Bild zeigt sich beim Quincke-Ödem?

733
Was ist eine Phlegmone und durch welche Erreger wird sie hervorgerufen?

734
Nennen Sie Erreger, die eine Follikulitis auslösen können.

735
Welches klinische Bild zeigt ein seborrhoisches Ekzem bei Kindern?

736
Welche verschiedene Arten von Effloreszenzen werden unterschieden?

737
Nennen Sie internistische Erkrankungen, die mit Juckreiz einhergehen.

738
Wann kommt es zur vermehrten Talgproduktion?

739
Welche therapeutischen Möglichkeiten gibt es beim endogenen Ekzem?

740
Nennen Sie Hautveränderungen bei Diabetes mellitus.

741
Nennen Sie Erkrankungen, die zum Formenkreis der Kollagenosen gezählt werden.

742
Welche verschiedenen Arten von Ekzemen sind Ihnen bekannt?

743
Wann finden Ölbäder therapeutisch Anwendung?

744
Eine Patientin mit blasser Hautfarbe sitzt vor Ihnen.
Was denken Sie?

745
Bei der Inspektion Ihres Patienten finden Sie kleinflächige Hautblutungen.
Woran denken Sie?

746
Inspektion der Haut.
Auf welche Krankheiten könnte eine braune Hautfarbe hinweisen?

747
Was ist ein endogenes Ekzem?

748
Was sind Effloreszenzen?

749
Welche Hauterscheinungen können bei Lebererkrankungen auftreten?

750
Eine Hauterscheinung ist „kokardenförmig". Was verbinden Sie mit diesem Begriff?

751
Setzen Basaliome Metastasen?

752
Diagnoserätsel:
Eine Patientin kommt zu Ihnen und klagt über Haarausfall.
Welche Ursachen kennen Sie?
Welche Behandlungsmethoden?

753
Welche Folgen hinterlassen Verbrennungen 1., 2. und 3. Grades?

754
Diagnoserätsel:
Eine kleine Patientin leidet seit Jahren an chronisch rezidivierenden Ekzemen.
Es zeigt sich eine typische Verteilung - insbesondere an den Streckseiten der Extremitäten - sowie starker Juckreiz. Zudem fällt eine extrem trockene Haut und eine gedoppelte Lidfalte auf.
Verdachtsdiagnose?

755
Diagnoserätsel:
Ein 50-jähriger Patient zeigt folgende Symptomatik: Insbesondere an den Streckseiten von Ellenbogen und Knie rundlich-gerötete Herde mit silberweißen Schuppen, kein Juckreiz, auftretend besonders im Herbst und Winter. Beim Kratzen fallen kleine Plättchen ab.
Ihre Verdachtsdiagnose?

756
Diagnoserätsel:
Ein Patient zeigt nach einer Erkältung Bläschen am Mund, welche äußerst schmerzhaft sind. Der Bläscheninhalt ist klar. Nach Eröffnung verkrusten die Bläschen.
Um was handelt es sich?
Ursache und Erreger?

757
Diagnoserätsel:
Bei der Inspektion sieht man im Gesicht einer Patientin ein unscharf begrenztes, makulöses Erythem in schmetterlingsförmiger Anordnung über die Nase und Wange reichend. Die Patientin leidet zusätzlich unter Gelenkschmerzen und Lymphknotenschwellungen. Verdachtsdiagnose?

758
Welche Klinik zeigt das Krankheitsbild Impetigo contagiosa?

759
Nennen Sie Komplikationen des Erysipels.

760
Welche Ursachen hat die Urtikaria?

761
Nennen Sie drei Primäreffloreszenzen.

762
Nennen Sie Kriterien lichtempfindlicher Haut.

763
Auf welche Erkrankungen können Brech- oder Spaltnägel hinweisen?

764
Welche charakteristische Erscheinungsformen zeigen Arzneimittelexantheme?

765
Nennen Sie häufige Auslöser von Arzneimittelexanthemen.

766
Wann kommt es zur Hyperhidrose?

767
Nennen Sie Ursachen des umschriebenen Haarausfalls.

768
Welche durch Schwangerschaft bedingten Hautveränderungen kennen Sie?

769
Welche Strahlen gefährden die Haut?

770
Welche Symptome sprechen für das Vorhandensein eines Erysipels?

771
Fragen zum Krankheitsbild Psoriasis:
1. Häufiger bei Männern oder bei Frauen?
2. Welche Altersgruppe ist hauptsächlich betroffen?
3. Zu welcher Jahreszeit tritt sie verstärkt auf?

772
Rosazea: in welcher Altersgruppe tritt diese Erkrankung vermehrt auf?

773
Wie sieht die typische Effloreszenz bei Psoriasis aus?

774
Nennen Sie Ursachen für den diffusen Haarausfall.

775
In welchem Alter zeigt sich die Psoriasis häufig?

776

Was ist ein Rhinophym?

777

An welchen typischen Stellen finden sich im Normalfall die Hautveränderungen bei Psoriasis?

778

Was verstehen Sie unter dem Krankheitsbild Psoriasis arthropathica (Psoriasis-Arthropathie).

779

Welche therapeutischen Möglichkeiten zur Behandlung der Psoriasis kennen Sie?

780

Welche Klinik zeigt der M. Raynaud?

781

Welche Ursachen der Akneentstehung kennen Sie?

782

Wer ist vom Lupus erythematodes am häufigsten betroffen?

783

Neuner-Regel bei Verbrennungen: Geben Sie den Anteil der Arme, Beine und des Rumpfes an der Gesamtkörperoberfläche in % an.

784

Was ist eine

- Emulsion,
- Tinktur,
- Paste?

785

Welche medikamentöse Therapie der Haut kennen Sie?

786

Was wissen Sie über die Erkrankung Lentigo maligna?

787

Welche Klinik zeigt ein Plattenepithelkarzinom?

788

Nennen Sie Ursachen des Plattenepithelkarzinoms.

789

Was verstehen Sie unter Präkanzerosen?

790

Was wissen Sie über die Klinik der Keratosis senilis?

791

Nennen Sie Ursachen der Keratosis senilis.

GYNÄKOLOGIE, UROLOGIE

792

Was verstehen Sie unter dem Gelbkörper? Aus welcher Struktur geht der Gelbkörper hervor?

793

Welches Hormon produziert der Gelbkörper?

794

Welches Hormon ist verantwortlich für den Temperaturanstieg von 0,5 °C in der zweiten Zyklushälfte?

795

Wo werden bei der Frau die Östrogene gebildet?

796

Wie heißen die Geschlechtshormone des Mannes (Sammelbegriff)?

797

Wie heißt das wichtigste männliche Geschlechtshormon?

798

Wo werden im Körper Androgene gebildet?

799

Welches Organ bzw. welche Organe sind bei einer Adnexitis entzündet?

800

Welches Fassungsvermögen hat die Harnblase?

801

Welcher bösartige Tumor ist bei Frauen am häufigsten. Wie häufig ist dieser Tumor?

802

Dürfen Sie als Heilpraktiker die weibliche Brust untersuchen?

803

Darf ein Heilpraktiker Geburtshilfe leisten?

804

Wie viel Wochen dauert eine normale Schwangerschaft?

805

Definieren Sie zeitlich die Embryonal- und die Fetalperiode einer Schwangerschaft.

806

Welche Infektionskrankheit, die man durch eine Impfung leicht verhindern könnte, kann bei Infektion einer nicht immunen Schwangeren zu einer schweren gesundheitlichen Schädigung des Embryos führen?

807

Diagnoserätsel:
Sie finden eine 25-jährige im 8. Monat schwangere Patientin, im Bett auf dem Rücken liegend. Sie zeigt Schocksymptome (Blässe, Tachykardie, Blutdruckabfall, Schwitzen, Atemnot), klagt aber nicht über Schmerzen.
Um welches Krankheitsbild könnte es sich handeln? Wie prüfen Sie, ob Ihre Diagnose richtig ist?

808
Diagnoserätsel.
Eine 23-jährige Patientin klagt über starke Schmerzen im linken Unterbauch. Anamnestisch gibt Sie an, seit 3 Tagen wiederholt vaginale Blutungen bemerkt zu haben, letzte Regel vor 7 Wochen, als Jugendliche wiederholt „Unterleibsentzündungen", nimmt keine Medikamente (auch kein Verhütungsmittel). Sie ist kaltschweißig, RR 100/60, Puls 110/min. Bei der Untersuchung finden sich Abwehrspannung und Druckschmerz im linken Unterbauch.
Welche Diagnose passt am besten zu der geschilderten Situation?

809
Was wissen Sie über das Krankheitsbild der Extrauteringravidität?

810
Diagnoserätsel:
Eine 28-jährige Patientin klagt über rezidivierende Zyklus-abhängige Unterbauchschmerzen. An welches Krankheitsbild denken Sie zunächst?

811
Was wissen Sie über das Krankheitsbild der Endometriose?

812
Dürfen Sie als Heilpraktiker die Prostata untersuchen?

813
Welcher bösartige Tumor ist bei Männern am häufigsten. Wie häufig ist dieser Tumor?

814
Kennen Sie einen Tumormarker für das Prostatakarzinom?

815
Können Männer Brustkrebs bekommen?

816
Welche Anamnesefragen stellen Sie bei Verdacht auf Mammakarzinom?

817
Welche klinischen Symptome erwarten Sie bei einem Mammakarzinom?

818
Was verbinden Sie mit dem Begriff „Apfelsinenhaut"?

819
In welchem Gebiet der weiblichen Brust treten Mammakarzinome am häufigsten auf?

820
Wohin metastasiert das Mammakarzinom?

821
Was ist eine Phimose?

822
Diagnose: Seminom. Ist der Patient/ die Patientin ein Mann oder eine Frau?

823
In welchem Alter tritt der Hodenkrebs beim Mann hauptsächlich auf?

824
Ist der Hodenkrebs eine häufige Erkrankung?

825

Fallbeschreibung:
Ein junger Mann sucht Ihre Sprechstunde auf und klagt über Brennen beim Wasserlassen und eitrigen Ausfluss aus der Harnröhre. Sie haben Verdacht auf Gonorrhö.
Wie behandeln Sie??

826

Diagnoserätsel:
Ein 15-jähriger bislang gesunder Junge wacht nachts auf wegen perakuter heftiger Schmerzen in der rechten Skrotalhälfte und im Unterbauch, die von Übelkeit und Erbrechen begleitet sind.
Worum handelt es sich ursächlich am ehesten?

827

Was ist eine Hodentorsion?

828

Kennen Sie das sog. Prehn-Zeichen?

829

Sind bei männlichen Neugeborenen die Hoden schon im Hodensack?

830

Bei welcher Infektionskrankheit, die Sie nicht behandeln dürfen, ist eine Orchitis eine typische Komplikation?

831

Welche Risiken entwickeln sich, wenn ein Hodenhochstand (Maldescensus testis) nicht behandelt wird?

832

Diagnoserätsel:
Ein 70-jähriger Patient schildert Beschwerden, die Sie zunächst an „Hexenschuss" und Ischias denken lassen. Ihre Behandlungsversuche in diese Richtung bleiben jedoch erfolglos. An welchen bösartigen Tumor denken Sie differentialdiagnostisch? Welche Untersuchungen schlagen Sie zum Ausschluss eines solchen Tumors vor?

833

Diagnoserätsel:
Ein 65-jähriger Patient klagt über einen abgeschwächten Harnstrahl („Rinnsal"), verzögerten Miktionsbeginn und häufiges Wasserlassen. Welches Krankheitsbild ist das wahrscheinlichste?

834

Nennen Sie wichtige Komplikationen einer Prostatahyperplasie.

835

Können Sie die Prostata bei der körperlichen Untersuchung palpieren?

836

Diagnoserätsel:
Ein Patient kommt und klagt über Kniegelenksbeschwerden, eine Harnröhren- und eine Bindehautentzündung. Um welches Krankheitsbild könnte es sich handeln?

LABORDIAGNOSTIK

837
Was kann im Urin untersucht werden?

838
Welche Informationen liefert Ihnen das „kleine" bzw. das „große" Blutbild?

839
Nennen Sie folgende Normalwerte:
1. Blutungszeit,
2. Blutgerinnungszeit,
3. PTZ („Quick").

840
Ein Patient wird nach einem Herzinfarkt mit Marcumar® behandelt. Durch welchen Parameter wird diese Therapie kontrolliert?

841
Wann werden TPZ und PTT immer durchgeführt?

842
Wie wird die Blutungszeit durchgeführt?

843
Mit welchem Labortest werden die Gerinnungsfaktoren
- II,
- V,
- VIII,
- IX,
- X,
- XI und
- XII überprüft?

844
Nennen Sie die Vitamin-K-abhängigen-Gerinnungsfaktoren.

845
Welche Gerinnungsfaktoren werden mit der Thromboplastinzeit („Quick", INR) überprüft?

846
Definieren Sie den Begriff „primäre Hämostase".

847
Welches Untersuchungsmaterial schicken Sie bei Anforderung der partiellen Thromboplastinzeit ins Labor?

848
Welche Parameter würden Sie bei Verdacht auf eine Blutgerinnungsstörung bestimmen lassen?

849
Nennen Sie die Normalwerte für Harnsäure.

850
Wie hoch ist der normale pH des Urins?

851
Wann tritt eine
a) Monozytopenie,
b) Monozytose auf?

852
Welche Parameter fordern Sie an bei Verdacht auf Veränderungen der Thrombozyten?

853
Nennen Sie die laborchemischen Normalwerte für Leukozyten.

854
Beschreiben Sie das Harnsediment (wie untersucht, welche Aussagekraft).

855
Nennen Sie die laborchemischen Normalwerte für den Hämatokrit.

856
Nennen Sie die laborchemischen Normalwerte für Hämoglobin.

857
Nennen Sie die laborchemischen Normalwerte für die BSG (Blutsenkung).

858
Nennen Sie die prozentuale Verteilung der Leukozyten im Differentialblutbild.

859
Zylinder im Urin.
Welche Arten gibt es?

860
Wo entnehmen Sie arterielles, wo kapillares Blut?

861
Sie finden Nitrit im Urin.
Was folgern Sie daraus?

862
Welche Information gibt Ihnen das spezifische Gewicht des Harns?

863
Welche Informationen gibt Ihnen die Inspektion des Urins?

864
Welche Information gibt Ihnen das Schütteln des Urins?

865
Sie finden Eiweiß im Urin.
Was schließen Sie daraus?

866
Welche Informationen erhalten Sie wenn Sie im Labor ein „Blutbild" anfordern?

867
Welche Laborwerte fordern Sie bei Nierenerkrankungen?

868
Wie hoch ist das spezifische Gewicht des Harns?

869
Wie viele Blutkörperchen hat der gesunde Mensch?

870
Nennen Sie zehn Laborparameter mit Krankheitsbild.

871
Im Urinsediment finden Sie Erythrozyten.
a) Welche Ursachen kennen Sie?
b) Wie werten Sie diesen Befund?
c) Wie verfahren Sie weiter?

872
Wie viel Eosinophile hat der gesunde Mensch?

873
Was versteht man unter Blutsenkungsreaktion?
Wie sind die Normalwerte?
Welche Schlüsse können aus einer BSG-Erhöhung oder Erniedrigung gezogen werden?
Nennen Sie typische Krankheitsbilder, die mit einer extremen BSG-Erhöhung einhergehen.

874
Was wissen Sie über den CRP-Wert?

875
a) Was versteht man unter einer Linksverschiebung im Blutbild?
b) Wann tritt sie auf?

876
Dürfen normalerweise im Urin anwesend sein
1. Ketonkörper?
2. Bilirubin?
3. Urobilinogen?

877
Welchen Normwert haben die Monozyten im menschlichen Blut?

878
Bei welchen Krankheitsbildern tritt eine
a) Leukozytose,
b) Leukopenie auf?

879
Bei welchen Krankheitsbildern tritt eine
1) Eosinopenie,
2) Eosinophilie auf?

880
1) Wie und wo entstehen Zylinder?
2) Bei welchen Krankheiten treten sie auf?

881
Wie wird die Blutsenkungsgeschwindigkeit bestimmt?

882
Welche Organerkrankungen könnten sie eventuell mit dem Urinstix (Harnstreifentest) erkennen?

883
a) Was ist ein Urinteststreifen?
b) Was versteht man unter einer Urinkultur?
c) Wie viele Bakterien pro ml Urin sind pathologisch?

884
Wann fällt Harnsäure im Urin aus?

885
Was sagt der Harnkonzentrationstest nach Volhard aus?

886
Nennen Sie die Normalwerte für Bilirubin im Serum.

887
Nennen Sie dic Normalwerte für folgende Serumelektrolyte:
1. Natrium,
2. Kalium,
3. Kalzium.

888
Mit welcher Einheit wird der Normalwert von Gesamteiweiß im Serum angegeben?

889
Welchen Urin nehmen Sie zur Bestimmung des spezifischen Uringewichts?

890
Wann ist Urobilinogen im Urin vermehrt?

891
Nennen Sie eine Infektionskrankheiten, die mit einer Vermehrung von Monozyten einhergehen.

892
Wie wird bei Syphilisverdacht der Erreger nachgewiesen?

893
Was nimmt man zur Gerinnungshemmung bei der Herstellung einer Blutsenkungsreaktion?

894
Wodurch entsteht Nitrit im Urin?

895
Wie ist der Wert der Blutsenkung nach der 1. Stunde bei:
1. mäßiger Beschleunigung,
2. starker Beschleunigung und
3. sehr starker Beschleunigung?

896
Worauf deutet der Befund „Glukose im Urin"?

897
Wie sehen im Differentialblutbild die Erythrozyten bei einem Patienten mit Leukämie aus?

898
Wie viel Thrombozyten sind im fließenden Blut physiologisch?

899
Wie ist die normale Harnfarbe?

900
Was verstehen Sie unter „monozytärer Überwindungsphase"?

901
Was findet sich im Harnsediment bei
- Zystitis,
- Nephritis,
- Nephrose.

902
Bei welchen Krankheiten erscheint Azeton im Urin?

903
Was ist ein OGTT = Oraler-Glukose-Toleranz-Test?

904
Mit welchem Laborwert können sie rückblickend die Blutzuckerwerte Ihres Patienten im Verlauf der letzten 6-12 Wochen überprüfen?

905
Ist Zucker im Urin immer pathologisch?

906
Nennen Sie die Normalwerte für die Fette.

907
Wann kommt es zu einer Basophilie?

908
Welche Laborparameter würden Sie bei Bluthochdruck anfordern?

909
Mit welchen Laborparametern können Synthesestörungen der Leberzelle abgeklärt werden?

910
Welche Laborparameter sind bei Verdacht auf Leberzellschaden anzufordern?

911
Sie finden einen über die Norm gehenden Harnsäurewert im Laborbefund. Woran denken Sie?
Nennen Sie die Labornormalwerte für Harnsäure?

912
Wann ist der mittlere Hb-Gehalt der Erythrozyten erhöht?

913
Spezifisches Uringewicht:
1. Wann ist es erniedrigt?
2. Wann ist es erhöht?

914
Nennen Sie den Unterschied zwischen Hämaturie und Hämoglobinurie.

915
Nennen Sie die Normalwerte im Blut von:
1. Blutzucker,
2. Kreatinin und
3. Harnstoff.

916
Welche Laborwerte können bei Erhöhung auf eine Gallenblasenentzündung hinweisen?

917
Nennen Sie folgende Normalwerte:
1. Amylase und
2. Lipase.

918
Nennen Sie die Normalwerte des „Oralen Glukose-Toleranz-Testes“.

919
Nennen Sie Normalwerte der üblichen Herzenzyme.

920
Nennen Sie einige Krankheitsbilder, die mit einer mäßig beschleunigten BSG einhergehen.

921
Welche der folgenden Krankheitsbilder gehen mit einer mäßig, starken und sehr stark beschleunigten BSG einher?
1. Nekrosen,
2. Magengeschwür,
3. Kollagenosen,
4. Plasmozytom,
5. Tuberkulose,
6. akute bakterielle Infektionen.

922
Urinuntersuchung: finden Sie physiologisch Leukozyten im Urin?

923
Wozu setzen Sie die Blutsenkungsreaktion ein?

924
Harnfarben: Welche Krankheiten entsprechen folgenden Farben:
1. klar, farblos,
2. hellgelb,
3. milchig trüb,
4. braunrot trüb,
5. braunrot,
6. ziegelrot,
7. strohgelb,
8. rot,
9. schwarz-braun.

925
Wie hoch sollte das spezifische Gewicht nach 12-stündigem Durstversuch sein?

926
Wie führen Sie einen „Stuhltest auf okkultes Blut“ durch?

927
Bei einem Patienten führen Sie einen Test auf verstecktes Blut im Stuhl durch. Der Test ist positiv.
Nennen Sie Ursachen.

928
Welche üblichen Laboruntersuchungen werden bei Verdacht auf akuten Herzinfarkt durchgeführt?

929
Aus welchen Untersuchungsteilen besteht der Harnstatus?

930
Beschreiben Sie die Durchführung der Untersuchung des spezifischen Gewichtes.

931
Nennen Sie die Normalwerte für Harnsäure im Serum.

932
Welche sinnvollen Laboruntersuchungen werden bei einer Kohlenhydratstoffwechselstörung durchgeführt?

933
Wann findet man eine Einschränkung der Konzentrationsfähigkeit der Nieren?

934
Nennen Sie Ursachen für eine Hämoglobin- bzw. eine Myoglobinurie.

935
Wie nennt man eine Verminderung der Thrombozyten?

936
Für welche Organe oder Organsysteme ist die AP (Alkalische Phosphatase) spezifisch?

937
Wie lange kann Urin zur routinemäßigen Laboruntersuchung gelagert werden?

938
Was ist Harnsäure?

939
Ein Patient wird mit Heparin therapiert.
Welche Laborwerte würden Sie bestimmen lassen?

940
Was sind Leitenzyme?

941
Was kann mit der Enzymdiagnostik erkannt werden?

942
Was ist ein Enzym?

943
Was ist eine Enzymeinheit?

944
Nennen Sie das/die Herkunftsorgan/e der CK (Kreatinkinase).

945
Ihnen liegt folgendes Differentialblutbild vor:

- Neutrophile stabkernige Granulozyten 1%,
- Neutrophile segmentkernige Granulozyten 64%,
- Lymphozyten 30%,
- Monozyten 3%,
- Eosinophile 2%,
- Basophile keine.

Was können Sie aus diesem Differentialblutbild für Schlüsse ziehen?

946
Was sagt ein „Stuhltest auf okkultes Blut" aus?

947
Haben die Zellen aller Gewebe die gleiche Ausstattung an Enzymen?

948
Sie haben bei einem Patienten einen Nüchternblutzucker von 180 mg/dl gefunden.
Was könnten dafür die Ursachen sein?

949
Wie wirken Cumarinderivate?

950
Kann man im Serum von gesunden Probanden Enzyme nachweisen?

951
Nennen Sie eine Hauptindikation zur Bestimmung der CK.

952
Was sind Plasma-spezifische Enzyme?

953
Nennen Sie Untersuchungsmaterial für mikrobiologische Zwecke.

954
Was meinen Sie zu folgendem Differentialblutbild:

- stabkernige Granulozyten 2%,
- neutrophile segmentkernige Granulozyten 50%,
- Lymphozyten 30%,
- Basophile 1%,
- Eosinophile 15%,
- Monozyten 2%.

955
Wann kann es zu einer Verminderung der Thrombozyten kommen?

956
Welche Parameter könnten zusätzlich bestimmt werden bei Verdacht auf Veränderungen des „Roten Blutbildes"?

957
Sie lassen Retikulozyten im Labor bestimmen. Was sagt Ihnen dieser Laborwert?

958
Welche Hinweise auf Erkrankungen kann Ihnen die Stuhlfarbe geben?

959
Bei welchen Untersuchungen wird Zitratblut verwendet?

960
Welche Antikoagulantien sind Ihnen geläufig?

961
An was denken Sie bei folgendem Blutbild?

- Hämoglobin erniedrigt,
- Erythrozyten und Hämatokrit erniedrigt,
- MCV und MCH erhöht.

962
Wie wirkt Zitrat?

963
Nennen Sie Störfaktoren bei der Blutkörperchensenkungsgeschwindigkeit.

964
Nennen Sie die Erythrozyten-Indizes.

965
Nennen Sie die Normalwerte der Erythrozyten-Indizes.

966
Nennen Sie eine Indikation zur Bestimmung der Erythrozyten-Indizes.

967
Sie haben folgenden Befund vor sich:

- Hämoglobin erniedrigt,
- Hämatokrit erniedrigt,
- Erythrozyten erniedrigt,
- MCV und MCH erniedrigt.

Nennen Sie die wahrscheinlichste Ursache für diesen pathologischen Befund.

968
Differentialdiagnose der normochromen normozytären Anämien?

969
Nennen Sie Indikationen zur Anforderung eines Differentialblutbildes.

970
Diagnoserätsel:
Im Urin eines Patienten ohne charakteristische Beschwerden finden sich massenhaft Leukozyten. Der Versuch, pathogene Keime durch Anzüchtung (Urinkultur) nachzuweisen, schlägt jedoch fehl.
An welche Ursache für diesen Befund müssen Sie in jedem Fall denken?

971
Bei welchen Erkrankungen kann es zu einem vermehrten Auftreten von Erythrozyten kommen?

972
Wann findet sich eine Vermehrung der Granulozyten?

973
Wann finden Sie eine Erhöhung des Hämatokrit?

974
Wie ist das Blutbild bei einer normochromen normozytären Anämie verändert?

975

Wie sind folgende Werte bei einer hypochromen mikrozytären Anämie verändert?

- Hämoglobin,
- Hämatokrit,
- Erythrozyten,
- MCV, MCH.

976

Sie haben bei einem Patienten Verdacht auf Folsäuremangel.
Wie sieht sein Blutbild aus?

977

Welche Infektionskrankheiten gehen mit einer Lymphozytose (Vermehrung der Lymphozyten) einher?

978

Was wissen Sie über die Zwei-Gläser-Probe?

979

Welche Laborwerte würden Sie zunächst bei Verdacht auf eine Schilddrüsenfunktionsstörung untersuchen lassen?

980

Teststreifenmethode:
Welche Befunde erwarten Sie bei bakteriellen Harnwegsinfekten?

981

Diagnoserätsel:
Sie haben bei einem Ihrer Patienten eine hypochrome mikrozytäre Anämie festgestellt. Als weiteren Laborwert haben Sie das Ferritin bestimmen lassen. Der Ferritinwert liegt weit über der Norm.
An welche Krankheiten denken Sie?

982

Was muss man bei der Aussagekraft der Blutkörperchensenkungsgeschwindigkeit bedenken?

983

Dürfen Sie eine „Blutsenkung" in Ihrer Praxis durchführen?

984

Was ist ein Differentialblutbild?

985

Was ist ein Tumormarker? Nennen Sie Beispiele.

986

Woran muss bei einer Hämaturie immer gedacht werden?

HYGIENE

987
Kennen Sie einen Unterschied zwischen einem Händedesinfektionsmittel und einem Hautdesinfektionsmittel?

988
Wie erfolgt die Händedesinfektion?

989
Wie lange müssen Alkohole und Phenole zur Händedesinfektion einwirken?

990
Sie wollen in Ihrem Untersuchungszimmer einen Tisch desinfizieren.

a) Welche Mittel stehen ihnen zur Verfügung?
b) In welcher Verdünnung wenden Sie diese Mittel an?
c) Welche Einwirkzeit müssen Sie einhalten?

991
Wie führen Sie die Hautdesinfektion durch (wann, welche Mittel, welche Einwirkzeit) ?

992
Warum sollten Sie zwischen Patientenkontakten eine hygienische Händedesinfektion durchführen?
Wie werden Desinfektionsmittel aufbewahrt?

993
Wann beginnt beim Kochen die Abtötzeit?

994
Was verstehen Sie unter den Sterilisationsverfahren mit 'gespanntem bzw. gesättigtem Dampf'?

995
Darf man zur Hautdesinfektion Formaldehyd oder Jod verwenden?

996
Welche Arten der Sterilisation kennen Sie?

997
Welches ist die wichtigste Desinfektionsmaßnahme in der Praxis?

998
Welche Einwirkzeit müssen Sie bei Flächendesinfektion beachten?

999
Für welche Materialien eignet sich die Heißluftsterilisation?

1000
Worauf achten Sie beim Kauf eines Desinfektionsmittels in einer Drogerie?

1001
Die Sterilisationszeit eines Heißluftsterilisators bei 180° C beträgt 30 min. Wie viel Zeit rechnen Sie ein, um in Ihrer Praxis unsaubere Instrumente zu sterilisieren?

1002
Welche Handelsnamen für Haut-Desinfektionsmittel kennen Sie?

1003
Was verstehen Sie unter Flächendesinfektion?

1004
Wo finden Sie relevante Angaben über die gängigen und zugelassenen Desinfektionsmittel?

1005
Was ist ein Autoklav? Wie überprüfen Sie seine Zuverlässigkeit?

RECHTS- UND BERUFSKUNDE, PRAXISFÜHRUNG

1006
Bei welchen Erkrankungen besteht für den Heilpraktiker eine Meldepflicht und ein Behandlungsverbot?

1007
Dürfen Sie Schwangerschaftsvorsorge betreiben?

1008
Was genau besagt das Heilpraktikergesetz?

1009
Was steht im § 24 des Infektionsschutzgesetzes?

1010
Welche zusätzlichen Erkrankungen stehen in § 34 des Infektionsschutzgesetzes (IfSG), die nicht in § 6 oder § 7 IfSG enthalten sind?
Dürfen Sie diese Erkrankungen als Heilpraktiker behandeln?

1011
Nennen Sie einige Infektionskrankheiten, die Sie als Heilpraktiker behandeln dürfen.

1012
Wer ist zur Meldung bei meldepflichtigen Krankheiten verpflichtet?

1013
Welche wiederherstellenden Maßnahmen dürfen Sie nicht ergreifen, wenn jemand körperlich, geistig oder seelisch erkrankt ist?

1014
Warum gibt es ein Infektionsschutzgesetz, wann trat es in Kraft?

1015
In welchem Gesetz ist geregelt, ob Sie Totenscheine ausstellen dürfen?

1016
Darf ein Heilpraktiker röntgen?

1017
Die Polizei kommt mit einer Person (Verkehrsunfall) zu Ihnen in die Praxis. Was dürfen Sie in diesem besonderen Fall nicht? (2 Antworten wurden erwartet.)

1018
Ist die Tollwut für den Heilpraktiker meldepflichtig?

1019
Hat der Heilpraktiker eine Meldepflicht bei Milzbrand?

1020
Darf ein Heilpraktiker bei Ausscheidern (nach § 34,2 des Infektionsschutzgesetzes) Kopfschmerzen behandeln?

1021
Was darf der Heilpraktiker bei einer Schwangeren nicht?

1022
Bei welcher Meningitis besteht für den Heilpraktiker Meldepflicht?

1023
Ist die Humane Spongiforme Enzephalopathie meldepflichtig?

1024
Welche vorbeugenden Maßnahmen dürfen Sie bei ansteckenden Krankheiten nicht durchführen?

1025
Was dürfen Sie bei einem beginnenden Leben als Heilpraktiker nicht?

1026
Gibt es in Deutschland eine Impfpflicht für bestimmte Schutzimpfungen?

1027
Was versteht man unter der berufsmäßigen Ausübung der Heilkunde?

1028
Für welche Erregernachweise besteht nach § 7,3 des Infektionsschutzgesetzes nur Meldepflicht bei konnatalen Infektionen?

1029
Infektionsschutzgesetz (IfSG): Welche der folgenden Krankheiten sind nach § 6, welche nach § 7 (direkter oder indirekter Erregernachweis), welche überhaupt nicht meldepflichtig?

1. Gelbfieber,
2. Tuberkulose,
3. Virushepatitis,
4. Tetanus,
5. Mononukleose.

1030
Worin unterscheidet sich die Meldepflicht der Tuberkulose von den anderen meldepflichtigen Erkrankungen des § 6 Abs.1 Nr.1 des Infektionsschutzgesetzes (IfSG)?

1031
Im § 6 des Infektionsschutzgesetzes ist eine der meldepflichtigen Erkrankungen mit HUS abgekürzt. Wie heißt diese Erkrankung, die mit HUS abgekürzt wird?

1032
Darf ein Heilpraktiker Krampfadern behandeln?
Nennen Sie entsprechende Verfahren.

1033
Nach welcher Rechtsordnung dürfen Sie als Heilpraktiker nicht arbeiten?

1034
Welchen Berufs- und Tätigkeitsbeschränkungen des Heilpraktikers – was darf der Heilpraktiker, was darf er nicht – fallen Ihnen ein?

1035
Was sind übertragbare Krankheiten und wo ist dieses definiert?

1036
Was ist ein „Ansteckungsverdächtiger“? In welchem Gesetz steht das geschrieben?

1037
Was ist ein „Ausscheider“?
In welchem Gesetz steht das geschrieben?

1038
Was verstehen Sie unter Behandlungspflicht?

1039
Was verstehen Sie unter „Ausübung der Heilkunde im Umherziehen"?

1040
Was bedeutet Aufklärungspflicht?

1041
Was sind Arzneimittel und wo ist dieses definiert?

1042
Was besagt der § 1 des Infektionsschutzgesetzes?

1043
In welchen Paragraphen sind die Vorschriften zur Bekämpfung übertragbarer Krankheiten geregelt?

1044
Ein Patient, bei dem Sie die Verdachtsdiagnose Hepatitis A stellen, hat zuvor Ihre Praxistoilette benutzt. Wie verhalten Sie sich?

1045
Wo steht geschrieben, dass Sie Keuchhusten nicht behandeln dürfen?

1046
Was beinhaltet § 8 des Infektionsschutzgesetzes?

1047
Wann ist eine Person ansteckungsverdächtig, und wo ist das geregelt?

1048
Welche Pflichten hat ein Heilpraktiker?

1049
Welche Krankheiten sind absonderungspflichtig, und wo ist das geregelt?

1050
Besteht eine Meldepflicht bei HIV für den Heilpraktiker?

1051
Welche direkten oder indirekten Erregernachweise müssen nach § 7 Abs. 3 des Infektionsschutzgesetzes nichtnamentlich gemeldet werden?

1052
Wie ist der Terminus „Infektion" im Infektionsschutzgesetz definiert?

1053
Was wissen Sie über die Haftpflicht des Heilpraktikers?

1054
Darf ein Heilpraktiker ein Kind mit Läusen behandeln?

1055
Darf ein Heilpraktiker Influenza behandeln?

1056
Was steht in welchen Paragraphen des Infektionsschutzgesetzes?

1057
Was ist ein Ausscheider?

1058
Was darf der Heilpraktiker nicht?

1059
Wie sollte das Praxisschild des Heilpraktiker aussehen?

1060
Welche Behandlungsmethoden sind den Ärzten vorbehalten?

1061
Gibt es Infektionskrankheiten, die Sie als Heilpraktiker behandeln dürfen?

1062
Ein Förster Ihres Dorfes hat sich mit dem Fuchsbandwurm (Echinococcus) infiziert. Welche Behandlungsverfahren würden Sie als Heilpraktiker anwenden?

1063
Nennen Sie typische Kinderkrankheiten, für die für Sie als Heilpraktiker nach § 6 bei Verdacht, Erkrankung und Tod eine Meldepflicht besteht.

1064
Was sagt das Heilpraktikergesetz im § 1?

1065
Wo steht geschrieben welche Voraussetzungen man benötigt,
um Heilpraktiker/in zu werden?

1066
Nennen Sie mindestens acht Behandlungsprivilegien des Arztes.

1067
Kann ein Kind mit Borkenflechte in die Schule gehen?

1068
Nennen Sie Erkrankungen, bei denen die Erreger auch nach Ende der eigentlichen Krankheitserscheinungen noch ausgeschieden werden können.

1069
Was verstehen Sie unter „Fernheilung“?

1070
In welchem Gesetz ist etwas über die Behandlung sexuell übertragbarer Erkrankungen geregelt?

1071
Nennen Sie einige Erkrankungen, die sexuell übertragen werden und deren Behandlung nach § 24 des Infektionsschutzgesetzes deshalb nur Ärzten gestattet ist.

1072
Bei welcher Krankheiten besteht für Sie eine Meldepflicht bei Erkrankung und Tod?

1073
Was ist im Heilpraktikergesetz geregelt?

1074
Dürfen Sie als Heilpraktiker die weibliche Brust untersuchen?

1075
Darf ein Heilpraktiker Arzneimittel zum Zwecke der Abgabe herstellen?

1076
Was regelt das Gesetz über die Angleichung der Leistungen zur Rehabilitation?

1077
Dürfen Sie als Heilpraktiker einen Hund behandeln?

1078
Für welchen Personenkreis besteht Meldepflicht für die meldepflichtigen Nachweise von Krankheitserregern nach § 7 des Infektionsschutzgesetzes?

1079
Darf der Heilpraktiker die Prostata untersuchen?

1080
Was ist Ausscheidern nach § 34,2 des Infektionsschutzgesetzes nur mit Zustimmung des Gesundheitsamtes erlaubt?

1081
Was darf ein Heilpraktiker bei geistig und körperlich Behinderten im Zuge Ihrer Eingliederung in die Gesellschaft nicht tun?

1082
Welche notwendigen Maßnahmen darf ein Heilpraktiker nach dem Tod eines seiner Patienten nicht selbst durchführen?

1083
Dürfen Sie als Heilpraktiker einen Blinddarm operieren?

1084
Darf ein Heilpraktiker eine Monarthritis des Kniegelenks behandeln?

1085
Dürfen sie ihrem Patienten einen schmerzenden Zahn ziehen?

1086
Welche Bereiche der Mundhöhle darf ein Heilpraktiker nicht behandeln?

1087
Dürfen Sie einen Hörtest machen?

1088
Was tun Sie, wenn Sie eine ansteckende, meldepflichtige Krankheit (nach § 6 Infektionsschutzgesetz) diagnostiziert haben?

1089
Welche der Infektionskrankheiten dürfen Sie behandeln?

1090
Dürfen Sie die Ovarien (Eierstöcke) untersuchen?

1091
Ein Patient vermutet, dass er an einer Geschlechtskrankheit leidet und möchte von Ihnen die Bestätigung, da er kein Vertrauen zum Arzt hat. Was tun Sie?

1092
Für welche Erreger von sexuell übertragbaren Erkrankungen besteht nach § 7 Abs. 3 eine nichtnamentliche Meldepflicht?

1093
Dürfen Sie als Heilpraktiker intravenöse Injektionen vornehmen?

1094
Darf der Heilpraktiker Betäubungsmittel in Potenzen über D10 verschreiben?

1095
Wo kann man sich über verschreibungspflichtige Medikamente informieren?

1096
Welche Heilmittel darf ein Heilpraktiker verordnen?

1097
Was wissen Sie über das Arzneimittelgesetz?

1098
Welche Heilmittel darf ein Heilpraktiker nicht verordnen (2 Antworten)?

1099
Darf der Heilpraktiker ein verschreibungspflichtiges Medikament rezeptieren?

1100
Darf der Heilpraktiker Betäubungs mittel zwischen D3 und D6 verschreiben?

1101
Darf ein Heilpraktiker Betäubungsmittel in homöopathischer Verdünnung verordnen?

1102
Dürfen Sie als Heilpraktiker einen Patienten mit Malaria behandeln?

1103
Nennen Sie wichtige Bestimmungen des Infektionsschutzgesetzes (außerhalb der Meldepflicht für Infektionskrankheiten).

1104
Was wissen Sie über die gesundheitlichen Anforderungen an das Personal beim Umgang mit Lebensmitteln? Welche Tätigkeits- und Beschäftigungsverbote kennen Sie in diesem Bereich?

1105
Ein Kind entwickelt 10 Tage nach einer Masernschutzimpfung klinische Zeichen einer Enzephalitis. Welchen Handlungsbedarf sehen Sie im Hinblick auf die rechtlichen Vorschriften des Infektionsschutzgesetzes?

1106
Sie haben Verdacht auf einen Impfschaden. Was tun sie?

ANTWORTEN

NERVENSYSTEM - ANATOMIE / PHYSIOLOGIE

1

Abb. 1 Hirnhäute (Schema)

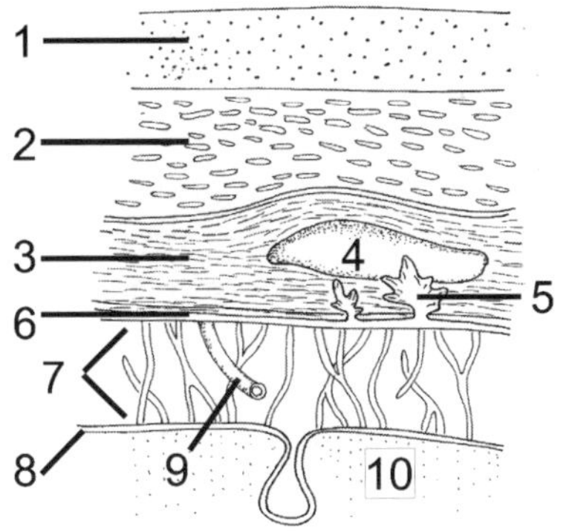

1. Kopfschwarte,
2. Schädelknochen,
3. Dura mater (harte Hirnhaut),
4. venöser Blutleiter (Sinus),
5. Arachnoidealzotten,
6. Arachnoidea (Spinnwebenhaut),
7. Subarachnoidalraum,
8. Pia mater (weiche Hirnhaut),
9. arterielles Gefäß,
10. Gehirn.

2

Abb. 2 Das Rückenmark (Querschnitt)

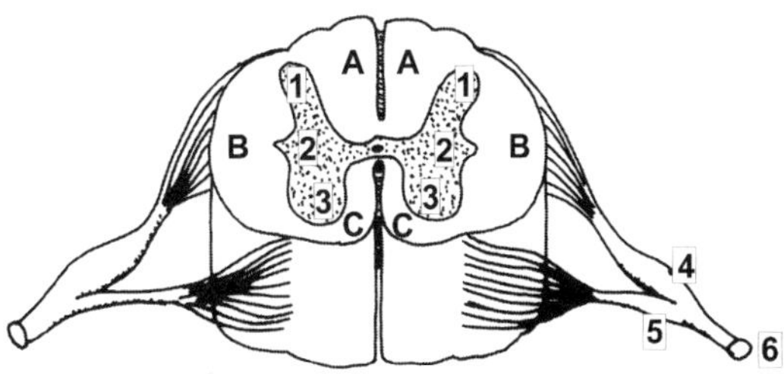

A Hinterstrang,
B Seitenstrang,
C Vorderstrang,

1 Hinterhorn,
2 Seitenhorn (thorakal),
3 Vorderhorn,
4 Hintere Nervenwurzel (mit Spinalganglion),
5 Vordere Nervenwurzel,
6 Spinalnerv.

3

Neurotransmitter sind Substanzen, welche von Nervenzellen in den synaptischen Spalt ausgeschüttet werden, um eine andere Nervenzelle in spezifischer Weise zu beeinflussen (z. B. Acetylcholin, Dopamin, Adrenalin, Noradrenalin, Serotonin).

4

Beispiele für Neuropeptide sind:

- Peptide der Neurohypophyse: Oxytocin, Adiuretin,
- Hypothalamische Releasing- und Inhibiting-Hormone: z. B. TRH, CRH, GN-RH,
- Hormone der Adenohypophyse: MSH, ACTH usw.
- Neuroregulatorische Peptide: Endomorphine, Neurotensin usw.

5

Ein motorischer Nerv kann folgende Informationsqualitäten leiten:

- Somatomotorische Efferenzen: Motorische Impulse für die Körpermotorik vom zentralen Nervensystem zur quer gestreiften Muskulatur der Erfolgsorgane.
- Somatosensible Afferenzen: nehmen sensible Informationen (exterozeptive oder propriozeptive Reize) auf und vermitteln Reize von den Sinnesorganen an das zentrale Nervensystem.
- Viszeromotorische Efferenzen: leiten motorische Impulse des zentralen Nervensystems an die glatte Muskulatur (oder – als sekretomotorische Nerven – an Drüsen) weiter.
- Viszerosensible Afferenzen: leiten sensible Informationen der inneren Organe (enterorezeptorische Impulse) an das zentrale Nervensystem.

6

Astrozyten gehören dem Stützgewebe des ZNS an. Sie regulieren den Kaliumhaushalt im ZNS und dienen dem Stoffaustausch der Nervenzellen. Sie dienen der Phagozytose und können sich nach einer Verletzung teilen und somit die Verletzung abdecken. Die Astrozyten sind die größten Gliazellen, haben ein sternförmiges Aussehen und einen großen, oft runden Kern. Jeder Astrozyt besitzt eine große Zahl von Plasmafortsätzen.

7

Das animalische Nervensystem lässt sich orientierend untergliedern in:

- Gehirn (Enzephalon),
- Rückenmark (Medulla spinalis),
- Periphere Nerven (Hirnnerven I - XII; 31 Spinalnerven).

8

Die eigentliche Funktionseinheit des Nervensystems ist die Nervenzelle (Neuron).

9

Das Endhirn gliedert sich in:

- Stirnlappen (Lobus frontalis, Frontallappen),
- Scheitellappen (Lobus parietalis, Parietallappen, paarig),

- Schläfenlappen (Lobus temporalis, Temporallappen, paarig),
- Hinterhauptslappen (Lobus occipitalis, Okzipitallappen).

10

Dendriten sind Fortsätze einer Nervenzelle, die die Erregung empfangen und zum Zellkörper weiterleiten. Eine Nervenzelle (Neuron) hat 1-12 Dendriten.

11

- Oberflächensensibilität:
  - Epikritische Sensibilität: mit Wahrnehmung feiner Reize (Berührung),
  - Protopathische Sensibilität: mit Wahrnehmung von Schmerz- und Temperaturreizen;
- Tiefensensibilität (Propriozeption): Wahrnehmung der Stellung und Bewegung des Körpers im Raum. Durch spezifische Rezeptoren (Propriorezeptoren) werden Informationen über Muskelspannung, Muskellänge und Gelenkstellung bzw. -bewegung registriert, zum Teil auf Rückenmarkebene (monosynaptisch) verschaltet (propriozeptive Reflexe), meist aber unter Einbeziehung der Informationen des Gleichgewichtsorgans im Mittelohr (und von Mechanorezeptoren der Haut) zentral (in Kleinhirn oder Gyrus postcentralis) verarbeitet.

12

In den Synapsen erfolgt die Erregungsübertragung von einer Struktur auf die nachfolgende. Von den bioelektrischen Strömen im Axon wird ein chemischer Überträgerstoff (z. B. Noradrenalin, Acetylcholin) aus kleinen Bläschen in den synaptischen Spalt freigesetzt. Dieser diffundiert durch den synaptischen Spalt, bindet sich an einen Rezeptor der postsynaptischen Membran und leitet so die Erregung auf die nachgeschaltete Struktur über.

13

Schutz von Rückenmark und Gehirn durch:

- Schädelkapsel bzw. Wirbelsäule,
- bindegewebige Häute (Hirnhäute = Meningen, Rückenmarkshäute),
- Hirn- bzw. Rückenmarkswasser (Liquor cerebrospinalis).

14

Neurotransmitter:

- Acetylcholin,
- Dopamin,
- Noradrenalin,
- Serotonin,
- Histamin,
- Gamma-Aminobuttersäure (GABA),
- Glycin.

15

- Tiefensensibilität: Vibrationsempfinden.
- Tiefensensibilität: Bewegungsempfinden.
- Oberflächensensibilität: Temperaturempfinden.
- Oberflächensensibilität: Berührungsempfinden.
- Oberflächensensibilität: Schmerzempfinden.

16

Zum ZNS (zentralen Nervensystem) gehören:

- Gehirn (Enzephalon oder Zerebrum) und
- Rückenmark (Medulla spinalis).

Zum peripheren Nervensystem gehören die Nerven von Rumpf, Kopf und Extremitäten (12 Hirnnerven- und 31 Spinalnervenpaare).

17

Bei der Untersuchung der Sensibilität werden u. a. geprüft:

- Empfindungsfähigkeit,
- Spitz-Stumpf-Differenzierung,
- Schmerz-, Vibrations- und Temperaturempfinden,
- Zahlenschrift (eine auf die Haut geschriebene Zahl soll bei geschlossenen Augen gelesen werden),
- Stereognosie (Fähigkeit, Gegenstände allein durch Betasten zu erkennen),
- Tiefensensibilität (z. B. Stellung der Gelenke im Raum).

18

Das autonome (auch vegetative oder viszerale) Nervensystem verbindet in einem diffusen Nervennetz alle Eingeweide, Blutgefäße und Drüsen und versorgt sie motorisch und sensibel. Es zerfällt in zwei sich antagonistisch (gegensätzlich) verhaltende Anteile: Sympathikus und Parasympathikus. Der Sympathikus hat seinen Ursprung im Brust- und Lendenmark. Der Parasympathikus innerviert als Anteil des N. oculomotorius (III. Hirnnerv) das Auge, als Anteil des N. vagus (Hauptnerv des Parasympathikus, X. Hirnnerv,) die Eingeweide, als N. pelvinus Dickdarm, Blase und Genitale.

19

Rechts und links treten aus dem Rückenmark 31 (32) paarig angelegte Nervenwurzeln aus bzw. ein. Man unterscheidet einen vorne und einen hinten aus dem Rückenmark abgehenden Anteil von Nervenfasern. Die vordere Wurzel leitet motorische Impulse von Gehirn und Rückenmark in die Peripherie. Die hintere Wurzel leitet sensible Wahrnehmungen aus der Peripherie zum Rückenmark und Gehirn. Die hintere Wurzel besitzt eine kleine Anschwellung, das sog. Spinalganglion: hier liegen die Zellkerne der sensiblen Nervenfasern. Vorderwurzel und Hinterwurzel vereinigen sich noch im Spinalkanal zum ca. 1 cm langen Spinal- oder Rückenmarknerv.

Die insgesamt 31 aus dem Rückenmark austretenden Spinalnerven gliedern sich in

- 8 Hals-,
- 12 Brust-,
- 5 Lenden-,
- 5 Kreuzbein- und
- 1-2 Steißbeinnerven.

Jeder dieser Rückenmarknerven enthält motorische, sensible und vegetative Leitungsbahnen. Er tritt durch die Zwischenwirbellöcher nach außen und teilt sich dann in mehrere Äste: Ein dorsaler (hinterer) Ast versorgt die wirbelsäulennahe Rückenhaut sensibel und die Muskulatur des Musculus erector spinae motorisch. Ein ventraler (vorderer) Ast versorgt die übrige Haut des Rumpfes und der Gliedmaßen sensibel und Rumpf und Gliedmaßenmuskulatur motorisch. Ein Verbindungsast (Ramus communicans) führt sympathische Nervenanteile zu den Grenzstrangganglien des Sympathikus. Die für Rumpf und Gliedmaßen bestimmten Äste der Rückenmarknerven vereinigen sich zu Nervengeflechten (Plexus), aus denen dann die eigentlichen peripheren Nerven hervorgehen.

20

Es wird ein vegetatives (auch viszerales oder autonomes) Nervensystem von einem animalischen (auch zerebrospinalen oder zentralen) Nervensystem unterschieden.

- Das vegetative Nervensystem ist unwillkürlich und unbewusst.
  Es zerfällt in zwei sich antagonistisch (gegensätzlich) verhaltende Anteile: Sympathikus und Parasympathikus.
- Das animalische Nervensystem ist willkürlich und bewusst. Es wird ein zentrales Nervensystem (Gehirn und Rückenmark) von einem peripheren Nervensystem (Nerven von Rumpf, Kopf und Extremität) unterschieden.

21

- Ischias, Nerv des peripheren Nervensystems,
- Parasympathikus, Teil des vegetativen Nervensystems,
- Temporallappen des Großhirns als Teil des ZNS,
- Kleinhirn, Teil des ZNS.

22

Das autonome (vegetative) Nervensystem verbindet in einem diffusen Nervennetz alle Eingeweide, Blutgefäße und Drüsen und versorgt sie sensibel und motorisch. Es ist für die Aufrechterhaltung des "inneren Körpermilieus" verantwortlich. Die Tätigkeit des vegetativen Nervensystems läuft unbewusst ab. Es ist mit dem Willen nicht beeinflussbar, das heißt unwillkürlich. Es zerfällt in zwei sich antagonistisch verhaltende Anteile:

- Sympathikus: Er hat seinen Ursprung im Brust- und Lendenmark (thorakolumbal).
- Parasympathikus: Er innerviert als Anteil des N. oculomotorius (III. Hirnnerv) das Auge, als Anteil des N. vagus (X. Hirnnerv) die Eingeweide und als N. pelvinus Dickdarm, Blase und Genitale.

Zwischen diesen beiden Extremen liegt der Bereich der Sensomotorik. Hier überwiegen reflektorische Schaltungen, wobei das Rückenmark als wichtigstes Schalt- und Verarbeitungszentrum anzusehen ist.

23

Abb. 3 Medianschnitt durch das Gehirn

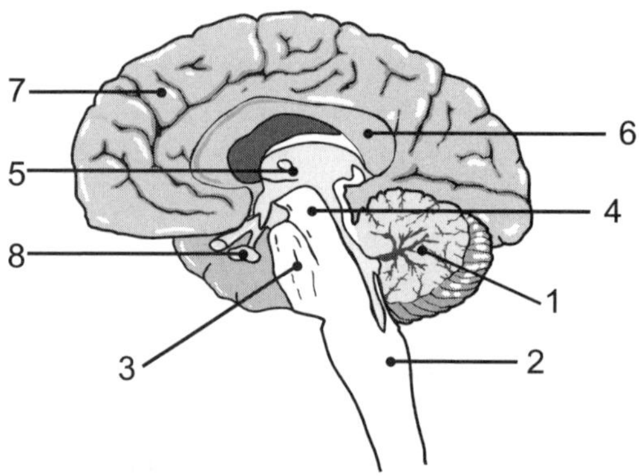

1) Kleinhirn (Zerebellum)
2) Verlängertes Mark (Medulla oblongata)
3) Brücke (Pons)
4) Mittelhirn (Mesenzephalon)
5) Zwischenhirn (Dienzephalon)
6) Balken (Corpus callosum)
7) Endhirnhemisphäre
8) Hypophyse

24

Die beiden Endigungen einer Nervenzelle heißen Dendrit und Axon.
Über die Dendriten werden Informationen aufgenommen, über das Axon (auch: Neurit) werden die Informationen weitergeleitet.

25

I. N. olfactorius (= Riechnerv),
II. N. opticus (= Sehnerv),
III. N. oculomotorius (= Augen bewegender Nerv),
IV. N. trochlearis (= Rollnerv),
V. N. trigeminus (= Drillingsnerv),
VI. N. abducens (= abziehender Nerv),
VII. N. facialis (= Gesichtsnerv),

VIII. N. vestibulocochlearis
(früher: N. statoacusticus)
(= Gleichgewichts-Hörnerv),

IX. N. glossopharyngeus (= Zungen schlund- oder Geschmacksnerv),

X. N. vagus
(= herumstreifender Nerv),

XI. N. accessorius
(= zusätzlicher Nerv),

XII. N. hypoglossus (= Zungennerv).

26

a)

Ein Reflex ist die stereotype unwillkürliche Reaktion des Nervensystems auf einen Reiz.

- Beim Muskeleigenreflex sind Reizort und Erfolgsorgan identisch. Der Reflexbogen im Rückenmark läuft nur über eine Synapse (monosynaptischer Reflexbogen). (Typischer Eigenreflex: Patellarsehnenreflex).
- Beim Fremdreflex sind Reizort und Erfolgsorgan verschieden. Der Reflexbogen ist komplizierter, umgreift mehrere Rückenmarksegmente und wird über mehrere Synapsen umgeschaltet (polysynaptischer Reflexbogen). (Typischer Fremdreflex: Kornealreflex = Lidschluss bei Berührung der Kornea).

b)

Reflexe, die eine Seitendifferenz aufweisen, sind pathologisch. Das Fehlen von Reflexen ist oft pathologisch (aber nicht immer: Abklärung beim Neurologen).

Bestimmte Fremdreflexe sind beim Erwachsenen normalerweise nicht mehr auslösbar. Können sie beim Erwachsenen ausgelöst werden, gelten sie als „Pyramidenbahnzeichen“ und sind pathologisch.
Die wichtigsten pathologischen Reflexe („Pyramidenbahnzeichen“):

- Babinski-Reflex: Dorsalextension (nach oben ziehen) der Großzehe beim Bestreichen des Außenrandes der Fußsohle.
- Oppenheim-Reflex: Dorsalextension der Großzehe beim kräftigen Herabstreichen von oben nach unten über die Tibia (Schienbein).
- Gordon-Reflex: Dorsalextension der Großzehe beim Kneten der Wadenmuskulatur.

c)

Die Pyramidenbahn ist eine Nervenleitungsbahn, die die willkürlichen Bewegungsimpulse für die Körpermuskulatur leitet. Bei ihrer Schädigung kann es zur

- Hyperreflexie (gesteigerte Reflexe),
- zu spastischen Lähmungen und
- zum Auftreten pathologischer Reflexe kommen.

Ursachen u. a:

- Apoplexie (Hirnschlag), Hirnblutungen,
- Vergiftungen,
- Verletzungen,
- Meningoenzephalitiden,
- frühkindliche Hirnschäden,
- Hirntumoren,
- Hirndrucksteigerungen usw.

27

Abb. 4 Nervenzelle (Neuron)

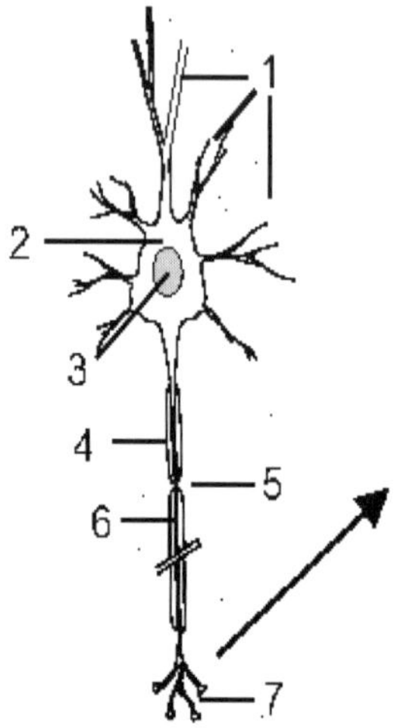

1 Dendrit
2 Zellkörper (Soma)
3 Zellkern (Nucleus)
4 Markscheide
5 Ranvier-Schnürring
6 Axon (Neurit)
7 Endknöpfchen

28

- Herz: Kontraktionskraft und Herzfrequenz wird erhöht, die Koronararterien werden erweitert, die Überleitungszeit wird verlängert (positiv inotrop, chronotrop und dromotrop).
- Gefäße: Konstriktion vieler Gefäße, z. B. von Verdauungsorganen und Haut zur Erhöhung des Blutdrucks und Rückleitung des Blutes zu lebenswichtigen Organen sowie zur Temperaturerhaltung. Erweiterung der Gefäße der Skelettmuskulatur („Fluchtreaktion").
- Ösophagus: Verminderung der Motorik und der Durchblutung.
- Bronchien: Dilatation und Beschleunigung der Atemfrequenz.
- Pupille: Pupillenerweiterung.

29

Eine unwillkürliche stereotype Antwort eines Muskels auf einen schnellen Dehnungsreiz.

30

- Verlängertes Mark (Medulla oblongata),
- Brücke (Pons),
- Mittelhirn (Mesenzephalon),
- Kleinhirn (Zerebellum).

31

- N. trigeminus: Innerviert sensibel das Gesicht, die Schleimhäute des Auges sowie Teile des Nasenrachenraumes und der Zunge, motorisch die Kaumuskeln.
- N. olfactorius: Geruchssinn.
- N. vestibulocochlearis: Gleichgewichtssinn und Gehör.

32

- Mitwirkung bei der Aufrechterhaltung des Körpergleichgewichts und des normalen Tonus der Skelettmuskulatur,
- Regulation der Innervationsgröße der Einzelbewegungen,
- Zusammenfassung der Einzelbewegungen zu koordinierten Bewegungsabläufen.

33

Eine Nervenzelle besteht aus

- einem Zellkörper (Soma, Perikaryon) und
- zwei Arten von Fortsätzen:
  - Dendriten, die die Erregung empfangen und zum Zellkörper leiten und dem
  - Axon (Neurit), welches vom Zellkörper wegführt und die Erregung weiterleitet.

34

Abb. 5 Die Hirnlappen der Endhirnhemisphäre

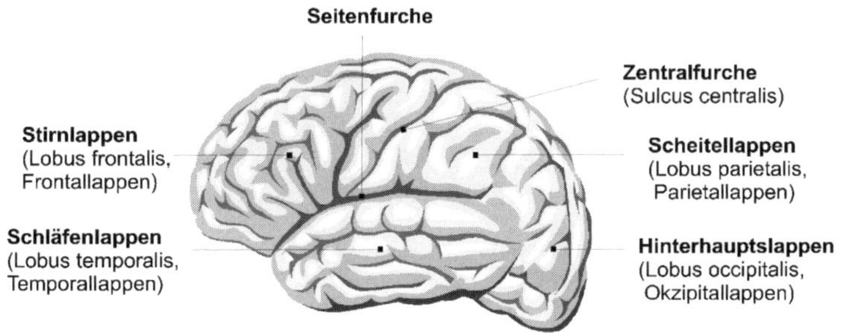

35

Head-Zonen sind bestimmte Hautareale, welche inneren Organen zugeordnet sind.
Bei Erkrankungen innerer Organe kann es zu Hyperalgesie (gesteigerte Schmerzempfindlichkeit) und Hyperästhesie (gesteigerte Berührungsempfindlichkeit) der Haut kommen.
Das betroffene Hautareal wird aus dem gleichen spinalen Segment innerviert wie das erkrankte innere Organ.
Beispiel: Ausstrahlungsschmerz in die linke Schulter und den linken Arm bei koronarer Herzkrankheit.

36

Die Koordination von Bewegungsabläufen wird vom Kleinhirn gesteuert.

37

Der Nervus radialis oder Speichennerv kommt aus dem Plexus brachialis und versorgt die Streckmuskulatur des Ober- und Unterarms motorisch sowie die Haut der Streckseite des Ober- und Unterarms, des Handrückens und der Rückseite der 2½ radialen Finger der Hand. Ein Ausfall des N. radialis führt zur typischen Fallhand.

38

Zwei große Gruppen der Sensibilität:

- Oberflächensensibilität:
  - Wahrnehmung kutaner Temperaturempfindung,
  - Berührungsempfindung,
  - Schmerzempfindung,
  - Zweipunkt-Diskrimination.
- Tiefensensibilität:
  - Bewegungsempfinden,
  - Vibrationsempfinden,
  - Lageempfinden.

39

Alles Nervengewebe außerhalb von Gehirn und Rückenmark, also die Nerven von Rumpf, Kopf und Extremitäten (auch: Spinalnerven und Ganglien).

40

Die Koordination, das ungestörte Zusammenspiel mehrerer Muskeln, ist Voraussetzung für einen reibungslosen Ablauf der Bewegung. Dazu müssen Gehirn, Rückenmark und periphere Nerven perfekt zusammenarbeiten.

NERVENSYSTEM - PATHOLOGIE

41

Untersuchung des N. facialis:

Der N. facialis ist der 7. Hirnnerv. Er besteht aus einem motorischen Anteil (versorgt die mimische Muskulatur, den M. stapedius u. a.) und dem nichtmotorischen N. intermedius (versorgt parasympathisch die Tränen- Nasen- und Speicheldrüsen - außer Ohrspeicheldrüse -, geschmacklich die vorderen zwei Drittel der Zunge, sensibel Teile des äußeren Gehörgang und die Ohrmuschel).

Bei einer Fazialislähmung fallen diese Funktionen aus. Geprüft werden:

- Stirnrunzeln (falls Stirnrunzeln noch möglich: zentrale Lähmung, wenn nicht mehr möglich: periphere Lähmung),
- Lidschluss,
- Pfeifen,
- Zähnefletschen,
- Gehör (Hyperakusis durch Lähmung des M. stapedius),
- Schirmer-Test mit Filterpapierstreifen (Tränensekretion),
- Geschmacksprüfung.

42

Der Patient ist in alkoholisiertem Zustand in einen sehr tiefen Schlaf in ungünstiger Körperhaltung gefallen. Er muss sich den Nervus radialis im Gebiet des Oberarms durch Druck geschädigt haben. Zu einer solchen Radialislähmung kommt es typischerweise, wenn Betrunkene im Sommer sitzend auf einer Parkbank nächtigen, den Arm über die Rückenlehne der Parkbank legen und dann den Kopf auf den Arm auflegen. Der Nervus radialis, der die Strecker des Arms innerviert, wird im Sulcus nervi radialis gegen den Oberarmknochen gedrückt und geschädigt. Am nächsten Morgen kann die Hand nicht mehr gestreckt werden („Parkbanklähmung"). Ähnliches kann auch passieren, wenn man – frisch verliebt – die Freundin/den Freund während des Schlafes zu lange im Arm hält (Differenzialdiagnose: „verliebt oder besoffen").

43

Der Schmerz des „Musikantenknochens" wird nicht von einem Knochen verursacht, sondern von einem Nerv, dem Nervus ulnaris. Er verläuft an der Innenseite des Ellenbogens (Epicondylus medialis) geschützt in einer leichten Knochenvertiefung, dem Sulcus nervi ulnaris. Stößt man sich am Ellenbogen so erhält dieser Nerv einen Schlag und verursacht die unangenehmen, in den kleinen Finger ausstrahlenden Missempfindungen. Kommt es zu einer chronischen Druckschädigung des Nerven in der Knochenrinne am Ellenbogen, so spricht man von Sulcus-nervi-ulnaris-Syndrom.

44

Ein wesentliches Kennzeichen der pathologisch gesteigerten Eigenreflexe ist die Verbreiterung der sog. reflexogenen Zone: Ist diese Zone verbreitert, so wird z. B. der Quadriceps-femoris-Reflex schon beim Schlag auf den proximalen Unterschenkel oder den distalen Oberschenkel ausgelöst.
Eine Seitendifferenz spricht für eine Steigerung (oder Abschwächung) von Reflexen.
Kloni (Fußklonus, Patellarklonus) sind Ausdruck einer gesteigerten Eigenreflextätigkeit mit permanenter, unerschöpflicher (stets pathologisch, Pyramidenbahnzeichen) oder erschöpflicher Reflexfolge nach einmaligem Auslösen.

45

Lösungsvorschlag: Es handelt sich um das Krankheitsbild der Multiplen Sklerose.

46

Definition:
Die Multiple Sklerose (MS; auch Encephalomyelitis disseminata) ist eine organische Nervenkrankheit, bei der es zu Entmarkungsherden in der weißen Substanz des ZNS kommt.
Epidemiologie:
Sie kommt vor allem in den gemäßigten Zonen der Erde (z. B. Mitteleuropa) vor. In Deutschland ca. 50-100 Fälle pro 100 000 Einwohner pro Jahr. Sie ist damit eine der häufigsten organischen Nervenkrankheiten. Erwachsene erkranken zwischen dem 20. und 45. Lebensjahr, Frauen häufiger als Männer, familiäre Häufung.
Ätiologie:
ungeklärt. Diskutiert werden

- Virusinfektion im Kindesalter („Slow virus"),
- Neuroallergie (autoimmun),
- genetische Disposition,
- Myelinvulnerabilität.

Klinik:
Aufgrund des regellosen Befalles zerebraler Strukturen ist nahezu jedes neurologische Symptomenbild denkbar.
Frühsymptome:

- Neuritis nervi optici („Sehnerventzündung"),
- Doppelbilder (Augenmuskelparesen),
- Blasenentleerungsstörungen.

Später

- Pyramidenbahnzeichen,
- Lähmungen,
- Sensibilitätsstörungen,
- Kleinhirnstörungen (Koordination, Ataxie),
- psychische Veränderungen wie Euphorie, Dysphorie, Depression.

Diagnose:
Anamnese, Klinik, Liquoruntersuchung, Computertomografie (CT), Kernspin (Magnetresonanztomographie).
Therapie:
„Behandlungsbemühungen" mit immunsuppressiver Therapie (Glukokortikoide, ACTH, Zytostatika, Interfero-

ne), Krankengymnastik, Selbsthilfegruppen, psychosoziale Unterstützung.

Komplikationen:

Aufsteigende Harnwegsinfekte, Pyelonephritiden, Urosepsis durch Blasenentleerungsstörungen u a.

Prognose:

20 Jahre nach Diagnosestellung leben noch 80% der Patienten, ca. 65% sind, wenn auch oft eingeschränkt, arbeitsfähig. Es werden vorwiegend schubförmig remittierende Verläufe (ca. 30%) von zunächst remittierenden, dann chronisch progredienten Krankheitsbildern (ca. 50%) unterschieden. Prognostisch am ungünstigsten sind primär chronisch progrediente Verläufe bei Patienten mit höherem Erkrankungsalter (ca. 20%).

47

Meningitiserreger:

Bakterien

- Meningokokken,
- Streptokokken (Streptococcus pneumoniae),
- Haemophilus influenzae b,
- Escherichia coli,
- Leptospiren.

Viren

- Masernvirus,
- Mumpsvirus,
- HI-Virus,
- Epstein-Barr-Virus,
- Varicella-Zoster-Virus.

Übrige Erreger

- Amöben,
- Candida albicans,
- Cryptococcus neoformans.

48

Vor allem bei Tumoren im Stirnhirnbereich kann es zu psychischen Veränderungen ohne neurologische Ausfälle kommen. Zunächst sollte eine eingehende Anamnese und eine sorgfältige allgemeinärztliche und neurologische Untersuchung erfolgen.
Um organpathologische Veränderungen am Hirn auszuschließen wären z. B. angezeigt:

- EEG (Elektroenzephalogramm),
- Computertomogramm bzw. MRT (Magnetresonanztomographie).

49

Lösungsvorschlag:

Es könnte sich hier um eine Subduralblutung handeln. Diese venöse Sickerblutung entwickelt sich langsam nach einem so genannten „symptomfreien Intervall“, oft nach einem Bagatelltrauma.

Klinik:

Als Leitsymptome gelten langsam zunehmende Störung von Antrieb und Bewusstsein, Hirndrucksteigerung mit Kopfschmerz, Hirnnervenstörungen, Stauungspapille, Nüchternerbrechen, Bradykardie, Atem- und Bewusstseinsstörung.

Diagnose:

Anamnese, Befund, Computertomographie (CT).

Therapie:

Kleinere Hämatome werden resorbiert, größere müssen operativ entfernt werden.

50

Eine Subarachnoidalblutung (SAB) ist eine spontane Blutung in den Subarachnoidalraum, meist aus angeborenen oder erworbenen Aussackungen (Aneurysmen) der Hirnarterien. Subarachnoidalblutungen können vor allem im jüngeren und mittleren Alter Ursache eines Schlaganfalls sein.

51

Klassische Trias beim M. Parkinson:

- Rigor,
- Akinese,
- Ruhetremor.

52

Symptome bei Gehirnerschütterung:

- Bewusstlosigkeit (bzw. Bewusstseinsstörung), sofort nach dem Ereignis einsetzend und normalerweise nicht länger als 1 Stunde dauernd,
- Amnesie (Gedächtnisstörung): retrograd (für eine Zeit vor dem Unfall), evtl. anterograd (für eine Zeit nach dem Unfall),
- evtl. Übelkeit, Erbrechen, Schwindel.

Merke:
Keine neurologischen Ausfälle!

53

Lösungsvorschlag:
Es handelt sich um eine (bakterielle?) Meningitis (Hirnhautentzündung).
Der Junge sollte schnellstmöglich in eine Klinik. Vor allem bei bakteriellen Hirnhautentzündungen können Minuten entscheidend sein!
Die häufigste bakterielle Meningitis ist die Meningokokken-Meningitis (Meldepflicht nach § 6 des Infektionsschutzgesetzes schon bei Verdacht; Behandlungsverbot). Für andere Meningitiden besteht Meldepflicht für den Erregernachweis (z. B. Haemophilus influenzae, FSME). Auch hier bestünde dann für den Heilpraktiker Behandlungsverbot.

54

Lösungsvorschlag: Diabetische Polyneuropathie.

55

- Ausführliche Anamnese,
- umfassende körperliche Untersuchung (Blutdruck?) unter Einschluss des Nervensystems (insbesondere Gehirnnerven), Augen, Ohren, Zähne (Vorsicht: darf der Heilpraktiker nicht behandeln) und der Halswirbelsäule.

Im Einzelfall

- Röntgenuntersuchungen und Computertomogramm,
- angiologische Untersuchung,
- Anfertigung einer Gehirnstromkurve (EEG) erforderlich.

Lebensbedrohlich sind akute Blutungen (vor allem die akute Subarachnoidalblutung), Gehirntumoren sowie Metastasen extrakranieller Tumoren (vor allem des Bronchialkarzinoms).

Bei der Ursachensuche sollte Sie denken an:

- Vaskuläre Ursachen: Migräne, Gehirnblutung, Bluthochdruck, Gefäßaneurysma,
- orthopädische Ursachen: HWS-Syndrom, Spannungskopfschmerz,
- ophthalmologische Ursachen: Fehlsichtigkeit, Glaukom,
- neurologische Ursachen: Gehirntumor, Gehirnmetastasen, Liquorabflussstörung, Trigeminusneuralgie, Neurolues,
- otogene Ursachen: Mittelohrentzündung.

56

Man findet Zeichen einer Meningitis (Hirnhautentzündung) oder einer Enzephalitis (Hirnentzündung):

- Kopfschmerzen,
- Nackensteifigkeit,
- Übelkeit,
- Lichtscheu,
- Erbrechen
- positives Brudzinski-, Kernig- und Lasègue-Zeichen.

Neben Anamnese und Befund wird die Diagnose durch eine Liquoruntersuchung gesichert. Die Therapie sollte möglichst früh einsetzen, um Folgeschäden zu vermeiden (Klinik! Notfall!).

57

Embolisch bedingte Infarkte treten als plötzliches Ereignis auf. Die Symptomatik ist abhängig von der Lokalisation des arteriellen Verschlusses bzw. des ischämisch gewordenen Hirnbezirks.

- Klinik der Großhirninfarkte: Motorische und sensomotorische Halbseitenlähmung mit oder ohne Aphasie (zentrale Sprachstörung)
- Klinik der Hirnstamminfarkte: Hemiplegia-alternans-Syndrome (Ausfälle einzelner Hirnnerven auf der Herdseite in Kombination mit Lähmungen und/oder Sensibilitätsstörungen auf der kontralateralen Seite) mit zusätzlichen Symptomen wie
  - Nystagmus, Schwindel,
  - Doppelbildersehen,
  - Ataxie (Störung der Koordination von Bewegungsabläufen),
  - Dysarthrie (zentral bedingte Sprechstörungen),
  - evtl. Tetraplegie (Lähmung aller Extremitäten), Koma, Tod.

58

Lösungsvorschlag:

Die geschilderten Symptome lassen an eine vorübergehende Sauerstoffmangelversorgung des Gehirns, eine zerebrale Ischämie, denken. Der Fachausdruck lautet Amaurosis fugax (vorübergehende Blindheit). Es droht der Schlaganfall (apoplektischer Insult oder Apoplexie).

59

Die Stadieneinteilung der Syphilis (Lues) ist nicht einheitlich. Als Neurolues werden alle Spätformen der Lues mit Beteiligung des zentralen Nervensystems bezeichnet.

Einige Autoren rechnen die neurologischen Erscheinungsformen zum Stadium IV der Lues. Der Krankheitsgipfel liegt im 5. Lebensjahrzehnt.

Es werden drei Krankheitsbilder unterschieden: Lues cerebrospinalis (ca. 3% der Infizierten), Tabes dorsalis (ca. 3% der Infizierten), Progressive Paralyse (ca. 10% der Infizierten).

- Lues cerebrospinalis:
  Sie tritt schon in den ersten fünf Jahren (2-15 Jahre) nach Infektion auf. Chronische Meningoenzephalitis und Meningomyelitis.
  Klinik: Hirnnervensymptome, Sehverlust durch Entzündung des N. opticus, Augenmuskellähmungen, Hirndruckzeichen, Persönlichkeitsveränderungen, Querschnittssyndrome u. a.
- Tabes dorsalis:
  Aufsteigender Entmarkungsprozess der Hinterstränge des Rückenmarks (sensible Leitungsbahnen werden zerstört: Hinterstrangdegeneration).
  Klinik: lanzinierende („wie Lanzenstiche") Schmerzen, häufig im Gebiet des N. ischiadicus, ataktische Gangstörung, Sehstörungen mit Gesichtsfelddefekten, Sehverlust bis zur Erblindung durch Atrophie des N. opticus, Miktionsstörungen, schmerzlose Gelenkdeformitäten der Knie- und Sprunggelenke (tabische Arthropathie).
- Progressive Paralyse:
  Chronische Enzephalopathie mit Nervenzelldegeneration und Markscheidenzerfall, fronto-temporale Hirnatrophie.
  Klinik:
  Hirnleistungsabfall, Demenz,
  Frühzeichen:
  „Silbenstolpern" (Artikulationsstörung), übersteigerte Mimik („mimisches Beben"), Psychose mit „luischem Größenwahn" (Megalomanie), epileptische Anfälle, reflektorische Pupillenstarre.

60

Lösungsvorschlag:

Die Patientin leidet an einer Migräne.

61

Symptomatik der intrakraniellen Drucksteigerung („Hirndruck"):

- Heftigste Kopfschmerzen,
- Schwindel,
- Erbrechen,
- zunehmende Bewusstseinstrübung.

62

- Erhebung der Anamnese,
- körperliche Untersuchung,
- Prüfung der Reflexe: Eigenreflexe, Fremdreflexe, pathologische Reflexe,
- Prüfung der Hirnnerven,
- Prüfung der groben Kraft,

- Prüfung der Sensibilität (Tiefen- und Oberflächensensibilität),
- Prüfung der Schmerz- und Temperaturempfindung,
- Prüfung der Koordination (Finger-Finger und Finger-Nase-Versuch, Diadochokinese, Knie-Hacke-Versuch u. a.)

Zusatzuntersuchungen:

- Liquoruntersuchung (entzündliche Prozesse),
- Angiographie, Dopplersonographie, CT und MRT u. a.,
- Elektroneurographie (ENG),
- Elektroenzephalographie (EEG),
- Elektromyographie (EMG).

63

Spinngewebsgerinnsel im Liquor sind ein typisches Zeichen für die tuberkulöse Meningitis (sie können auch bei abakterieller Meningitis vorhanden sein).

64

Beim subduralen Hämatom handelt es sich um eine venöse Sickerblutung.

65

Kennzeichen der zentralen Lähmung sind:

- 1. motorisches Neuron betroffen,
- Spastik,
- gesteigerte Reflexe,
- erhöhter Muskeltonus, keine Muskelatrophie,
- Pyramidenbahnzeichen positiv.

66

Definition des epiduralen Hämatoms: Blutung über der harten Hirnhaut durch Zerreißung eines arteriellen Gefäßes, meist der A. meningea (meningica) media, oft im Gefolge einer Schläfenbeinfraktur.

Klinik:

- bei „leichten“ Hirntraumen (Commotio cerebri): hierbei wird typischerweise ein „freies Intervall“ beobachtet, das zwischen der kurzzeitigen anfänglichen Bewusstlosigkeit und einer dann erneut eintretenden fortschreitenden Bewusstseinstrübung und Zustandsverschlechterung liegt.
- bei schweren Hirntraumen hält die, durch eine Hirnkontusion bedingte, initiale Bewusstlosigkeit kontinuierlich an. Ein „freies Intervall“ fehlt.
- Kompression einer Hirnhälfte: kontralaterale Hemiparese (= Halbseitenlähmung auf der der Hirnblutung gegenüberliegenden Seite), herdseitige (gelegentlich auch kontralaterale) Weitstellung der Pupille (Mydriasis) durch Lähmung des N. oculomotorius (bzw. der mit ihm laufenden parasympathischen Fasern).

Therapie:

Notarzt, intensivmedizinische Betreuung, operative Hämatomausräumung.

67

Kennzeichen einer peripheren Lähmung:

- 2. motorisches Neuron betroffen,
- ausgeprägte Muskelatrophie,
- verminderter Muskeltonus,
- spastische Zeichen fehlen („schlaffe Lähmung“),
- abgeschwächte bzw. aufgehobene Muskeleigenreflexe.

68

Neben einer primären Hirnschädigung droht die Quetschung des Gehirns durch Entwicklung eines Hirndrucks. Dies ist eine gefürchtete Komplikation nach Hirnverletzungen (= sekundäre Hirnverletzung).

Ätiologie:

- Hämatom (epidural, subdural, intrazerebral),
- Hirnödem,
- Infektion.

Faustregel: Hirndrucksteigerungen in den ersten 48 Stunden nach einem Trauma werden durch Hämatome verursacht, in der Zeit zwischen dem 3. und dem 7. Tag durch Hirnödeme und nach der ersten Woche durch Infektionen.

69

Reflexe sind vermindert oder aufgehoben bei:

- Störung (Unterbrechung) des sensiblen Reflexschenkels,
- Läsion betroffener Spinalsegmente,
- Schäden am 2. Motoneuron,
- Störung der motorischen Endplatte,
- Muskelerkrankungen (Myopathien),
- Kleinhirnerkrankungen,
- akutes Stadium einer zentralen Lähmung (Hirn- oder Rückenmarkläsion).

70

Ursachen für eine Sauerstoffunterversorgung des Gehirns durch Minderdurchblutung („Ischämie“):

- Vermindertes Herzzeitvolumen (z. B. Herzinsuffizienz, koronare Herzkrankheit, Herzrhythmusstörungen). Zerebrale Erscheinungen treten häufig als erste Anzeichen einer Herzerkrankung auf.
- Hypertonie (begünstigt frühzeitige Atherosklerose der Hirngefäße),
- Hypotonie,
- Strombahnhindernisse:
  - Hirnarteriosklerose,
  - Verengungen oder thrombotische Verschlüsse,
  - Embolien ,
  - entzündliche Hirngefäßerkrankungen,
  - Thrombosen der intrakraniellen Venen.
- Blutungen:
  - Intrazerebrale Blutungen,
  - subarachnoidale Blutungen.

71

Bei Erkrankungen des 1. Motoneurons (Pyramidenbahnschaden) sind die Reflexe gesteigert, evtl. kommt es zu Kloni (rhythmische Zuckungen).

72

Klinik der Poliomyelitis (Kinderlähmung):

Prodromalstadium (1-3 Tage)

- Fieber,
- allgemeine Abgeschlagenheit,
- Halsschmerzen,
- Erbrechen,
- evtl. Abdominalschmerzen,
- Durchfall,
- Obstipation.

Meningitisches Stadium
(nur bei 10% der Patienten):
Nach einem beschwerdefreien Latenzstadium von 3-4 Tagen
kommt es zu

- Kopfschmerzen,
- Erbrechen,
- Meningismus (Nackensteifigkeit),
- Adynamie,
- Schmerzen im Bereich der später gelähmten Muskelpartien,
- Bei einer kleinen Anzahl der Patienten kommt es dann zu den typischen asymmetrischen schlaffen Lähmungen der proximalen Muskelgruppen ohne Sensibilitätsausfälle (oft jedoch mit quälenden Muskelschmerzen).
- Komplikation: Aufsteigende Lähmung bis zum Zwerchfell führt zur Atemlähmung, zu Pneumonien und Lungenatelektasen.

73

Lösungsvorschlag:
Die geschilderten Symptome sind typisch für das neurologische Krankheitsbild des Morbus Parkinson.

74

- Notarzt rufen,
- evtl. moderate Blutdrucksenkung,
- Vitalfunktionen sichern,
- Sauerstoff,
- peripherer venöser Zugang,
- Infusion mit Ringer-Laktat (langsam tropfen lassen).

75

Die tuberkulöse Meningitis beginnt schleichend. Zuerst sind Wesensveränderungen zu erkennen, auch Apathie, Unlust und Leistungsschwäche fallen auf.
Nach Wochen klagen die Patienten über Kopfschmerzen, subfebrile Temperaturen und Appetitlosigkeit. Diese Beschwerden verstärken sich im weiteren Verlauf. Zu Kopfschmerzen und Fieber treten nun noch Nackensteifigkeit und Erbrechen hinzu. Die Patienten werden benommen. Da die tuberkulöse Meningitis die Hirnbasis befällt, kann es zu Ausfällen von Hirnnerven kommen. Im weiteren Verlauf kommt es zu Bewusstlosigkeit. Bei Übergreifen der Infektion auf das Gehirn zeigen sich tonisch-klonische Krämpfe und spastische Paresen.

76

Bei der Multiplen Sklerose findet sich typischerweise eine skandierte („abgehackte, mühsam, stockende") Sprache.

77

Therapie der Multiplen Sklerose:
Eine kausale Therapie der Multiplen Sklerose ist noch nicht bekannt. Medi-

kamentöse Behandlungsbemühungen mit immunsuppressiver Therapie (Glukokortikoide, ACTH und langzeitige Gabe von Azathioprin). Hoffnungen werden in sog. Immunmodulatoren gesetzt (z. B. Interferon-beta-1b). Die Wirksamkeit einer diätetischen Therapie ist nicht erwiesen. Große Bedeutung kommt der krankengymnastischen Behandlung und der konsequenten Behandlung der rezidivierenden Harnwegsinfekte (frühzeitig Antibiotika) zu.

78

Die Diagnose „Multiplen Sklerose" stützt sich neben Anamnese und Befunderhebung u. a. auf

- einen typischen pathologischen Liquorbefund,
- eine Latenzzeitverlängerung bei VEP (visuell evozierten Potentialen),
- den Nachweis von Entmarkungsherden im CT (Computertomogramm) und MRT (Magnetresonanztomographie, Kernspin).

79

Typische Augensymptome bei Multipler Sklerose:

- Neuritis nervi optici (Sehnervenentzündung, Retrobulbärneuritis). Klinisch zeigen sich zentrale oder periphere Gesichtsfeldausfälle, Sehverschlechterung, evtl. bis zur Erblindung (Amaurose), zentrales Skotom, Verschwommensehen, Bewegungsschmerz des Auges; im weiteren Verlauf temporale Papillenabblassung und evtl. Optikusatrophie.
  Der Augenhintergrund ist anfangs unauffällig ("Der Patient sieht nichts, und der Arzt sieht auch nichts.")
- Doppelbildersehen (Diplopie) durch Augenmuskellähmungen.

80

Durch lang andauernden Bluthochdruck kommt es zur Hypertrophie der Gefäßwände und zur Atherosklerose der Hirngefäße. Die Elastizität der Gefäße nimmt ab. Es kommt zur Mangeldurchblutung im Gehirn, die durch einen weiteren Anstieg des Blutdrucks kompensiert wird. Die Mangeldurchblutung führt zu Kopfschmerz.

81

Differenzialdiagnose umschriebener Kopfschmerzen:

- Idiopathische Gesichtsneuralgien,
- Migräne und Horton-Syndrom, (Halbseitenkopfschmerz),
- Halswirbelsäulen-Erkrankungen,
- Augenerkrankungen,
- HNO-Erkrankungen,
- Zahn- und Kiefererkrankungen.

82

Reservoir für alle pathogenen Leptospiren sind warmblütige Tiere z. B. Ratten, Mäuse (Nagetiere), Schweine, Hunde, Katzen, Pferde, Schafe, Ziegen, Rinder u. a. Die Erreger werden im Urin ausgeschieden. Die Übertragung auf den Menschen erfolgt durch Kontakt mit Leptospirenhaltigem Urin oder Urin kontaminiertem feuchtem Milieu über verletzte Hautstellen oder intakte Schleimhäute (z. B. Konjunktiven). Eine Übertragung von Mensch zu Mensch ist nicht möglich.

83

Eine epidurales Hämatom resultiert aus einer Blutung über der harten Hirnhaut durch Zerreißung eines arteriellen Gefäßes, meist der A. meningea (meningica) media.
Häufig geht eine Schädelfraktur voraus.

84

Die Meningen sind die Hirnhäute.
Die Endung -itis steht für Entzündung. Eine Meningitis ist also eine Hirnhautentzündung. Die wichtigsten Erreger von Hirnhautentzündungen sind hier tabellarisch aufgeführt:

LERNTEXT 1	**HÄUFIGE BAKTERIELLE MENINGITISERREGER**
Erreger	**Besonderheiten**
Neisseria meningitidis (Meningokokken) (≈ 20%)	In Deutschland werden jährlich mindestens 2000 Fälle von bakterieller Meningitis gemeldet. Darunter sind etwa 800 Meningokokkeninfektionen (ca. 50% in der Altersgruppe 0-5 Jahre). Gehäuftes Auftreten in den Winter- und Frühlingsmonaten.
Streptococcus pneumoniae (Streptokokken) (≈ 30%)	schwerer Verlauf (Letalität bis 30%), häufigste Form einer bakteriellen Meningitis im Alter über 40 Jahre, oft fortgeleitet von Streptokokken-Sinusitiden bzw. -otitiden
Haemophilus influenzae b (≈ 50%)	Kleinkinder zwischen 6 Monaten u. 4 Jahren, respiratorische Infekte als Vorerkrankung, unbehandelt Letalität fast 100%
Escherichia coli	Früh- und Neugeborene
Enterobakterien und Pseudomonas	Krankenhausinfektionen, bei Abwehrschwäche, Enterobakterium im Alter
Streptokokken d. Gruppe B	Früh- und Neugeborene
Listeria monocytogenes	selten, alte Menschen, Abwehrgeschwächte, Neugeborene (intrauterine Infektion)
Mycobacterium tuberculosa (Meningitis tuberculosa)	chronischer Verlauf, Entstehung einer Meningitis nach miliarer Streuung oder Durchbruch von Tuberkelbakterien
Treponema pallidum (luische Meningitis)	Lues Stadium III: Progressive Paralyse = chronische, vorwiegend das Stirnhirn betreffende Enzephalomeningitis
Leptospirenmeningitis	seröse Meningitis, fast regelmäßige Begleiterscheinung bei Leptospirose; bei leichten Leptospirosen (Fehlen hepatorenaler Schäden) meist führendes Symptom
Begleitmeningitiden (Brucellen, Francisella tularensis u. a.)	s. o.

Virusmeningoenzephalitis

LERNTEXT 2	**HÄUFIGE VIRALE MENINGITISERREGER** (oft Mischbilder in Form von Meningoenzephalitiden)
Erreger	**Besonderheiten**
FSME-Viren	Frühsommer-Meningoenzephalitis
Masern-Virus	gefürchtete Masernenzephalomyelitis (im Gehirn kann kein Virus nachgewiesen werden), tritt bei jedem 1000. Erkrankten auf, Letalität bis 20%, Defektheilungen bis 30%
Mumps-Virus	Meningitis bei Mumps (Parotitis epidemica): in ca 25% d. F. gute Prognose (Meningoenzephalitis: schlechte Prognose, selten)
HI-Virus	40% aller symptomatisch HIV-Infizierten haben neurologische Symptome
Varicella-Zoster-Virus	seltene Komplikation bei Windpocken: Meningoenzephalitis (mit guter Prognose)
EPSTEIN-BARR-Virus	bei Mononukleose: meningeale Reizerscheinungen, selten Meningoenzephalitis
Zytomegalie-Virus	Bei immunsupprimierten Patienten kann es zur (Meningo-)Enzephalitis kommen.
Arbo-Viren (= Togaviren) z. B. Röteln	Röteln-Enzephalitis (1:6000 Erkrankungen), Letalität bis 20%
Coxsackie-Viren und ECHO-Viren	unspezifische, fieberhafte, grippeähnliche Erkrankungen, Lymphknotenschwellung, Myalgien, Myo- und Perikarditis, Meningitis, Exantheme
LCM = Lymphozytäres Choriomeningitis-Virus	grippeähnliche Erkrankungen, selten Meningitis oder Enzephalomyelitis (selten mit tödlichem Ausgang)

Übrige Formen

LERNTEXT 3	**ÜBRIGE FORMEN VON MENINGITISERREGERN**
Erreger	**Besonderheiten**
Amöben Naegleria fowleri Acanthamoeba	Protozoeninfektion, sehr selten, Amöbenmeningitis beim Baden in freien Gewässern (Süßwasserteiche, aber auch in beheizten Schwimmbadanlagen)
Candida albicans	Pilzmeningitis bei Abwehrgeschwächten
Cryptococcus neoformans Kryptokokkose (Pilz, Hefe)	Pilzmeningitis bei Abwehrgeschwächten z. B. HIV (AIDS)

85

Bei der bakteriellen Meningitis ist das Aussehen des Liquors trübe.
Es findet sich eine vermehrte Zellzahl im Liquor.

Klinik

- Fieber,
- Kopfschmerzen,
- Erbrechen,
- Übelkeit,
- Nackensteifigkeit,
- Lichtscheu,
- Brudzinski-, Kernig- und Lasègue-Zeichen positiv,
- Opisthotonus (krampfartige Rückwärtsneigung des Kopfes und Überstreckung von Rumpf und Extremitäten).

86

Bei der spinalen Kinderlähmung (Poliomyelitis) findet sich eine schlaffe asymmetrische Lähmung.

87

Bei Lähmungserscheinungen im Verlaufe einer Poliomyelitis kommt es zu einer Zerstörung der motorischen Ganglienzellen in der grauen Vorderhornsubstanz des Rückenmarks.
In den gelähmten Partien herrscht Areflexie.

88

Sensibilitätsstörungen gehören nicht zum Bild der Poliomyelitis. Die Patienten klagen evtl. über Schmerzen in den betroffenen Muskelgruppen.

89

Beim Gehen schwingt der Patient mit Hirnschlag und Halbseitenlähmung in einem typischen Gangbild das spastisch gelähmte Bein in einer Halbkreisbewegung nach vorne. Dabei schwingt der gelähmte, leicht gebeugte und angewinkelte Arm nicht mit („Wernicke-Mann-Gangtypus“, vgl. Zeichnung unten).

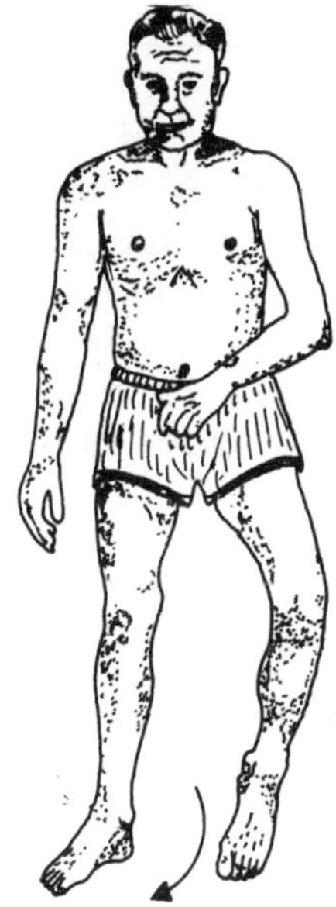

90

Brudzinski-Nackenzeichen: Von einem positiven Brudzinski-Zeichen wird gesprochen, wenn es bei passiver Kopfbeugung am liegenden Patienten zu einer reflektorischen Beugung der Beine in den Knie- und Hüftgelenken kommt. Ein positives Brudzinski-Zeichen findet sich z. B. bei Meningitis und Subarachnoidalblutung.

91

Nennen Sie Differentialdiagnosen zu Kopfschmerzen mit akutem Beginn:

- Intrazerebrale Blutung,
- subarachnoidale Blutung,
- Sinusthrombose,
- Liquorzirkulationsstörung,
- Meningitis,
- Enzephalitis,
- Abszess.

92

Definition:

Die Compressio cerebri – die Quetschung des Gehirns - durch Entwicklung eines Hirndrucks ist eine gefürchtete Komplikation nach Hirnverletzungen (= sekundäre Hirnverletzung).

Ätiologie:

- Hämatom (epidural, subdural, intrazerebral),
- Hirnödem,
- Infektion.

Klinik:

- Initialsymptome: zunehmende Kopfschmerzen, Erbrechen,
- erneute Eintrübung des Bewusstseins nach einem symptomlosen („freien") Intervall (Zeichen einer Hirnblutung),
- Pupillenstörung (zunächst einseitige Weitstellung der Pupille),
- langsam zunehmende Halbseitenlähmung (Hemiparese),
- lebensbedrohliche Einklemmung des Mittelhirns im großen Hinterhauptsloch (Foramen magnum): Schweißausbrüche bei hochrotem Gesicht, Anstieg der Puls- und Atemfrequenz, progredienter Blutdruckanstieg.

Diagnose:

Anamnese (Trauma, „freies Intervall" usw.), Klinik, CT, MRT.

Therapie:

Sicherung der Vitalfunktionen, Notarzt, intensivmedizinische Betreuung, Druckentlastung (u. a. medikamentöse Behandlung des Hirnödems, chirurgische Dekompression bei Hämatomen, Antibiotika bei Infektionen).

93

Die Somnolenz (lateinisch somnolentia Schläfrigkeit) ist eine Form der Bewusstseinsstörung. Der Patient befindet sich in einem schläfriger Zustand, aus dem er aber durch äußere Reize noch weckbar ist. Mit den Patienten kann man sich - wenn auch nur begrenzt - verständigen.

94

Als Neurolues werden alle Spätformen der Lues (Syphilis) mit Beteiligung des zentralen Nervensystems bezeichnet (Vgl. Antwort auf Frage **59**). Unterschieden werden:

- Lues cerebrospinalis,
- Tabes dorsalis,
- Progressive Paralyse.

95

Ein „trippelnder" (oder „tippelnder") Gang ist typisch für das Krankheitsbild des Morbus Parkinson (Paralysis agitans).

96

Lösungsvorschlag:

Es wird sich hier wohl (trotz der etwas von der Lehrmeinung abweichenden Schilderung der Klinik) um eine Multiple Sklerose handeln. Die Multiple Sklerose (Encephalomyelitis disseminata) ist eine organische Nervenkrankheit, bei der es zu Entmarkungsherden in der weißen Substanz des ZNS kommt.

(Vgl. auch Antwort zu Frage **46**.)

97

Anfallsartiger - meist streng einseitiger - Kopfschmerz (Hemikranie). Dauert Stunden bis Tage. Oft vegetative Begleitsymptomatik Übelkeit, Erbrechen, Lichtscheu, Lärmempfindlichkeit. Bisweilen visuelle Symptome („Flimmern") und neurologische Ausfälle (Lähmungen, Hirnnervenausfälle: „Migraine accompagnée").

98

Bei der Virusmeningitis finden sich im Liquor überwiegend Lymphozyten, bei bakterieller Meningitis vorwiegend Granulozyten.

99

Klinik der Apoplexie:

- Plötzlich einsetzende Symptomatik mit Bewusstseinstörungen bis zum Koma,
- motorische Lähmungen (meist Halbseitenlähmung = Hemiplegie),
- Sensibilitätsstörungen, Sprachstörungen (Aphasie), epileptische Anfälle, Störungen im Bereich der Hirnnerven (z. B. Fazialislähmung),
- evtl. Bluthochdruckkrise (als Hinweis auf eine Hirnmassenblutung).

100

Funktionsstörungen des N. facialis bei HNO-Erkrankungen wie:

- Viruserkrankungen (Grippe, Zoster oticus),
- akute Otitis media,
- Mastoiditis,
- Otitis externa maligna,
- Parotisverletzungen,
- iatrogen bei Operationen,
- Akustikusneurinom,
- Mittelohrkarzinom,
- Parotistumor.

101

Symptome einer eitrigen Meningitis:

- Kopfschmerz,
- Fieber,
- Nackensteife,
- positive Meningismus-Zeichen:
  - Opisthotonus: Rückwärtsbeugung des Kopfes und Überstreckung von Rumpf und Extremitäten,
  - Chien-de-fusil-Stellung: Jagdhundstellung; Streckstellung des Nackens und des Rückens mit angezogenen Beinen,
  - positives Lasègue-Zeichen: durch Dehnung des N. ischiadicus (Anheben des gestreckten Beines des liegenden Patienten) ausgelöster Schmerz in Gesäß und Oberschenkel der erkrankten Seite,

- positives Kernig-Zeichen: Unmöglichkeit der aktiven Streckung des Beins im Kniegelenk bei sitzendem oder mit im Hüftgelenk gebeugtem Bein sitzenden Patienten,
- Brudzinski-Nackenzeichen positiv: reflektorische Beugung der Beine in den Kniegelenken bei Anhebung des Kopfes (passive Beugung im Nacken).

- vegetative Störungen (z. B. Bradykardie, Erbrechen),
- Bewusstseinstörung, Krämpfe, Stauungspapille,
- beim Neugeborenen oft nur unspezifische Symptome, evtl. vorgewölbte Fontanelle (Hirndruckzeichen) und Krämpfe.

102

Vgl. Antwort zur Frage **72**.

103

Ursachen einer intrazerebralen Blutung:

- Chronische arterielle Hypertonie,
- Angiome,
- Aneurysmen,
- Tumoren,
- Blutkrankheiten (z. B. Gerinnungsstörungen, Thrombozytopenien),
- entzündliche Gefäßerkrankungen,
- Vitamin-B1- Mangel.

104

Von einem Hirntrauma spricht man, wenn Hirnsubstanz dauernd oder vorübergehend in Mitleidenschaft gezogen wird.
Bei einer Schädelverletzung ist der knöcherne Schädel betroffen.
Sind beide Anteile verletzt, spricht man von einem Schädel-Hirn-Trauma.

105

Das Korsakow-Syndrom ist ein Symptomenkomplex aus

- Desorientiertheit,
- Gedächtnisstörungen,
- Konfabulationen (lateinisch: confabulari vertraulich plaudern): Erzählung meist zufälliger Einfälle ohne Bezug zur jeweiligen Situation oder Frage, durch die Gedächtnislücken überspielt werden.

Dieses Syndrom ist eine typische Komplikation für eine Alkoholkrankheit, kommt jedoch auch bei anderen Erkrankungen vor z. B.

- nach Schädel-Hirnverletzungen,
- Vergiftungen,
- Infektionen (Typhus, Fleckfieber)
- im Rahmen einer Hirnatrophie.

106

Zur spastischen Lähmung kommt es bei Schädigung des 1. motorischen Neurons (von der Hirnrinde über die Pyramidenbahnen bis zu den motorischen Hirnnervenkernen bzw. den Vorderhörnern des Rückenmarks).

107

Bei den Hirnblutungen werden unterschieden:

- Epidurale Blutung,
- subdurale Blutung,
- subarachnoidale Blutung,
- intrazerebrale Blutung.

108

Trotz unterschiedlicher Ursachen finden sich bei Hirnentzündung (Enzephalitis) klinisch sehr ähnliche Symptome:

- Plötzlich einsetzendes hohes Fieber,
- Kopfschmerzen,
- Nackenschmerzen,
- Bewusstseinsstörungen,
- psychische Störungen (im Sinne einer Psychose),
- evtl. zerebrale Herdstörungen mit Mono- oder Hemiparesen, epileptischen Anfällen und Hirnnervenausfällen,
- positive Pyramidenbahnzeichen,
- zentrale Hirnnervensymptome,
- Liquorzuckervermehrung, EEG-Veränderungen u. a.

109

Viren, die bevorzugt das Zentralnervensystem befallen sind, z. B.

- Tollwutviren,
- Arboviren,
- Poliomyelitisviren,
- ECHO-Viren,
- Coxsackieviren.

110

Klinik des vasomotorischen Kopfschmerzes:

- Dumpf-drückender Kopfschmerz von erträglicher Intensität,
- durch Bücken oder Pressen verstärkt,
- unregelmäßig episodisch, evtl. auch länger anhaltend, ohne Tagesrhythmik,
- evtl. abhängig von psychischen Belastungen,
- keine neurologischen Ausfälle.

111

Einige Angaben zum Krankheitsbild der Meningokokken-Meningitis:

<u>Meldepflicht</u>

Verdacht, Erkrankung und Tod ist nach § 6 IfSG meldepflichtig.

<u>Erreger</u>

Neisseria meningitidis.

<u>Reservoir</u>

Der Mensch ist das einzige Erregerreservoir (Erkrankte und symptomlose Keimträger).

<u>Übertragungsweg</u>

Tröpfcheninfektion.

<u>Inkubationszeit</u>

2-3 Tage.

<u>Klinik</u>

Gehäuftes Auftreten in den Winter- und Frühlingsmonaten.

- Fieber,
- Kopfschmerzen,
- Nackensteifigkeit (Meningismus),
- Zeichen nach Brudzinski, Kernig und Lasègue sind positiv,

- Schläfrigkeit (Somnolenz), Aktivitätsverlust (Stupor), Erregungszustände (selten),
- Licht- und Geräuschempfindlichkeit,
- Überstrecken des Kopfes und Lordose der Wirbelsäule (Opisthotonus),
- evtl. Hirnnervenlähmung, Hirndruck steigt an, Lähmungen, Krampfanfälle, gesteigerte Reflexe,
- als Vorerkrankung oft Pharyngitis (bzw. Infekt oder Sepsis),
- Hautsymptome (Erregermetastasen in Form von Petechien und hämorrhagischen Nekrosen).

Diagnose

Anamnese, Klinik, mikroskopischer und kultureller Erregernachweis im Liquor oder im Blut.

Therapie

Antibiotikum so früh wie möglich.

Prognose

Unbehandelt beträgt die Letalität 85%, bei verzögerter Behandlung 10-15%, bei rechtzeitiger Behandlung unter 1%.

Vorbeugung

Eine aktive Impfung gegen den in Deutschland vorherrschenden Kapseltyp B gibt es nicht. Ein Impfstoff gegen die Kapseltypvarianten A und C, die z. B. in den Ländern des Meningitisgürtels Afrikas vorherrschen, ist möglich. Chemoprophylaxe für Personen mit engem Kontakt zu Erkrankten (z. B. Familie) und zur Sanierung von symptomlosen Keimträgern.

112

Patienten mit Bluthochdruck klagen über Hinterhauptkopfschmerzen in den frühen Morgenstunden.

113

Abb. 13 Differentialdiagnose des Kopfschmerzes
(nach Delank, Neurologie, Enke-Verlag)

anfallsartig	diffus	lokalisiert
gefäßbedingt - Migräne - Horton-Syndrom - Arteriitis temporalis - Hochdruckkrisen **idiopathische Gesichtsneuralgien** - Trigeminusneuralgie - Glossopharyngeusneuralgie - seltenere Neuralgien	**akuter Beginn** - intrazerebrale Blutung - subarachnoidale Blutung - Sinusthrombose - Liquorzirkulationsstörung - Meningitis - Enzephalitis - Abszess **schleichender Beginn** - vasomotorischer Kopfschmerz - Hypertonie - Herzinsuffizienz - intrakranielle Raumforderung - posttraumatisch - medikament.- toxisch - endogene Psychose - psycho-vegetative Störungen	**lokalisierter Dauerkopfschmerz** - HWS-Krankheiten - Augenkrankheiten - HNO-Krankheiten - Zahn- und Kieferkrankheiten

114

Definition:

Episodischer Halbseitenkopfschmerz (Hemikranie) mit anfallsartigem Charakter, die wiederholt und meist streng halbseitig auftreten.

Ätiologie:

Ungeklärt; es handelt sich wohl um ein Zusammenspiel vieler unterschiedlicher Faktoren, diskutiert werden genetische, biochemische, vaskuläre, neuronale und psychische Faktoren.

Klinik

Im Ablauf eines Migräneanfalls sind oft vier Phasen zu erkennen:

- Prodromi:
  Hyper- oder Hypoaktivität, depressive Verstimmung, Heißhungergefühl.
- Aura:
  Komplexe neurologische Symptome können einem Anfall vorausgehen bzw. diesen begleiten, z. B. Sehstörungen (Flimmerskotome), motorische oder sensible Störungen, Sprechstörungen, u. a. Begleiten solche Erscheinungen eine Migräne, so spricht man von Migraine accompagnée.
- Kopfschmerzattacke:
  Einseitig pulsierender Kopfschmerz, der sich bei körperlicher Aktivität verstärkt. Häufig mit Übelkeit, Erbrechen, Durchfall, Geräuschempfindlichkeit, Lichtempfindlichkeit und Herzfrequenzsteigerungen (Tachykardie).
- Anfallende:
  Nach einigen Stunden (bis max. 1-2 Tage) klingt der Anfall in einer allgemeinen Erschöpfung ab. Diese Phase zeichnet sich durch Schlafbedürfnis, verstärktes Durstgefühl und gesteigerten Harnfluss aus.

115

Vgl. Antwort zu Frage **46**.

116

Die Erreger können durch offene Schädel-Hirn-Verletzungen oder durch entzündliche Prozesse in der Nachbarschaft (z. B. Nebenhöhlen oder Ohren) ins Gehirn gelangen. Sie können aber auch auf metastatischem Wege über die Blutbahn das Gehirn erreichen.

117

Positives Brudzinski-Zeichen bei:

- Meningitis,
- Subarachnoidalblutung,
- evtl. bei Enzephalitis.

118

Leitsymptome des Grand-mal-Anfalls (= generalisierter tonisch-klonischer Anfall):

- Prodromalerscheinungen:
  Vermehrte Reizbarkeit, Schwindel, Kopfschmerzen, motorische Unruhe, depressive Verstimmung.
- Aura:
  Bei 10% der Patienten beginnt das Anfallsgeschehen mit einer bewusst erlebten Aura von wenigen Sekunden Dauer z. B. in Form

von Sprachstörungen, Lichtblitzen, Blickwendungen, epigastrischem Unbehagen o. Ä.

- Initialschrei:
  Der Patient stürzt bei Anfallsbeginn abrupt, häufig mit Ausstoßen eines Schreies („Initialschrei"), bewusstlos zu Boden. Hierbei zieht er sich häufig Verletzungen zu.
- Tonisch-klonische Zuckungen:
  Die erste, tonische Phase des Anfalls ist geprägt durch einen Strecktonus der Arme und Beine, durch ein Überstrecken des Kopfes („Opisthotonus"), durch Atemstillstand mit Zyanose und lichtstarre, weite Pupillen. Nach ca. 30 Sekunden folgt dieser tonischer Phase dann eine klonische Phase: rhythmische, klonische Zuckungen, die etwa 1/2 bis 2 Minuten andauern und in einer allgemeinen Muskelerschlaffung enden. Während dieser Phase kommt es häufig (nicht obligatorisch) zu Zungenbiss, Einnässen, Einkoten (selten), vermehrtem Speichelfluss mit Schaum vor dem Mund.
- Terminalschlaf:
  Nach dem Anfall folgt ein bis zu Stunden dauernder sog. Terminalschlaf, aus dem der Kranke mit einem Muskelkater (starke Muskelbeanspruchung während des Krampfes) erwacht. Häufig befindet sich der Kranke nach dem Anfall in einem Dämmerzustand mit Verwirrtheit, motorischer Unruhe, Ratlosigkeit, Sprech- und Wahrnehmungsstörungen. Für den gesamten Anfall und für diesen evtl. Dämmerzustand besteht eine Erinnerungslücke (Amnesie).

119

Klinik des M. Parkinson („Schüttellähmung): Klassische Trias mit

- Rigor,
- Akinese,
- Ruhetremor.

Weitere Symptomatik:

- Bradyphrenie (Verlangsamung aller seelischen Abläufe),
- starre, oft gebeugte Körperhaltung,
- kleinschrittiger „trippelnder Gang" (Schwierigkeiten beim Abbremsen der Gangbewegungen),
- Mikrographie (kleine, bzw. während des Schreibens kleiner werdende, Schrift),
- Verarmung von Gestik und Mimik („Maskengesicht"),
- „psychisches Kopfkissen" (in fortgeschrittenen Fällen liegen die Patienten bewegungslos auf dem Rücken, aufgrund der Tonuserhöhung ist der Kopf von der Unterlage abgehoben).
- Vegetative Störungen:
  - Starker Speichelfluss (Hypersalivation),
  - „Salbengesicht" (durch starke Talgdrüsenabsonderung),
  - Tonuserhöhung der glatten Muskulatur von Magen, Darm und

und Harnblase mit Verstopfung und Harnverhalt,
   - Temperaturregulationsstörungen.
- Psychische Störungen, depressive Verstimmungen, symptomatische Psychosen (selten: organische Wesensänderung)

120

Die Hirnhautentzündung bei Mumps (Parotitis epidemica) wäre eine sog. Begleitmeningitis.

121

1. Virusmeningitis: Liquor ist klar,
2. bakterielle Meningitis: Liquor ist trübe,
3. tuberkulöse Meningitis: Liquor ist klar.

122

Lösungsvorschlag:

Die wahrscheinlichste Diagnose ist eine Multiple Sklerose.

123

Gefäßbedingte Kopfschmerzen:

- Migräne (zumindest teilweise gefäßbedingt),
- Horton-Syndrom,
- Arteriitis temporalis,
- Hochdruckkrisen.

124

Klinik der Arteriitis temporalis:

- Fast nur nach dem 50. Lebensjahr auftretend,
- allgemeines Krankheitsgefühl, hohe BSG,
- Kopfschmerz im Bereich der druckschmerzempfindlichen, hart-verdickten Schläfenarterie,
- zunächst einseitig, später beidseitig,
- in der Hälfte der (unbehandelten) Fälle Übergreifen auf die Arteria ophthalmica mit rasch einsetzendem irreversiblen Sehverlust bis zur beidseitigen Erblindung.

Merke: Kopfschmerz und hohe BSG bei älteren Menschen bedarf immer einer sorgfältigen Abklärung!

125

Erkrankungen, welche mit Nackensteifigkeit einhergehen können:

- Tetanus,
- Einklemmung, Krämpfe oder Myalgie der Halsmuskulatur,
- Wirbelsäulenaffektionen,
- Meningitis und Enzephalitis,
- Hirntumoren.

126

Das sind überschießende, ziellose, unregelmäßige Bewegungen. Sie laufen unwillkürlich und plötzlich ab, können entweder nur eine Extremität oder den ganzen Körper befallen. Vorkommen: z. B. bei frühkindlicher Hirnschädigung, Chorea minor und Chorea major.

127

Auslösefaktoren für einen Migräneanfall können sein:

- Wetterlage,
- psychische Belastung,
- Nahrungskarenz,

- bestimmte Nahrungsmittel: Schokolade, Käse, Alkohol,
- Ovulationshemmer,
- zu viel oder zu wenig Schlaf.

128

Kennzeichen der Commotio cerebri (Gehirnerschütterung):

- Bewusstlosigkeit (sofort einsetzend, max. 1 Stunde andauernd),
- Erinnerungslücke für den Zeitraum dieser Bewusstseinsstörung (kongrade Amnesie) bzw. noch für eine bestimmte Zeit nach dem Erwachen (anterograde Amnesie),
- zentral-vegetative Störungen: Übelkeit, Erbrechen, Kopfschmerzen, Schwindel.

Merke: neurologische Ausfälle gehören nicht zur Commotio cerebri.

129

Ja. Übelkeit und Erbrechen gehören neben dem Halbseitenkopfschmerz zum typischen Bild einer Migräne.

130

Die Patienten klagen vor allem über Kopfschmerzen. Der Kopfschmerz ist meist streng halbseitig, pulsierend, mittelstark bis stark, wird durch körperliche Tätigkeit verstärkt und geht mit Übelkeit, Erbrechen, Licht- oder Lärmempfindlichkeit einher.

Bei der sog. Migräne mit Aura (früher klassische Migräne, Migraine accompagnée) kommt es unmittelbar vor oder zu Beginn der Kopfschmerzen zu vorübergehenden (5 bis 20 Minuten dauernden) neurologischen Ausfällen. Typisch sind hier Sehstörungen (gezackte, flimmernde Lichtphänomene, gefolgt von Gesichtsfeldausfällen), Gefühlsstörungen, Lähmungen, Sprachstörungen usw.

131

Klinik des subduralen Hämatoms:

- Wenig dramatischer Beginn,
- langsam fortschreitendes organisches Psychosyndrom,
- Halbseitenlähmung auf der kontralateralen Seite (chronisch subdurale Einblutungen können selten auch zu einer akuten Halbseitensymptomatik führen und werden dann häufig als „Schlaganfall“ verkannt),
- gelegentlich epileptische Anfälle.

132

Bei der Migräne handelt es sich um eine Form des Kopfschmerzes mit rezidivierenden halbseitigen Kopfschmerzattacken von 4 bis 72 Stunden Dauer.

Die Ursache der Migräne ist zur Zeit noch nicht eindeutig geklärt. Es handelt sich wohl um ein Zusammenspiel vieler unterschiedlicher Faktoren. Diskutiert werden genetische, biochemische (Serotonin), vaskuläre (Gefäßverengung mit nachfolgender Gefäßerweiterung), neuronale und psychische Faktoren. Betroffen sind meist Patienten in jungen oder mittleren Jahren, Frauen häufiger als Männer.

133

Vgl. auch Antwort zu Frage **113**.

Ursachen für Kopfschmerzen:

- Vaskuläre und zirkulatorische Ursachen:
  Echte Migräne, vasomotorischer „Spannungskopfschmerz“, Horton-Neuralgie, organische Gefäßerkrankungen (Hirnarteriensklerose, Arteriitis temporalis), intrakranielles Aneurysma, postepileptischer Kopfschmerz,
- Intrakranielle Raum fordernde oder entzündliche Prozesse:
  Hirntumor, Hirnmetastasen, Hirnabszess, Hydrozephalus, Blutung (subdural, subarachnoidal), Entzündung (Meningitis, Enzephalitis).
- Gesichtsneuralgien: Trigeminusneuralgie, Glossopharyngeusneuralgie.
- Toxisch und medikamentös bedingte Kopfschmerzen: Nitropräparate, Alkohol, Blei, Kohlenmonoxid u. a.
- Posttraumatische Kopfschmerzen:
  Nach Gehirnerschütterung oder Gehirnquetschung.
- Kopfschmerzen durch Veränderungen der Halswirbelsäule (zervikal bedingter Kopfschmerz):
  Degenerative Halswirbelsäulenveränderungen, Schleudertrauma der Halswirbelsäule, Wirbelmissbildungen.
- Erkrankungen im Hals-Nasen-Ohrenbereich:
  Akute Rhinitis, akute Sinusitis, Cholesteatom, Mittelohrkatarrh, Morbus Menière,
- Innere Ursachen:
  Akute Infektionskrankheiten, chronische Infekte, Stoffwechselkrankheiten (z. B. Diabetes mellitus), Blutkrankheiten (Anämie, Polyglobulie, Leukämie), Sauerstoffmangel (Herz- und Lungenkrankheiten), Hyper- und Hypotonie, Plasmozytom, Klimakterium, M. Hodgkin u. a.
- Augenbedingte Kopfschmerzen:
  Glaukom, Refraktionsanomalien.
- psychogener Kopfschmerz.

134

Athetosen: Es handelt sich um unregelmäßige, langsame, tonisch, geschraubte, wurmartige und unwillkürliche Bewegungen (oft der Finger). Die Ursache liegt gewöhnlich in Läsionen im Pallidum oder Striatum (Hirnkerne) z. B. Folge von Geburtsschäden.

135

Vgl. auch Antwort zu Frage **113**.

Kopfschmerzen mit akutem Beginn:

- Intrazerebrale Blutung,
- subarachnoidale Blutung,
- Sinusvenenthrombose,
- Liquorzirkulationsstörung,
- Meningitis, Enzephalitis,
- Abszess.

136

Ein „Zervikal-Syndrom“ ist keine eindeutige Diagnose sondern ein Symptom. Vor Therapie muss zunächst die Ursache abgeklärt werden.

Einige therapeutische Ansätze bei Patienten mit Zervikal-Syndrom:

- Steriles Wasser in Schmerzpunkte am Ansatz der kleinen Nackenmuskeln (sehr schmerzhaft aber oft wirkungsvoll),
- Schröpfen,
- Akupunktur,
- Quaddeln mit Lokalanästhetikum,
- verschiedene Massagetechniken,
- Arnika-Salbe,
- innerlich Arnika.

137

Definition:

In verschiedenen Endemiegebieten auftretende infektiöse Enzephalitis.

Erreger: FSME-Virus (Flavivirus der Togavirenfamilie).

Übertragungsweg:

Über verschiedene Zeckenarten (meistens Gemeiner Holzbock).

Inkubationszeit: 7 - 10 Tage.

Klinik:

Biphasischer Verlauf:

nach grippeähnlichen Symptomen zunächst fieberfreies Intervall (4-5 Tage), dann erneuter Fieberanstieg mit ZNS-Beteiligung: Meningoenzephalitis (günstige Prognose) bzw. Myelomeningitis (bleibende Lähmungen; Letalität 1%)

Therapie:

Symptomatisch (Virusinfektion)

138

Die erwartete Antwort war:

„Bei Sensibilitätsstörungen ...“

So einfach ist das manchmal.

Untersuchungen der Sensibilität sind erforderlich bei anamnestischem oder klinischem Verdacht auf neurologische oder orthopädische Erkrankungen. Insbesondere bei:

- Gefühllosigkeit und/oder Schmerz,
- motorischen Ausfällen und gestörten Reflexen,
- trophischen Störungen (z. B. diabetischer Fuß).

139

- Periphere Nervenverletzungen,
- Hirntumore,
- Vitamin-B12-Mangelanämie,
- Multiple Sklerose,
- Diabetes mellitus,
- Polyneuropathie,
- Alkoholismus,
- einige Infektionskrankheiten (z. B. Diphtherie, Zoster, AIDS), usw.

140

Vgl. auch Antwort zu Frage **119**.

Klassische Trias des M. Parkinson:

Rigor: als Ausdruck einer extrapyramidalmotorischen Erkrankung kommt es zu einem wechselnden Dehnungswiderstand der Muskulatur bei passiver Dehnung. Der Dehnungswiderstand kann während der Prüfung (z. B. Beugen des Unterarmes im Ellenbogengelenk) immer wieder ruckartig etwas nachlassen: “Zahnradphänomen“:

Akinese (oder Hypokinese): Bewegungsarmut sowohl der Willkürmotorik als auch der Ausdrucksbewegungen (Mimik) und Mitbewegungen.
Ruhetremor: (Zittern von Händen, Beinen, evtl. Kopf mit einer Frequenz von 4 - 7/s.) Unter Tremor versteht man die rhythmische Bewegung von Fingern, Händen, Füßen oder Kopf.

141

Sensibilitätsstörungen können sich finden bei

- Schädigung von peripheren Nerven,
- Schädigung von Rückenmarksegmenten,
- Schädigung im Bereich des ZNS.

142

Offene Hirnverletzungen sind immer kontaminiert. Häufig kommt es schon in der Frühphase zu entzündlichen Komplikationen wie z. B.

- Meningoenzephalitiden,
- subduralen und epiduralen Empyemen,
- Abszessen, Phlegmonen.

143

Mögliche Ursachen sind:

- Kleinhirnerkrankungen,
- Rückenmarkschäden,
- Läsionen des Gleichgewichtsorgans,
- Läsionen sensibler peripherer Nerven,
- psychogene Störungen,
- Alkohol (Intoxikation) und Medikamente.

144

Ein Hirnödem ist eine Wassereinlagerung im Hirngewebe. Das Ödem führt zu einer intrakraniellen Druckerhöhung („Hirndruck"). Dies führt zur Komprimierung des Hirngewebes, zum Sauerstoffmangel infolge einer Mangeldurchblutung bzw. zu einer tödlichen Mittelhirneinklemmung im großen Hinterhauptsloch der Schädelbasis.

145

Bei der intrazerebralen Blutung handelt es sich um eine Blutung ins Gehirn (z. B. Hirnmassenblutungen bei hämorrhagischer Apoplexie).

Ätiologie:

- Chronische arterielle Hypertonie (häufigste Ursache),
- Angiome,
- Aneurysmen,
- Tumoren,
- Blutkrankheiten,
- entzündliche Gefäßerkrankungen,
- Vitamin-B1-Mangel.

Klinik:

- Bluthochdruck in der Anamnese,
- schlagartiger Beginn mit der klinischen Trias:
  - Bewusstseinstörung,
  - Halbseitenlähmung,
  - Déviation conjuguée (Patient „schaut" zum Blutungsherd).
- Evtl. Aphasie (zentrale Sprachstörung),
- Pupillenerweiterung (Mydriasis) auf der Herdseite,
- evtl. epileptische Anfälle.

Diagnose:
Anamnese, Klinik, CT (einzige Möglichkeit zur sicheren Differenzierung zwischen ischämischem Hirninfarkt und Hirnmassenblutung).
Therapie:
Notarzt, Intensivmedizin.
Konservativ:
- Medikamentöse Senkung des intrakraniellen Druckes,
- vorsichtige, langsame Senkung des Blutdrucks. (Die zu rasche Senkung des Blutdrucks führt zur Ischämie. Dies ist der häufigste Fehler in der Akutphase.)
- Sicherung der Vitalfunktionen.

Operativ:
Evtl. Ausräumung des Hämatoms.
Prognose:
Die Prognose der Hirnmassenblutung ist erheblich schlechter als die des ischämischen Hirninfarktes. Die meisten Patienten sterben innerhalb der ersten 3 Tage durch einen Einbruch der Blutung in die Ventrikel.

146
Ein Patient mit Koordinationsstörungen klagt über
- Schwindel,
- Gleichgewichtsstörungen,
- Zittern und
- Ungeschicklichkeit.

147
Commotio cerebri, Hirnerschütterung.
Eine Hirnerschütterung ist eine, aufgrund einer mechanischen Gewalteinwirkung akut auftretende, voll rückbildungsfähige Hirnfunktionsstörung ohne nachweisbare Substanzschäden am Hirngewebe. Es kommt zu einer sofort einsetzenden, maximal 1 Stunde andauernden Bewusstseinsstörung, meist einer Bewusstlosigkeit.

148
Reflexbahnung nach Jendrassik:
Der Patient zieht die vor der Brust ineinander verhakten Finger beider Hände auseinander. Durch Husten, Lachen oder das Zusammenbeißen der Zähne wird die Reflexbahnung der oberen Extremität unterstützt.
Eine Reflexbahnung wird bei schwer auslösbaren Reflexen angewandt.
Ein Reflex gilt erst dann als nicht auslösbar, wenn er auch mit dem Jendrassik-Handgriff nicht auslösbar ist.

149
Überprüfung der Koordination:
- Tretversuch (mit geschlossenen Augen auf der Stelle treten),
- Standversuch (bei geschlossenen Augen Stehen mit ausgestreckten Armen),
- Zielversuch (Knie-Hacken und Finger-Nase-Versuch),
- Gangprüfung (Seiltänzergang und Blindgang).

150
- Hörstörung.
  N. vestibulocochlearis,
  VIII. Hirnnerv,
- Gleichgewichtsstörung:
  N. vestibulocochlearis,
  VIII. Hirnnerv,

- Sensibilitätsstörung der Gesichtshaut:
  N. trigeminus, V. Hirnnerv.

151

Funktionsprüfung des N. facialis:

- Zähnezeigen,
- Pfeifen,
- Stirnrunzeln,
- Augenzukneifen.

152

Subdurale Hämatome finden sich überproportional häufig bei Säuglingen, Kleinkindern, ältere Patienten (6.-7. Lebensjahrzehnt) und Alkoholkranken.

153

Die subdurale Blutung liegt zwischen der Dura mater und der Arachnoidea aufgrund einer meist venösen Sickerblutung. Sie entwickelt sich langsam über Tage, Wochen, ja Monate. Oft ist das auslösende Trauma minimal („Bagatelltrauma"), so dass sich die Patienten nicht daran erinnern.

154

Der Kopfschmerz bei Migräne ist meist

- streng halbseitig,
- pulsierend bis pochend,
- von mittelstarker bis starker Intensität,
- wird durch körperliche Tätigkeit verstärkt und geht mit
- Übelkeit, Erbrechen,
- Licht- oder Lärmempfindlichkeit einher.

155

Apoplex, Apoplexie, Apoplexia cerebri, apoplektischer Insult: sog. Schlaganfall oder Gehirnschlag.

Ätiologie:

- Hirninfarkt (primär ischämischer Insult): Untergang von Hirngewebe aufgrund einer arteriellen Durchblutungsstörung des Gehirns (ca. 85% der Fälle; 20% letal). Meist Atherosklerose, Thrombose oder Thromboembolie im Bereich der A. cerebri media.
- Intrazerebrale Massenblutung (primär hämorrhagischer Insult). Einblutung ins Hirn nach Riss (Ruptur) eines intrazerebralen Gefäßes (ca. 15% d. F.; 50% letal). Meist Atherosklerose bei Bluthochdruck.
- Spontane Blutung in den Subarachnoidalraum, meist aus angeborenen oder erworbenen Aussackungen (Aneurysmen) der Hirnarterien. Subarachnoidalblutungen können vor allem im jüngeren und mittleren Alter einem Schlaganfall zugrunde liegen.

156

Polyneuropathien sind Erkrankungen der peripheren Nerven mit meist distal symmetrisch betonten sensiblen, motorischen und vegetativen Störungen. In Europa sind der Diabetes mellitus und die Alkoholkrankheit mit Abstand die häufigsten Ursachen für die Entstehung von Polyneuropathien.

Ursachen:

- Diabetische Polyneuropathie,
- Alkohol-Polyneuropathie,
- Medikamentös-toxische Polyneuropathien (Medikamente: z. B. Chemotherapeutika, Tuberkulostatika, Hypnotika, Antiepileptika, Antirheumatika; Toxine: z. B. Botulismus, Thallium, Arsen, Blei; Vitamin-Mangel, Urämie),
- Polyneuropathie bei Porphyrie,
- Entzündliche, parainfektiöse und allergische Polyneuropathien:
  - Idiopathische entzündliche Polyneuritis (Polyneuroradikulitis oder M. Guillain-Barré),
  - post- und parainfektiöse Polyneuritis (z. B.: Borreliose, Diphtherie, Lepra),
  - serogenetische Polyneuritis,
  - Herpes zoster.
- Hereditäre motorische und sensible Neuropathien (HMSN),
- Vaskulär bedingte Polyneuropathien (z. B. bei arterieller Verschlusskrankheit, bei Kollagenosen mit Vaskulitis und bei Arthritis mit ischämischen Läsionen peripherer Nerven wie: rheumatoide Arthritis, Panarteriitis nodosa, Wegener-Granulomatose, Lupus erythematodes, Sjögren-Syndrom, Sklerodermie).

157

Klinik der Trigeminusneuralgie:

- Blitzartig einschießende, wenige Sekunden andauernde, einseitige, heftigste Schmerzattacken, vorzugsweise im Gebiet des II. oder III. Trigeminusastes (Wange, Oberlippe, Kinn, Unterlippe, Unterkiefer).
- Die Attacken können sich mehrfach am Tag wiederholen.
- Nach dem Anfall kommt es zu Reizerscheinungen wie Sekretion von Nasen- und Tränendrüsen sowie Rötung des Hautbezirkes.
- Auslösung der Attacken an bestimmten Punkten (Triggerzonen) des sensiblen Versorgungsgebietes des befallenen Nervenastes z. B. durch Berührung, Kälteeinwirkung, Kauen, Zungenbewegung, Öffnen des Mundes o. Ä.

158

Die häufigste und wichtigste Gesichtsneuralgie ist die Trigeminusneuralgie.
Weitere Gesichtsneuralgien:

- Glossopharyngeusneuralgie:
  seltene Form der Gesichtsneuralgie; Schmerzen ähnlich der Trigeminusneuralgie im Bereich der Zungenbasis, Tonsillen, des Hypopharynx und in der Ohrregion.
- Okzipitalneuralgie:
  meist anfallsweise auftretende Schmerzen im Gebiet des N. occipitalis, oft beidseitig vom Nacken über den Hinterkopf bis in die Scheitelgegend ausstrahlend; Ursachen: degenerative Erkrankungen der Wirbelsäule, Rückenmarktumoren u. a.
- Nasoziliarneuralgie:
  Entzündung im Bereich des N. nasociliaris und des Ganglion ciliare mit einseitigem, anfallartigem Schmerz am inneren Augenlid, begleitet von Tränenfluss, Konjunktivitis, evtl. Rötung des Gesichts.

159

- Stauungspapille:
  Ödem um die Sehnervpapille durch den erhöhten Liquordruck (ist bei Spiegelung des Augenhintergrundes sichtbar),

- Druckpuls:
  verlangsamter, harter, gut tastbarer Puls,
- Mydriasis:
  weite lichtstarre Pupille,
- Augenmuskelstörungen durch (Hirnnervenlähmungen).

160

- Entspannungsübungen,
- Massagen (Gesichtsmassage, Lymphdrainage),
- lokale Wärme,
- ggf. Schmerzmittel (z. B. Acetylsalicylsäure). Keine Dauertherapie, keine Kombinationspräparate mit Kodein.

161

Beim Herausstrecken der Zunge weicht die Zunge zur gelähmten Seite hin ab. (Falls die Lähmung schon länger besteht: evtl. Zungenatrophie.)

162

Opisthotonus: Krämpfe der Nacken- und Rückenmuskulatur mit Überstreckung des Kopfes.

163

Der Spannungskopfschmerz ist charakterisiert durch einen dumpf-drückenden Dauerkopfschmerz von auszuhaltender Intensität, beidseitig, oft in Stirn und Nacken lokalisiert. Anamnestisch sind häufig physische oder psychische Stress-Situationen als auslösende Ursachen zu finden.

164

Zusätzliche Meningismus-Zeichen bei Kinder:

- Dreifuß-Zeichen: Das Kind stützt bei Meningismus beide Hände hinter seinem Rücken auf, während es Hüfte und Knie gebeugt hält und den Kopf zurück biegt (rekliniert).
- Kniekuss-Zeichen: Das Kind kann nach Aufforderung den Kopf nicht bis zu den Knien beugen, um dort das Knie zu küssen.

(Wichtigste Zeichen eines meningealen Reizsyndrom sind: Nackensteifigkeit mit positivem Brudzinski-, Kernig- und Lasègue-Zeichen.)

165

Reflexe bei Multipler Sklerose:
In den befallenen Extremitäten finden sich gesteigerte Reflexe, die Bauchhautreflexe sind abgeschwächt oder erloschen, pathologische Reflexe treten auf (z. B. Babinski-Reflex).

166

Das Bing-Horton-Syndrom ist ein relativ seltenes Krankheitsbild mit halbseitig lokalisierten Kopfschmerzanfällen, die Minuten bis wenige Stunden andauern. Insbesondere sind Männer betroffen.

Ätiologie:

Unbekannt.

Klinik

- Anfallsweiser, streng einseitiger, brennender oder bohrender Kopfschmerz in der Schläfen- und Augenregion,

- Alkohol und Nitropräparate können den Anfall auslösen,
- Tränenfluss, Rötung des Auges und der schmerzenden Gesichtshälfte, „Nasenlaufen“ (Rhinorrhö), evtl. Miosis (enge Pupille),
- wochenlange Phasen mit wiederholten Anfällen folgen Remissionsphasen, in denen der Patient monate- oder auch jahrelang beschwerdefrei ist.

Diagnose:
Anamnese, Klinik.

Therapie:
Medikamentös (Analgetika, Verapamil im Intervall).

167

Untersuchungsarten für Dehnungsschmerzen von Rückenmark, Nervenwurzel und Meningen.

- Brudzinski-Zeichen:
  Passive Kopfbeugung am Liegenden führt zur reflektorischen Beugung der Beine in den Kniegelenken (positiv bei Meningitis, Subarachnoidalblutung, evtl. bei Enzephalitis).
- Kernig-Zeichen:
  Unmöglichkeit der aktiven Streckung des Beins im Kniegelenk, wenn der Patient sitzt oder das Bein in der Hüfte gebeugt ist (positiv bei meningealem Syndrom, Ischiassyndrom, Bandscheibenschaden).
- Lasègue-Zeichen:
  bei Anheben des gestreckten Patientenbeines (dadurch Dehnung des N. ischiadicus) ausgelöster Schmerz in Gesäß und Oberschenkel der erkrankten Seite (positiv bei Bandscheibenvorfall, Ischiassyndrom und meningealem Syndrom).
- Nackensteife:
  Einschränkung der Nackenbeweglichkeit bzw. Widerstand bei passivem Vorbeugen des Kopfes am liegenden Patienten (z. B. bei meningealem Syndrom, Tetanus, Hirntumoren, Einklemmung, Krämpfen od. Myalgie der Halsmuskulatur, Wirbelsäulenaffektionen).

168

Die Arteriitis temporalis ist eine abakterielle autoimmune Entzündung der Arteria temporalis (Schläfenarterie), die sich im Laufe der Erkrankung über die Arteria ophthalmica (führt zur Erblindung) und anderer intrakranieller Gefäße ausbreitet.

169

Opisthotonus, die krampfartige Reklination des Kopfes und Überstreckung von Rumpf und Extremitäten, findet sich u. a. bei

- Intrazerebraler Blutung,
- Einklemmung des Hirnstamms,
- Dezerebration,
- Meningitis,
- Tetanus.

170

Minderung oder Ausfall von Eigenreflexen deutet auf eine Schädigung im Verlauf des zweiten motorischen Neurons hin. Das zweite motorische Neuron hat seinen Zellkern im Vorderhorn des Rückenmarks.
Danach verläuft es durch Spinalwurzel und Plexus und wird Teil eines peripheren Nerven. Kommt es zur Schädigung einer dieser Strukturen, so folgt daraus eine Störung der entsprechenden Reflexbahnen.

- Schädigung des Plexus: Neben motorischen Ausfällen kommt es auch zu Sensibilitätsstörungen.
- Schädigung der Vorderwurzel: Betroffen sind alle Muskeln, die von diesem Teil des Rückenmarks innerviert werden.

171

Reflexe werden stets im Seitenvergleich geprüft.

- Gesteigerte,
- abgeschwächte,
- fehlende oder
- seitendifferent auslösbare Reflexe sind pathologisch.

Ein wesentliches Kennzeichen pathologisch gesteigerter Eigenreflexe ist die Verbreiterung der sog. <u>reflexogenen Zone</u>: Ist diese Zone verbreitert, so wird z. B. der Quadriceps-femoris-Reflex schon beim Schlag auf den proximalen Unterschenkel oder den distalen Oberschenkel ausgelöst.

172

Die Untersuchung eines <u>Patellarklonus</u>:
Zur Reflexauslösung wird am liegenden Patienten die zwischen Daumen und Zeigefinger gefasste Kniescheibe (Patella) ruckartig nach distal geschoben. Führt diese ruckartige Dehnung des M. quadriceps femoris zu rhythmischen Kontraktionen – sie äußern sich durch selbstständiges Hin- und Herbewegen der Patella – so wird von einem Klonus gesprochen. Ein unerschöpflicher (kontinuierlicher) Klonus gilt als Pyramidenbahnzeichen.

173

Wenn alle Reflexe gleich gesteigert sind, ist eine Reflexsteigerung z. B. zu erkennen an:

- Vergleich mit Erfahrungswerten,
- Reflexe sind schon bei leichtem Schlag auslösbar,
- der Reflex ist schon ohne Vorspannung der Sehne auslösbar,
- es zeigen sich verbreiterte Reflexzonen (Schlag neben die Sehne genügt zur Reflexauslösung),
- es kann ein Klonus ausgelöst werden.

174

Fremdreflexe sind z. B. der

- <u>Kornealreflex</u>:
  Das Betupfen der Kornea mit einem Wattebausch führt zum Lidschluss.
- <u>Bauchhautreflexe</u>:
  Das kurze Bestreichen der Bauchdecke mit einem spitzen Gegen-

stand führt zu einer gleichseitigen (ipsilateralen) Kontraktion der Bauchdecke.

- Würgereflex:
  Das Berühren der Rachenhinterwand mit dem Spatel führt zum Hochziehen des Gaumens und zur Kontraktion der Schlundmuskulatur.
- Pupillenreflex:
  Die Belichtung des Auges führt zur Verengung der Pupille.
- Kremasterreflex:
  Das Bestreichen der Oberschenkelinnenseite führt zum Hochziehen des gleichseitigen (ipsilateralen) Hodens.
- Analreflex:
  Das Bestreichen der Dammhaut führt zur Kontraktion des Musculus sphincter ani internus.

175

Es handelt sich um die sog. Meralgia paraesthetica, ein Kompressionssyndrom des N. cutaneus femoris lateralis. Dieser rein sensible periphere Nerv versorgt die Haut an der Seitenfläche des Oberschenkels bis in Kniehöhe. Er zieht unter dem Leistenband zur Außenfläche des Oberschenkels und kann dort im Ligamentum inguinale komprimiert werden.

176

Beim der Prüfung der Eigenreflexe schlägt man mit dem Reflexhammer normalerweise auf die Sehne des zu untersuchenden Muskels.

177

Unter Tiefensensibilität (Propriozeption) versteht man die Wahrnehmung der Stellung und Bewegung des Körpers im Raum. Durch spezifische Rezeptoren werden Informationen über Muskelspannung, Muskellänge und Gelenkstellung bzw. –bewegung registriert.

Die Tiefensensibilität wird mit der Prüfung der Bewegungsempfindung, der Lageempfindung und der Vibrationsempfindung untersucht.

- Bewegungsempfindung:
  Sie wird geprüft, indem man die Finger oder Zehen des Patienten in den Grundgelenken auf- oder ab bewegt. Der Patient soll die Bewegungsrichtung bei geschlossenen Augen erkennen und angeben.
  (Die Finger müssen bei der Prüfung an den Seiten gehalten werden, da sonst Informationen von den Druckrezeptoren das Ergebnis verfälschen.)
- Lageempfindung:
  Die Untersuchung der Lageempfindung erfolgt durch Imitation der aktiv oder passiv eingenommenen Stellung einer Extremität ohne visuelle Kontrolle.
- Vibrationsempfindung:
  Zur Prüfung der Vibrationsempfindung wird eine schwingende Stimmgabel (64 bzw. 128 Hz) auf die Hand-, Knie- oder Fußgelenke, den Beckenkamm

oder die Dornfortsätze der Wirbelsäule gesetzt.

178

Routineuntersuchung der Sensibilität

- Berührungsempfindung:
  Der Patient gibt mit geschlossen Augen an, ob er feine Berührungen spürt. Immer werden unterschiedliche Areale im Seitenvergleich geprüft. Die Berührungsempfindung kann mit einem Pinsel, mit der Fingerbeere oder einen Wattebausch durchgeführt werden.
  - Zahlenschrift:
    Eine auf die Haut geschriebene Zahl soll bei geschlossenen Augen gelesen werden (räumliches Auflösungsvermögen wird untersucht).
  - Stereognosie (Fähigkeit, Gegenstände nur durch Betasten zu erkennen):
    Wenn ein Patient Gegenstände ohne visuelle Kontrolle nicht durch Berührung differenzieren kann, liegt eine Stereoanästhesie vor. Prüfung: Der Patient wird aufgefordert bei geschlossenen Augen unterschiedlich strukturierte Gegenstände (Münzen, Schlüssel, ein Stück Stoff o. Ä.) durch Betasten mit der Hand zu differenzieren.
- Schmerzempfindung:
  Die Schmerzempfindung wird mit einer Nadel zunächst im gesunden, dann im evtl. gestörten Bereich untersucht.
  - Spitz- Stumpf-Differenzierung:
    Der Patient wird in unregelmäßiger Folge einmal mit der stumpfen, einmal mit der spitzen Seite einer Kanüle berührt. Der Patient soll bei geschlossenen Augen jeweils „spitz“ oder „stumpf“ angeben.
  - Zweipunkt-Diskrimination:
    Mit einem Tastzirkel werden gleichzeitig zwei Punkte stimuliert und damit die Fähigkeit zur Unterscheidung (Diskrimination) zweier differenter Reize geprüft.
- Temperaturempfindung:
  Sie wird mit einem kalten und einem warmen Metallstab oder mit kalten und warmen Reagenzgläsern geprüft.
- Tiefensensibilität:
  Sie wird mit der Prüfung der Bewegungsempfindung, der Lageempfindung und des Vibrationsempfindens untersucht.

179

Polyneuropathien sind Erkrankungen der peripheren Nerven mit meist distal symmetrisch betonten sensiblen, motorischen und vegetativen Störungen.

Ätiologie und Klassifizierung

- Diabetische Polyneuropathie
- Alkohol-Polyneuropathie
- Medikamentös-toxische, entzündliche, parainfektiöse, allergische Polyneuropathie u. a.

Klinik

- Schmerzen und symmetrische Missempfindungen der Füße und Hände,
- Gefühlsstörungen distal, symmetrisch als strumpf- und handschuhförmige Sensibilitätsstörungen (meist der unteren Extremität): unangenehme Temperaturempfindungen, „Ameisenlaufen", quälendes Kribbeln, Brennen der Füße („Burning feet"),
- vegetativ-trophische Störungen (z. B. auch Blasenfunktionsstörungen),
- evtl. Lähmungen (distal betonte Lähmungen aller Extremitäten: "Tetraparese"),
- Eigenreflexe an der unteren Extremität meist herabgesetzt oder erloschen. (Der ASR fehlt oft schon bevor sensible oder motorische Schäden nachweisbar sind),
- evtl. Hirnnervenbefall,
- evtl. Schwankschwindel und nächtliche Muskelkrämpfe.

Diagnose

- Anamnese (Alkohol, Drogen, Medikamente, Diabetes mellitus),
- Klinik (ausführliche neurologische Untersuchung),
- ggf. laborchemische Suche nach Giften (Arsen, Blei usw.)

Therapie

- Behandlung der Grundkrankheit,
- Physiotherapie, ergotherapeutisches Training,
- Medikamente.

180

Die Lähmung des Nervus peroneus (profundus) bewirkt den Ausfall der Extensoren (Strecker) von Fuß und Zehen. Es kommt zu einem „Fallfuß". Der Patient muss den Fuß bei jedem Schritt stark anheben, damit beim Vorwärtsschwingen der Fuß nicht am Boden schleift. Dieses Gangbild nennt man „Stepper- oder Hahnentrittgang". Die häufigste Ursache einer Peroneuslähmung ist eine Schädigung im Bereich des Fibulaköpfchens (z. B. bei falsch gepolsterten Unterschenkelgipsen bzw. hohen Fibulafrakturen).

Motorischer Ausfall | **Sensibler Ausfall**

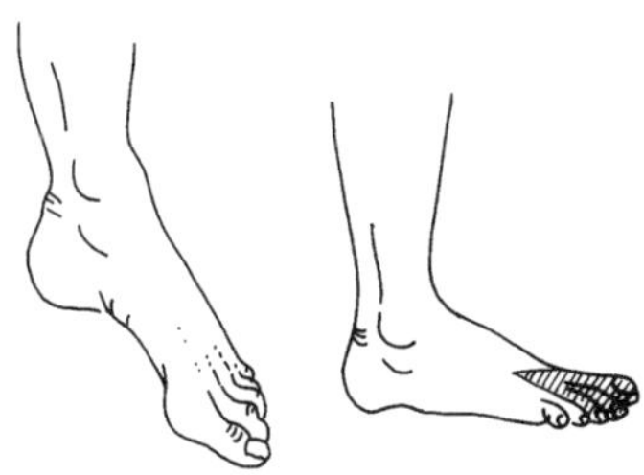

181

Ein positiver Babinski-Reflex ist ein Pyramidenbahnzeichen. Die Pyramidenbahn ist die Gesamtheit derjenigen absteigenden Leitungsbahnen des ZNS, die in der Großhirnrinde entspringen und bis zu den motorischen Kernen der Hirnnerven oder zu den Vorderhornzellen des Rückenmarks ziehen (1. motorisches Neuron). Ein positiver Babinski-Reflex deutet also auf eine Schädigung der Pyramidenbahn hin.

182

Der wichtigste pathologische Reflex ist der Babinski-Reflex: Er ist ein Pyramidenbahnzeichen.
Beim kräftigen Bestreichen des äußeren Fußsohlenrandes mit einem spitzen Gegenstand kommt es zur Dorsalextension der Großzehe („Großzehe geht in Richtung Nase“) bei gleichzeitigem Verharren aller anderen Zehen in Ausgangsstellung (die Zehen 2 - 5 können sich dabei auch fächerförmig spreizen).
Das gleiche Phänomen zeigt sich auch beim kräftigen Bestreichen der Tibiakante (Oppenheim-Reflex) bzw. beim Kneten der Wadenmuskulatur (Gordon-Reflex).

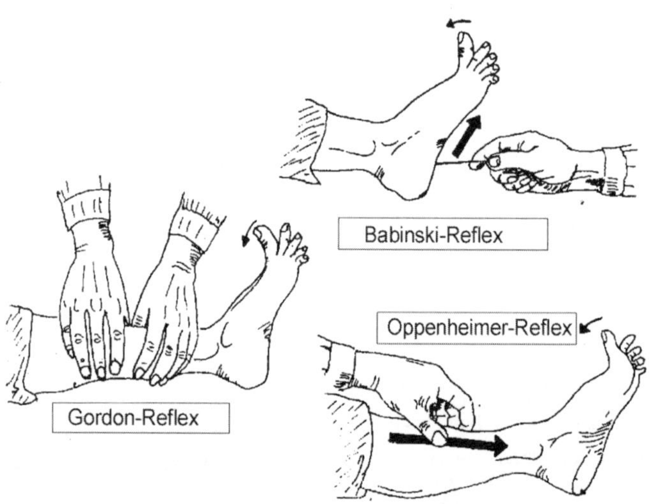

183

Die Temperaturempfindung wird geprüft, wenn sich nach Anamnese und klinischer Untersuchung Hinweise auf Störungen bzw. Ausfälle der Sensibilität ergeben haben. Geprüft wird mit einem kalten und warmen Metallstab oder mit zwei Reagenzgläsern mit kaltem und heißem Wasser.
(Thermanästhesie bzw. Thermhypästhesie wären Störungen des Temperatursinns.)

184

Ataxie bezeichnet ein Krankheitsbild, bei dem es zu Störungen der Koordination von Bewegungsabläufen kommt. Muskeln und Muskelgruppen arbeiten nicht mehr zugleich und harmonisch aufeinander abgestimmt auf die Erreichung eines motorischen Zieles hin.

Eine Ataxie findet sich u. a.

- bei Kleinhirnerkrankungen (zerebellare Ataxie; z. B. Kleinhirnatrophie, Tumoren, Vergiftungen),
- bei Hinterstrangläsionen des Rückenmarks (afferente Ataxie; z. B. Tabes dorsalis, Multiple Sklerose),
- bei Schädigung des Vestibularapparates (vestibuläre Ataxie),
- Ataxie bei Hydrozephalus oder Läsionen der Hirnhemisphären.

185

- Quadriceps-femoris-Reflex:
  Er wird mit einem Hammerschlag auf die Quadrizepssehne unterhalb der Kniescheibe bei leicht gebeugtem Knie ausgelöst.
- Triceps-surae-Reflex:
  Er wird mit einem Schlag auf die Achillessehne ausgelöst. (Das Knie ist leicht flektiert und der Fuß in Rechtwinkelstellung.)

186

Der Arm wird von 3 Nerven sensibel und motorisch versorgt:

- N. radialis-Lähmung:
  Der N. radialis (C5 bis C7) innerviert sensibel die Dorsalseite des Daumens. Er innerviert motorisch die Finger- und Handstreckmuskeln. Sein Ausfall führt zur sog. Fallhand, d.h., der Patient ist nicht in der Lage, die Hand dorsal zu flektieren bzw. die Finger im Grundgelenk zu strecken.
- N. medianus-Lähmung:
  Der N. medianus (C5 bis Th1) innerviert sensibel die Finger I-III und die radiale Hälfte des Ringfingers. Bei Medianusausfall kommt es zum Bild der Schwurhand, d.h. der Patient kann beim Versuch des Faustschlusses die Finger I - III nicht beugen.
- N. ulnaris-Lähmung:
  Der N. ulnaris (C8 - Th1) innerviert sensibel die ulnare Hälfte des Ringfingers sowie den Kleinfinger. Sein Ausfall führt zur sog. Krallenhand, d.h., der Patient kann seine Finger im Grundgelenk nicht beugen und im Mittelgelenk nicht strecken.

N.-radialis-Lähmung: Fallhand Merke: bei Schädigung distal (proximaler Unterarm) kommt es zur Lähmung der Fingerextensoren II-V und der Daumenabduktion (keine Fallhand).	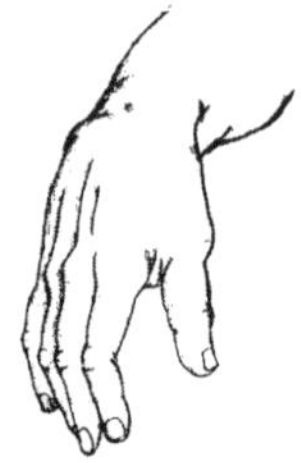
N.-medianus-Lähmung: Schwurhand Merke: bei Schädigung distal (proximaler Unterarm) kommt es nur zur Lähmung der vom N. medianus versorgten Handmuskulatur, vor allem Opposition und Abduktion des Daumens sind ungenügend (positives Flaschenzeichen: ein rundes Gefäß kann nicht völlig umfasst werden)	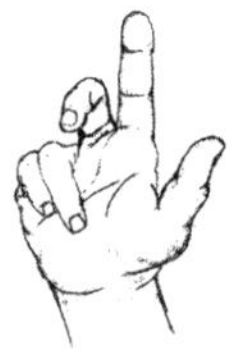
N.-ulnaris-Lähmung: Krallenhand Überstreckt gehaltene Grundglieder und leicht gebeugte Mittel- und Endglieder der Finger.	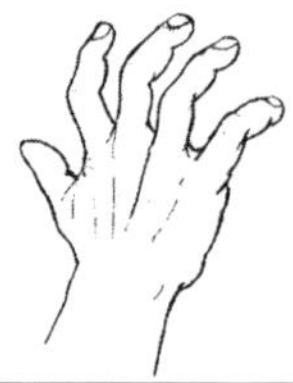

Merksatz für die wichtigsten Nervenläsionen der oberen Extremität:
Ich schwöre beim heiligen Medianus, dass ich der Ulna die Augen auskralle, wenn ich vom Rad falle.

187

Eigenreflexe:

- Triceps-brachii-Reflex (TSR = Trizepssehnenreflex),
- Brachioradialis-Reflex (Radiusperiostreflex),
- Biceps-brachii-Reflex (Bizepsreflex),
- Quadriceps-femoris-Reflex („Patellarsehnenreflex“, PSR),
- Triceps-surae-Reflex („Achillessehnenreflex“, ASR),

Fremdreflexe:

- Bauchhautreflexe,
- Kremasterreflex,
- Analreflex,
- Plantarreflex,
- Kornealreflex.

Pathologische Reflexe:
- Babinski-Reflex,
- Oppenheim-Reflex,
- Gordon-Reflex.

Kloni (Ausdruck einer gesteigerten Eigenreflextätigkeit):
- Patellarklonus,
- Fußklonus.

188

Eigenreflexe:
- Quadriceps-femoris-Reflex („Patellarsehnenreflex"),
- Triceps-surae-Reflex („Achillessehnenreflex"),
- Fußklonus u. a.

Fremdreflexe:
- Plantarreflex,
- Kremasterreflex u. a.

Pathologische Reflexe:
- Babinski-Reflex,
- Oppenheim-Reflex,
- Gordon-Reflex u. a.

189

Kloni sind Ausdruck einer gesteigerten Eigenreflextätigkeit mit permanenter, unerschöpflicher (stets pathologisch) oder erschöpflicher Reflexfolge nach einmaligem Auslösen.
- Patellarklonus:
  Zur Reflexauslösung wird am liegenden Patienten die zwischen Daumen und Zeigefinger gefasste Kniescheibe (Patella) ruckartig nach distal geschoben. Ein evtl. vorhandener Klonus äußert sich durch selbstständiges Hin- und Herbewegen der Patella.
- Fußklonus:
  Zur Reflexauslösung wird der Fuß bei leicht gebeugtem Knie im Sprunggelenk ruckartig passiv dorsal flektiert („Fußspitzen werden Richtung Nase bewegt"). Es kommt zu sich wiederholenden Kontraktionen des Musculus suralis mit entsprechenden Fußbewegungen.

190

Bei einer spastischen Lähmung ist das 1. Motoneuron gestört (wobei die Störung im gesamten Verlauf des 1. Motoneurons - also von der Hirnrinde, über die Pyramidenbahnen, bis zu den motorischen Hirnnervenkernen bzw. dem Vorderhorn des Rückenmarks - liegen kann).

191

Der Gordon-Reflex ist ein pathologischer Fremdreflex aus der sog. Babinski-Gruppe. Er wird durch Kneten der Wadenmuskulatur ausgelöst und führt – wie der positive Babinski-Reflex – zu einer Dorsalextension der Großzehe. Er ist ein Pyramidenbahnzeichen.

192

Der Arm wird von 3 Nerven sensibel und motorisch versorgt.
- Nervus medianus (C5 bis Th1),
- Nervus radialis (C5 bis C7),
- Nervus ulnaris (C8 bis Th1).

193
Polyneuropathien sind Erkrankungen der peripheren Nerven mit meist distal symmetrisch betonten sensiblen, motorischen und vegetativen Störungen.

194
Ursachen einer Polyneuropathie:
- Diabetische Polyneuropathie,
- Alkohol-Polyneuropathie,

(Weitere Ursachen vgl. Antwort auf Frage **156**.)
Klinik:
- Schmerzen und symmetrische Missempfindungen der Füße und Hände,
- Gefühlsstörungen (Parästhesien) distal, symmetrisch als strumpf- und handschuhförmige Sensibilitätsstörungen (meist der unteren Extremität): unangenehme Temperaturempfindungen, „Ameisenlaufen" , quälendes Kribbeln, Brennen der Füße („Burning feet"),
- vegetativ-trophische Störungen (z. B. auch Blasenfunktionsstörungen),
- evtl. Lähmungen (distal betonte Lähmungen aller Extremitäten: „Tetraparese"),
- Eigenreflexe an der unteren Extremität meist herabgesetzt oder erloschen. (Der Achillessehnenreflex fehlt oft schon bevor sensible oder motorische Schäden nachweisbar sind.)
- evtl. Hirnnervenbefall,
- evtl. Schwankschwindel und nächtliche Muskelkrämpfe.

195
Bei Schädigung des N. peroneus profundus kommt es zur Spitzfußstellung und zum sog. „Steppergang" durch Lähmung der Dorsalextensoren von Fuß und Zehen: Der Patient muss das Knie abnorm hoch heben, um das Schleifen der Zehen auf dem Boden zu verhindern. Ein Hackengang ist nicht möglich.

196
Bandscheibenschäden sind hauptsächlich im unteren Lendenwirbelsäulenbereich lokalisiert. Meist sind die Wurzeln L5 und S1 betroffen. Dies führt zu sensiblen Ausfällen und zu einem Schmerzsyndrom im Bereich des N. ischiadicus (L IV-SIII), der sog. Ischialgie.

197
Oppenheim-Reflex: Dorsalextension der Großzehe beim kräftigen Bestreichen der Tibiakante (Pyramidenbahnzeichen).

198
- Bizepsreflex:
  Wird mit einem Schlag auf die Bizepssehne bei gebeugtem Ellenbogen ausgelöst. (Erfolg = Beugung im Ellenbogengelenk.)
- Trizepssehnenreflex:
  Wird mit einem Schlag auf die Trizepssehne bei gebeugtem Ellenbogen ausgelöst. (Der Reflex führt zu einer Extension im Ellenbogengelenk.)

- Brachioradialreflex:
  Wird mit einem Schlag auf das distale Radiusende bei proniertem Vorderarm und leicht gebeugtem Ellenbogen ausgelöst. (Der Erfolg führt zur Flexion im Ellenbogengelenk.)

199

Der Nervus radialis (C5 bis C7).

Die Schädigung des Nervus radialis führt u. a. zu motorischen Lähmungen der Extensoren des Armes unter dem Bild der sog. Fallhand. Der Patient ist nicht in der Lage, die Hand dorsal zu flektieren bzw. die Finger im Grundgelenk zu strecken, die Hand fällt nach unten.

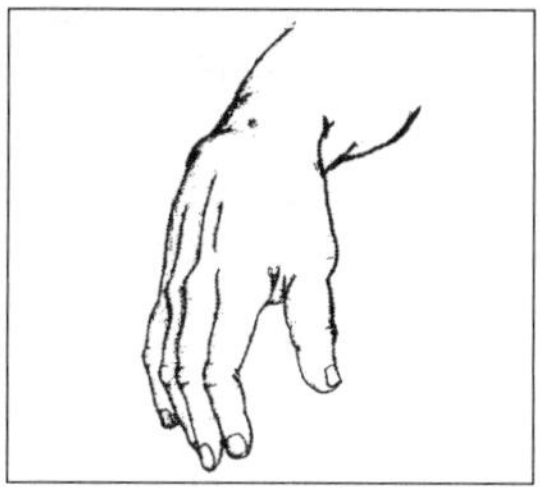

200

Nervenläsionen der Unteren Extremität:

Betroffener Nerv	**Motorischer Ausfall**	**Sensibler Ausfall**
N.-peroneus-superficialis-Lähmung: Fuß nach innen gedreht (Supination). Eine Hebung des Fußrandes nach außen (Pronation) ist nicht möglich.	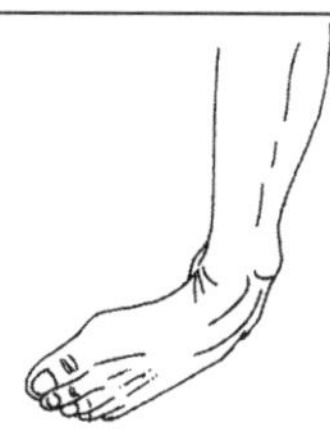	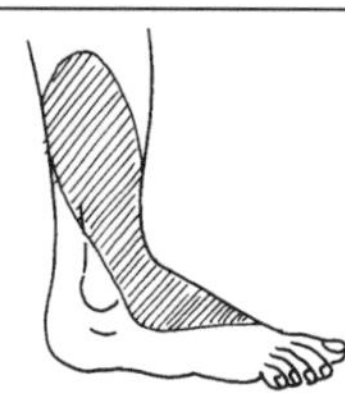
N.-peroneus-profundus-Lähmung: „Stepper- oder Hahnentrittgang“ Der Fuß kann nicht angehoben werden, der Fersengang ist nicht möglich.	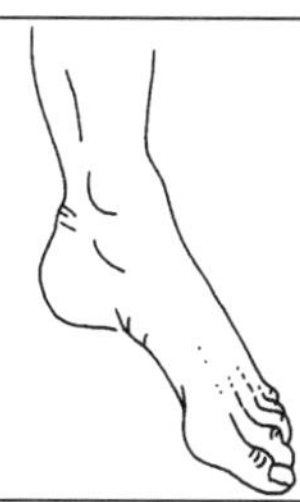	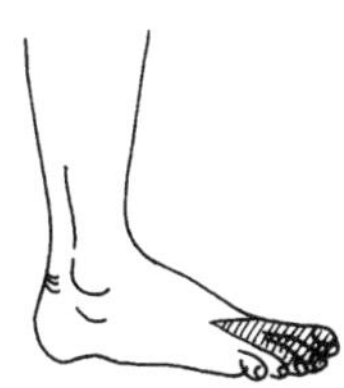

<table>
<tr>
<td>N.-tibialis-Lähmung:
„Bügeleisengang“
Zehengang nicht möglich, Fuß wird beim Gehen nicht abgerollt, der Fußrand ist nach außen angehoben (Pronationsstellung). Hohlfuß und Krallenzehen.</td>
<td>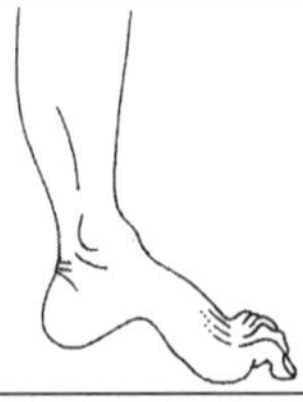</td>
<td>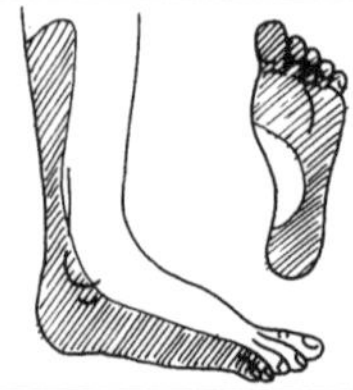</td>
</tr>
<tr>
<td colspan="3">N.-ischiadicus-Lähmung:
Kombinierte Ausfälle des N. peroneus und des N. tibialis (peronäale Anteile meist stärker betroffen)</td>
</tr>
<tr>
<td colspan="3">N.-femoralis-Lähmung:
Beinstreckung im Kniegelenk nicht möglich (fehlende Innervation des Musculus quadriceps). Schwierigkeiten beim Treppengehen und beim Aufstehen aus dem Sitzen. Behinderung beim Aufsetzen aus dem Liegen (Schwäche des Musculus iliopsoas: fehlende Beugung des Oberschenkels in der Hüfte).</td>
</tr>
</table>

201

Zur Reflexauslösung wird am liegenden Patienten die zwischen Daumen und Zeigefinger gefasste Kniescheibe (Patella) ruckartig nach distal geschoben. Ein evtl. vorhandener Klonus äußert sich durch selbstständiges Hin- und Herbewegen der Patella. Gesteigerte Eigenreflextätigkeit zeigt sich als erschöpflicher Klonus oder unerschöpflicher Klonus. Der unerschöpfliche Klonus ist ein Pyramidenbahnzeichen und somit stets pathologisch.

202

Sensibilitätsstörungen führen zu veränderter Wahrnehmung von Sinnesreizen:

- Quantitative Sensibilitätsstörung: Völliges Fehlen (Anästhesie, Analgesie), Herabsetzung (Hypästhesie, Hypalgesie, Hypopathie) oder Steigerung (Hyperästhesie, Hyperalgesie, Hyperpathie) der Sensibilität.
- Qualitative Sensibilitätsstörung (Dysästhesie): Andersartige Wahrnehmung, z. B. ungenaue Reizlokalisation (Allästhesie) oder dumpf brennende Schmerzwahrnehmung.
- Dissoziierte Sensibilitätsstörung: Störung der Schmerz- und Temperaturempfindung bei erhaltener Tiefensensibilität und Berührungsempfindung durch Schädigung von Rückenmarksbahnen.

203

Eine Standataxie wird mit dem Romberg-Stehversuch untersucht: Hierbei wird die die Standsicherheit (mit parallel dicht nebeneinander stehenden Füßen) bei offenen bzw. geschlossenen Augen miteinander verglichen.

Beim positiven Romberg-Versuch kommt es zu einer starken Zunahme schwankender Bewegungen (Standataxie) bei geschlossenen Augen.

204

Unter dem „extrapyramidalmotorischen System" versteht man alle motorischen Kerngebiete im zentralen Nervensystem mit den zugehörigen Bahnen, die nicht der Pyramidenbahn angehören. Sie regulieren den Muskeltonus, die unwillkürlichen Bewegungen und die Koordinationsbewegungen, die Körperhaltung, die Ausdrucks- und Abwehrbewegungen und das Gleichgewicht.
Bei extrapyramidalmotorischen Störungen sind die Stammganglien (auch: Basalganglien) betroffen (Striatum mit Nucleus caudatus und Putamen, Claustrum, Corpus amygdaloideum, im weiteren Sinne auch Pallidum, Nucleus subthalamicus, Nucleus ruber, Substantia nigra, Formatio reticularis).

PSYCHIATRIE

205

Formale Denkstörungen:

- Denkhemmung, Gedankensperre, Gedankenabreißen,
- Gedankenzerfahrenheit, Ideenflüchtigkeit,
- Vorbeireden.

206

Die Schizophrenien (schizophrene Psychosen) gehören im Rahmen des triadischen Systems zu den „endogenen" Psychosen. Im Vordergrund der Symptomatik stehen sog. abnorme Erlebnisweisen, das heißt Störungen, die das Empfinden und Wahrnehmen, Vorstellen und Denken, Fühlen und Werten, Streben und Wollen sowie das Ich-Erlebnis betreffen. Ein Patient mit einer Schizophrenie hätte eines oder mehrere der folgenden psychopathologischen Symptome:

- Formale Denkstörungen (vgl. Antwort zu Frage **205**):
- Wahn:
  - Beziehungswahn,
  - Verfolgungs- und Beeinträchtigungswahn,
  - Liebeswahn,
  - religiöser Wahn,
  - Größenwahn.
- Halluzinationen:
  - Stimmen, die kommentieren, dialogisieren, schimpfen, drohen oder befehlen (meist mit Angst verbunden, die Stimmen sind selten „freundlich"),
  - akustische Geräusche verschiedener Art (Summen, Pfeifen, Klopfen, Schritte),
  - Leibhalluzinationen („Ich wurde bestrahlt," - wird als von außen gemacht empfunden),
  - Zönästhesien („Ich laufe mit Blei voll."),
  - optische Halluzinationen („Ich sehe Hände aus der Wand kommen," - recht selten),
  - Geruchs- und Geschmackshalluzinationen.

Die Diagnose Schizophrenie beinhaltet nicht zwangsläufig Wahn und Halluzinationen (produktive Symptome). Andererseits entwickeln 80% der schizophrenen Patienten wenigstens einmal im Verlauf ihrer Erkrankung Wahnsymptome.

- Ich-Störungen:
  - Ich-Vitalität: Gewissheit der eigenen Lebendigkeit, z. B. im katatonen Stupor oder Erregungszustand,
  - Ich-Aktivität: Gewissheit der Eigenbestimmung, des Erlebens, Denkens und Handelns, z. B. in wahnhaften Fremdbeeinflussungserlebnissen,
  - Ich-Konsistenz: Gewissheit eines zusammengehörigen Lebensverbandes, vor allem im Erleben der inneren Zerrissenheit, der Auflösung des Selbst und des Selbstuntergangs,

- Ich-Demarkation: Abgrenzung des Eigenbereichs, z. B. im Erleben von Derealisation, Isolierung und Autismus (Ich-Versunkenheit und Verlust der Realitätsbeziehungen); die Grenzen von Ich und Umwelt sind verwischt und durchlässig geworden; „Das Ich löst sich im „All" auf."
- Ich-Identität: Gewissheit des eigenen Selbst, z. B. in katatonen Symptomen.

- Störungen der Affektivität:
  - Gefühlsarmut,
  - Parathymie (der Affektausdruck passt nicht zur gegenwärtigen Situation),
  - läppisches Verhalten (flapsiges Auftreten mit leerer Heiterkeit oder Albernheit),
  - psychotische Ambivalenz (unvereinbare Erlebnisqualitäten bestehen beziehungslos nebeneinander, z. B. nennt sich eine schizophrene Frau im gleichen Satz eine Hure und eine Heilige),
  - aggressive Gespanntheit,
  - Misstrauen,
  - Dysphorie/Gereiztheit,
  - Angst/Panik,
  - depressive Stimmung (oft ratlos, hilflos, anlehnungsbedürftig),
  - euphorische Stimmung.

- Störungen des Willens und der Psychomotorik:
  - Apathie,
  - Katatone Symptome: Störung der Motorik und des Antriebes im Sinne einer katatonen Erregung (mit stereotypen Bewegungsabläufen, Schreien, Grimassieren bis hin zum ungeordneten Bewegungssturm mit Sich-Herum-Wälzen, Um-Sich-Schlagen und zielloser Aggressivität) oder eines katatonen Stupors; im Stupor ist der Patient bewegungslos, wie erstarrt und spricht nicht (Mutismus) bei voll erhaltenem Bewusstsein, er wirkt verängstigt und innerlich gespannt; man kann dem Kranken in diesem Zustand wie eine Gliederpuppe bestimmte Haltungen oder Stellungen der Gliedmaßen geben, die er dann scheinbar mühelos beibehält (Katalepsie),
  - Manierismus,
  - Negativismus,
  - Agitiertheit.

- Störungen des Trieb- und Sozialverhaltens:
  - Kontaktmangel,
  - Aggressionstendenz,
  - gesteigerte Erschöpfbarkeit,
  - Verwahrlosungstendenz (Vernachlässigung der Körperpflege, evtl. ausgeprägt absonderliches Verhalten wie Sammeln von Abfällen o. Ä.)

207

Sucht oder Abhängigkeit ist die Bezeichnung für verschiedene Formen des körperlichen (physischen) und/oder seelischen (psychischen) Angewiesenseins auf bestimmte Substanzen oder Verhaltensweisen.

Merkmale der körperlichen Sucht sind

- die Entwicklung einer Toleranz bezüglich der konsumierten Substanz,
- eine daraus resultierende immer größer werdende Dosis der eingenommenen Substanz,
- das Auftreten eines Entzugssyndroms nach Absetzen der Substanz.

Merkmale der seelischen Sucht sind

- starkes, übermächtig oder zwanghaft auftretendes, schwer bezwingbares Verlangen, eine Substanz zu konsumieren, um sich positive Empfindungen zu verschaffen oder unangenehme zu vermeiden,
- verminderte Kontrollfähigkeit über Beginn, Beendigung und Menge des Substanzgebrauchs,
- Einengung und Anpassung der Alltagsaktivitäten auf die Möglichkeit bzw. Gelegenheit zum Substanzkonsum,
- Vernachlässigung wichtiger sozialer bzw. beruflicher Interessen,
- fortgesetzter Substanzgebrauch trotz des Wissens über dessen schädliche Folgen.

208

Ein Einteilungsprinzip psychischer Störungen, welches eine Systematisierung nach ätiologischen Gesichtspunkten zum Ziel hat, ist die triadische Einteilung (KRAEPELIN 1899). Nach dieser wird die Gesamtheit psychischer Erkrankungen in drei „Krankheitseinheiten“ eingeteilt:

- Exogene Psychosen:
  Sie liegen vor, wenn eine Erkrankung des Gehirns bzw. eine sonstige körperliche Erkrankung (mit Wirkung auf das Gehirn) nachweisbar ist.
- Endogene Psychosen:
  Dazu werden die schizophrenen und manisch-depressiven Erkrankungen gezählt. Ätiologisch sollen biologische Anlagefaktoren eine wichtige Rolle spielen.
- Psychogene Störungen:
  Zu diesen gehören die Neurosen sowie die Persönlichkeits- und psychosomatischen Störungen. Bei der Entstehung spielen vor allem psychodynamische und erlebnisreaktive Faktoren eine ursächliche Rolle.

209

Die endogenen Psychosen (Psychosen ohne erkennbare organische Ursachen) werden unterteilt in

- schizophrenen Formenkreis und
- zyklothymen (manisch-depressiven) Formenkreis.

210

Vegetative Symptome bei einer larvierten Depression wären z. B.

- Einschlaf- und Durchschlafstörungen,
- Appetitlosigkeit und Gewichtsverlust,
- Libidoverlust,
- Druckgefühl auf der Brust oder im Bauchraum,
- Störung der Herz- und Kreislauf-Funktion,
- Schwitzen und Mundtrockenheit.

211

Eine suizidale Handlung ist eine bewusste, selbst durchgeführte und beabsichtigte Handlung, die Selbsttötung anstrebt bzw. zum Tod führt.

212

Präsuizidales Syndrom ist die Bezeichnung für die Symptome, die einem Selbstmord (Suizid) bzw. einem Selbstmordversuch vorausgehen, z. B. die Einengung des Denkens auf Todeswünsche, Aggressionshemmung mit späterer Aggressionsumkehr auf die eigene Person, Ankündigungen des Selbstmords bzw. konkrete Selbstmordphantasien. (Direkt vor dem Selbstmord fehlen die Symptome übrigens häufig.)

213

Dem erweiterten Suizid (auch: Mitnahmeselbstmord) geht die Tötung anderer Personen (meist naher Angehöriger) voraus.

214

Körperliche Symptome bei chronischem Alkoholismus:

- Fettleber, Alkoholhepatitis, Leberzirrhose, primäres Leberzellkarzinom,
- akute und chronische Bauchspeicheldrüsenentzündung,
- Ösophagitis, Refluxösophagitis, Mallory-Weiss-Syndrom (Schleimhauteinrisse im ösophago-kardialen Übergang), Ösophaguskarzinom, akute Gastritis,
- alkoholtoxische Herzrhythmusstörungen und Kardiomyopathie,
- Stoffwechselstörungen: Hypertriglyzeridämie, Hypoglykämie, Folsäuremangel,
- Potenzstörungen,
- Enzephalopathie, atrophische Hirnveränderungen, alkoholische Polyneuropathie, Ataxie (Gangunsicherheit), epileptische Anfälle, Tremor u. a.

215

Psychische Symptome bei chronischem Alkoholismus:

- Erhöhte Reizbarkeit,
- soziales und charakterliches Abgleiten,
- Persönlichkeitsverfall,
- Partner und Familienkonflikte,
- Stimmungslabilität,
- weinerliche oder euphorische Grundstimmung,
- Nachlassen von Gedächtnis und Merkfähigkeit,
- suizidale Handlungen,

- finanzielle, straf- und zivilrechtliche Probleme (z. B. Führerscheinentzug),
- gelegentlich kann es zu irreversiblen Defektsyndromen kommen (Demenz, organische Wesensänderung).

216

Zu den klassischen psychosomatischen Erkrankungen zählen:

- Atopische Neurodermitis,
- Herz- und andere Organneurosen,
- Morbus Crohn und Colitis ulcerosa,
- Anorexia und Bulimia nervosa,
- Hyperventilationssyndrom,
- Asthma bronchiale,
- Reizkolon,
- psychovegetatives Syndrom,

u. a.

217

Das akut-organische Psychosyndrom (akute organische Psychose) beruht auf einer organischen Veränderung des ZNS. Es ist charakterisiert durch einen akuten Beginn und Fluktuieren der Störungen der geistigen Fähigkeiten, der Psychomotorik, der Affektivität und der Bewusstseinslage. Sie ist gewöhnlich vorübergehend und reversibel, wenn die Ursache behandelt wird. Es werden zwei reversible psychopathologische Syndrome unterschieden:

- Bewusstseinstrübung,
- Durchgangssyndrom (ohne Bewusstseinstrübung).

218

Quantitative Bewusstseinstörungen (Störungen der Vigilanz) werden in vier Schweregrade eingeteilt:

- Benommenheit,
- Somnolenz (Patient ist schläfrig, aber leicht weckbar),
- Sopor (nur starke Reize können den Patienten wecken),
- Koma (Patient ist bewusstlos, nicht weckbar).

219

Als Durchgangssyndrome bezeichnet man reversible und ohne Bewusstseinstörung (die Patienten sind wach) einhergehende Formen akuter körperbedingter Psychosen, die meist bei Beginn bzw. bei Rückbildung einer hirnorganischen Schädigung auftreten. Je nach der im Vordergrund stehenden Symptomatik werden als klinische Subtypen unterschieden:

- Organische Halluzinose,
- Akutes Korsakow-Syndrom,
- Affektives Durchgangssyndrom.

Das Durchgangssyndrom nimmt im Verlauf einer Hirnerkrankung, z. B. eines langsam sich entwickelnden Hirntumors, allmählich an Schwere zu (graduelle Abstufung vom leichten und mittelschweren zum schweren Durchgangssyndrom) und geht ohne Sprung fließend in die Bewusstseinstrübung und evtl. Bewusstlosigkeit über. Leichte Durchgangssyndrome sind eher affektive, schwere häufiger amnestische Formen. Die Rückbildung

(z. B. nach Contusio cerebri) läuft in umgekehrter Reihenfolge ab.

220

Die Absence ist eine Form des epileptischen Anfalls mit plötzlich einsetzender, meist 10-30 Sekunden dauernder Bewusstseinsminderung und nachfolgender Amnesie für das Anfallgeschehen. Evtl. können motorische Begleitsymptome (z. B. Lidzuckungen, Schmatzen) auftreten.

221

Die Chorea Huntington ist eine autosomal-dominant vererbte, chronisch-progrediente, gewöhnlich im 3. bis 5. Lebensjahrzehnt beginnende primäre Hirnatrophie mit fortschreitender Demenz.
Den Name Chorea („Veitstanz") hat die Erkrankung aufgrund eines extrapyramidalen Syndroms mit Hyperkinesen und allgemeiner Hypotonie der Muskulatur. Klinisch zeigen sich regellose, plötzlich einschießende unwillkürliche und häufig asymmetrische Bewegungen, die evtl. im Schlaf verschwinden, v. a. an den distalen Extremitäten auftreten, aber auch auf die Gesichtsmuskulatur beschränkt sein können.

222

Formen der Amnesie:

- Kongrade Amnesie:
  Erinnerungslücke für den Zeitraum der Bewusstseinsstörung.
- Anterograde Amnesie:
  Erinnerungslücke für eine bestimmte Zeit nach einem schädigenden Ereignis.
- Retrograde Amnesie:
  Erinnerungslücke für den Zeitraum vor dem schädigenden Ereignis.

223

Ein Déjà-vu-Erlebnis (frz. déjà vu schon gesehen) ist eine Erinnerungsverfälschung, bei der man glaubt, etwas gerade Erlebtes schon früher in gleicher Weise gesehen oder erlebt zu haben. Es entsteht z. B. bei Müdigkeit, im Verlauf von Psychosen oder während der Aura einer Epilepsie.

224

Symptomatik eines Alkoholdelirs:

- Eintrübung des Bewusstseins (die Personen sind noch ansprechbar),
- zeitliche Desorientiertheit,
- psychomotorische Unruhe („Nesteln"),
- produktive Symptome (Wahnideen, optische Halluzinationen wie Käfer, Mäuse, illusionäre Verkennungen),
- örtliche Desorientiertheit,
- starkes Schwitzen,
- Tremor der Hände,
- Gleichgewichtsstörungen u. a.

225

Für das Merkmal „Intelligenz" gibt es keine allgemein akzeptierte Definition oder Messmethode.
Nach einer gängigen Definition ist Intelligenz das, „was der Intelligenztest misst".

Die Ausprägung ist von kulturellen, sozialen und genetischen Faktoren abhängig. Die Fähigkeit, mit neuartigen Problemen oder auch Situationen fertig zu werden, beschreibt man als Intelligenz. Im Allgemeinen werden darunter die kognitiven (= die Erkenntnis betreffenden) psychischen Fähigkeiten verstanden (z. B. Gedächtnis, Denken, Lernen, Konzentration, Vorstellung, Sprachflüssigkeit und Fähigkeit zum Umgang mit Zahlen und Symbolen).

226

Unter Psychomotorik versteht man die Gesamtheit des durch psychische Vorgänge beeinflussten körperlich-seelischen Ausdrucksverhaltens. Einige Störungen der Psychomotorik:

- Akinese (Bewegungslosigkeit, Bewegungsstarre):
  Herabgesetzte oder fehlende Bewegung des Rumpfs, der Extremitäten sowie der Gesichtsmuskulatur (z. B. als fehlende Mitbewegung der Arme beim Gehen, seltener Lidschlag und Maskengesicht), i.e.S. vollständiges Fehlen von Bewegungen, auch von Schluck- und Sprechbewegungen bei erhaltenen Blickbewegungen.
- Stupor (lat. Erstarrung):
  Zustand ohne erkennbare psychische und körperliche Aktivität bei wachem Bewusstsein und unter extremer innerer Anspannung.
- Hyperkinese:
  pathologisch gesteigerte Motorik der Skelettmuskulatur mit unwillkürlich ablaufenden Bewegungen.
- Mutismus:
  Stummheit bei intakter Wahrnehmung, erhaltenem Sprachvermögen und intakten Sprechorganen.
- Katalepsie:
  anhaltendes Verharren in einer bestimmten (evtl. passiv gegebenen) Körperhaltung mit völligem Unvermögen, sich trotz intakter Körperfunktionen spontan zu bewegen.
- Echopraxie:
  Nachahmen von Bewegungen anderer Personen.
- Echolalie:
  Wörtliche oder leicht abgewandelte Wiedergabe gesprochener oder gehörter Wörter und Sätze ohne Rücksicht auf Inhalt und Situation.
- Manieriertheit:
  Annehmen bestimmter Attitüden, Posen und Haltungen.
- Tic (frz. Gesichts-, Nervenzucken):
  meist automatische, gelegentlich willkürlich beeinflussbare, plötzlich einsetzende, rasche Muskelzuckungen mit zwanghaften Ausdrucks-, Abwehr- oder Reflexbewegungen.

227

Eine Demenz ist ein nach der frühen Kindheit infolge einer Hirnkrankheit erworbener Intelligenzdefekt, der mit einem groben, irreparablen und nicht

selten progredienten intellektuellen und mnestischen Abbau einhergeht. Es kommt also zu einem Verlust früher vorhandener intellektueller Fähigkeiten.
Bei der Oligophrenie („Schwachsinn“, angeborene Demenz) handelt es sich dagegen um eine angeborene Störung intellektueller und mnestischer Fähigkeiten bei meist mangelhafter Ausdifferenzierung der Persönlichkeit.

228

Behandlungsformen in der Psychotherapie:

- Psychoanalyse,
- Entspannungsverfahren,
- Verhaltenstherapie,
- Gesprächstherapie,
- Beschäftigungs- und Ergotherapie,
- Soziotherapie,
- medikamentöse Therapie,
- Pflege u. a.

229

Autismus ist eine Kontaktstörung. Es kommt zum Rückzug in die eigene innere Gedanken- und Vorstellungswelt. Die Patienten zeigen häufig eintönige Bewegungsmuster. Sie isolieren sich von der Umwelt (z. B. bei Schizophrenie, Neurose, Persönlichkeitsstörungen).

230

Kennzeichen einer Alkoholvergiftung sind z. B:

- Foetor alcoholicus (Alkoholgeruch),
- Verhaltensstörungen (Enthemmung, Aggressivität),
- neurologische Störungen (Koordinations- und Artikulationsstörungen),
- Störungen der Bewusstseinslage (von Somnolenz bis Koma),
- gerötetes Gesicht,
- erhöhte Hauttemperatur bei erniedrigter Körpertemperatur,
- Erbrechen (evtl. Tod infolge Aspiration),
- Hypoglykämie,
- Atemdepression,
- Blutdruckabfall.

231

Ich-Störungen zeigen ein gestörtes Erleben der eigenen Persönlichkeit mit Störung der Abgrenzung zwischen Ich und Umwelt. Gedanken, Handlungen und Zustände werden als Ich-fremd und von außen beeinflusst erlebt (Gedankeneingebung, Gedankenentzug, Gedankenausbreitung, Willensbeeinflussung).
Ich-Störungen finden sich vor allem bei der Schizophrenie. (Ähnliche Symptome auch vereinzelt bei Depression und organischer Psychose).

232

Unter Parathymie (Gefühlsverkehrung) versteht man ein Auseinanderrücken von Erlebnissen und der dafür bestimmten Gefühlsreaktion. Es treten Affekte auf, die dem Denkinhalt nicht entsprechen oder entgegengesetzt sind. Die Gefühlsäußerungen wirken seltsam und der Situation nicht angepasst.

Traurige Anlässe wie z. B. Verlust der nächsten Angehörigen lösen eine heitere Gefühlsreaktion bei den betroffenen Patienten hervor. Personen, welche unter Parathymie leiden, wirken bisweilen gefühllos. Parathymie kommt vor allem bei Schizophrenie vor.

233
Die Psychiatrie („Seelenheilkunde") ist ein Fachgebiet der Medizin, das alle Maßnahmen zur Diagnose, Therapie, Prävention, Rehabilitation und lebensbegleitenden Versorgung von Patienten mit psychischen Störungen umfasst.

234
Unter Psychosomatik versteht man die Wechselwirkung zwischen Körper und Seele.
Im klinischen Sprachgebrauch ist die Psychosomatik die Bezeichnung für eine Krankheitslehre, die psychische Einflüsse auf Organkrankheiten und somatische Vorgänge berücksichtigt und erforscht. Das Zusammenspiel von Körper und Seele kann dazu führen, dass körperliche Krankheiten durch psychische Faktoren verstärkt oder ausgelöst werden können.
Bei einigen psychosomatischen Erkrankungen kann es zu Organveränderungen kommen (z. B. Asthma bronchiale, Colitis ulcerosa). Es gibt jedoch auch funktionelle Störungen, bei denen körperliche Beschwerden auftreten, jedoch keine krankhaften Strukturen nachzuweisen sind (Erbrechen, Reizmagen, Reizkolon).

235
- Störungen der Merkfähigkeit:
  Herabsetzung oder Aufhebung der Fähigkeit, sich frische Eindrücke über eine Zeit von ca. zehn Minuten zu merken.
- Störungen des Altgedächtnisses (der Erinnerungsfähigkeit): Herabsetzung oder Aufhebung der Fähigkeit, länger als ca. zehn Minuten zurückliegende Eindrücke im Gedächtnis zu behalten.
- Amnesie:
  Inhaltlich oder zeitlich begrenzte Erinnerungslücke. Man unterscheidet hinsichtlich eines schädigenden Ereignisses (z. B. Hirntrauma) eine retrograde (ein bestimmter Zeitraum vor dem Ereignis ist betroffen) von einer anterograden Amnesie(ein Zeitraum nach dem Ereignis ist betroffen). Hinsichtlich des Zeitraums, den die Erinnerungslücke betrifft, kann man unterscheiden zwischen totalen und lakunären Amnesien.
- Konfabulation:
  Erinnerungslücken werden mit Einfällen ausgefüllt, die vom Patienten selbst für Erinnerungen gehalten werden.
- Paramnesien:
  Umänderung der Erinnerung im Sinne eines Wahns (Erinnerungsverfälschung). Zu den Paramnesien gehört auch das Gefühl,

bestimmte Situationen schon einmal früher bzw. noch nie erlebt zu haben.

236

Psychopathie ist eine Bezeichnung für eine Persönlichkeitsstörung, bei der die Anpassungsschwierigkeiten an die Umwelt dominieren und der Psychopath an der Abweichung sowie die Gesellschaft an den Betroffenen leidet. Im moderneren Sprachgebrauch ist der Terminus Psychopathie durch den Terminus Persönlichkeitsstörung ersetzt worden.
Unter Persönlichkeitsstörungen werden tief verwurzelte, anhaltende und weitgehend stabile Verhaltensmuster verstanden, die sich in starren Reaktionen auf unterschiedliche persönliche und soziale Lebenslagen zeigen. Die Persönlichkeit, verstanden als die Summe der Eigenschaften, die dem einzelnen Menschen seine charakteristische, unverwechselbare Individualität verleiht, wird bei Persönlichkeitsstörungen beherrscht von Extremvarianten einer bestimmten seelischen Wesensart. Diese extreme Ausprägung von bestimmten Persönlichkeitszügen macht sich hinderlich und störend bemerkbar.

237

Die Alzheimer-Krankheit ist eine progrediente Hirnatrophie, die ab dem 40. Lebensjahr vor allem bei Frauen auftritt und zur Demenz führt.

Klinik:

- Zu Beginn vor allem Gedächtnisstörungen,
- Unruhe,
- Akathisie (Unvermögen, ruhig zu sitzen, ständiges Umherlaufen),
- Orientierungsstörungen,
- Aphasie (zentrale Sprachstörung),
- Agnosie (Störung des Erkennens),
- Apraxie (Störung von Handlungen oder Bewegungsabläufen und Unfähigkeit, Gegenstände bei erhaltener Bewegungsfähigkeit, Motilität und Wahrnehmung sinnvoll zu verwenden),
- räumliche Störungen,
- evtl. Euphorie oder Depression.

238

Für eine akute Selbstmordgefahr (Suizid-Gefahr) spricht:

- Einengung des Denkens auf Suizidgedanken,
- Ankündigung des Suizids,
- konkrete Suizidphantasien,
- akute Angst,
- lang anhaltende und schwere Depressivität,
- Schulderleben und Selbstbezichtigungen,
- bittere Äußerungen über die Aussichtslosigkeit des Lebens,
- Aggression, Aggressionshemmung und spätere Aggressionsumkehr,
- frühere Selbstmordversuche und Suizidhandlungen in der Familie oder der näheren Umgebung (Imitation).

Ein gesteigertes Suizidrisiko besteht bei bestimmten psychischen Erkrankungen (z. B. Depressionen, Schizophrenie), bei rassisch, politisch oder religiös Verfolgten, Suchtmittelabhängigen, unheilbar kranken Patienten und sozial isolierten Menschen.

239

Als quantitative Bewusstseinsstörungen (Störung der Vigilanz) gelten Benommenheit, Somnolenz, Sopor und Koma. Ursachen:

- Organische Hirnerkrankungen: Hirnblutungen, entzündliche Erkrankungen des Gehirns, Schlaganfälle, Hirntumoren u. a.
- Innere Erkrankungen: Leberkoma, Vergiftungen, Coma diabeticum, Urämie u. a.

240

Lösungsvorschlag:
Der Junge hat eine Aufmerksamkeitsdefizit-(Hyperaktivitäts)störung (ADHS, ADS, Hyperkinetisches Syndrom).

241

Zu Weihnachten 1844 schenkte der Frankfurter Psychiater Heinrich Hoffmann seinem dreijährigen Sohn ein selbst gestaltetes Bilderbuch. 1845 wurde es unter einem Pseudonym erstmals veröffentlicht, später unter dem Titel „Struwwelpeter“ eines der erfolgreichsten Kinderbücher der Welt.
Die in der zweiten Auflage des Struwwelpeter 1846 erstmals publizierte Geschichte vom Zappel-Philipp gilt als klassische Darstellung der Hyperaktivität im Kindesalter:
"Ob der Philipp heute still, wohl bei Tische sitzen will?" Also sprach in ernstem Ton der Papa zu seinem Sohn, und die Mutter blickte stumm auf dem ganzen Tisch herum.
Doch der Philipp hörte nicht, was zu ihm der Vater spricht. Er gaukelt und schaukelt, er rappelt und zappelt auf dem Stuhle hin und her. „Philipp, das missfällt mir sehr!“ ...

242

Ungefähr 5 % aller Kinder leiden an einer ADHS, der Schweregrad kann dabei unterschiedlich ausgeprägt sein. Jungen sind um ein vielfaches häufiger betroffen als Mädchen, der Krankheitsbeginn liegt in der Regel vor dem 7. Lebensjahr (meist schon vor der Einschulung). Auch Jugendliche und Erwachsene können an einer ADHS leiden.

243

Folgende Symptome können bei Kindern als Warnzeichen für eine ADHS gelten: Das Kind

- ist impulsiv (es handelt ohne zu denken), ungeduldig und unruhig,
- ist unkonzentriert, lässt sich leicht ablenken und ist unaufmerksam,
- ist ständig in hektischer ungerichteter Bewegung,
- hört nicht zu,
- versteht und/oder befolgt Anweisungen von Eltern und Lehrern nicht,

- fängt Dinge an und beendet sie nicht,
- macht viele Leichtsinnsfehler,
- kann sich beim Spielen nicht leise verhalten,
- kann in Gruppe nicht warten, bis es an der Reihe ist, stört andere Kinder beim Spiel,
- redet häufig dazwischen,
- wird in der Schule häufig gestraft und getadelt,
- hat Schwierigkeiten Freundschaften aufzubauen und zu pflegen,
- verliert und vergisst häufig Dinge,
- macht viele Dinge kaputt,
- hat häufig Unfälle,
- beteiligt sich an gefährlichen Aktivitäten, ohne Angst zu haben.

Zusammenfassend ist das Krankheitsbild ist also gekennzeichnet durch seit der Kindheit bestehende erhebliche Störungen der Konzentration und Daueraufmerksamkeit, durch erhebliche Störungen der Impulskontrolle und der emotionalen Regulation sowie (fakultativ) durch motorische Hyperaktivität bzw. Unruhe.
Diese Störungen führen zu Problemen bei der Entwicklung der sozialen, schulischen und beruflichen Anpassung und sind mit einem großen persönlichen Leidensdruck verbunden..

244
Ein Tic ist eine meist automatisch, zwanghafte, wiederholte, gleichförmige Bewegung in Gestik und Mimik.

245
Neuroleptika sind Psychopharmaka mit antipsychotischer, sedierender und psychomotorisch dämpfender Wirkung. Folgende vegetative Nebenwirkungen dieser Substanzgruppe sind beschrieben:

- Haut:
  Hauttrockenheit, erhöhte Temperatur, Allergien,
- Augen:
  Pupillendilatation, erhöhter Innendruck, Akkomodationsprobleme,
- Schleimhäute:
  Mundtrockenheit, verminderte Sekretproduktion in der Lunge,
- Magen-Darm-Trakt:
  Darmträgheit, Obstipation, Gewichtszunahme,
- Harnwege:
  Miktionsbeschwerden,
- Herz-Kreislauf-System: orthostatische Hypotonie.

246
Ursachen für ein akut-organisches Psychosyndrom:
Primäre Hirnerkrankungen (seltener):

- Hirntraumen,
- Meningoenzephalitis,
- Hirntumoren,
- Epilepsie.

Sekundäre Hirnerkrankungen (häufiger):

- Intoxikation (Alkohol, Arzneimittel, Drogen),
- körperliche Allgemeinerkrankungen (Leber, Niere, Endokrinium),
- gefäßbedingte Hirnprozesse,

- Kachexie und Erschöpfungszustände (z. B. postoperativ).

247

Es handelt sich um eine illusionäre Verkennung (Illusion; siehe unten, Antwort auf Frage **248**).

248

Die Illusion (Verkennung, Sinnestäuschung) gründet auf einer verfälschten Wahrnehmung. Vom Patienten werden tatsächlich vorhandene Sinneseindrücke umgedeutet. Bei einer Halluzination geben die Patienten Sinnesreize an, die in Wirklichkeit nicht existieren. Die Wahrnehmung hat kein reales Objekt und ein adäquater Sinnesreiz fehlt. Die Patienten sind vom Vorhandensein der Wahrnehmung überzeugt.

249

Unter Orientierung wird die Fähigkeit verstanden, sich im Hinblick auf Zeit, Ort, Situation und eigene Person zurechtzufinden. Voraussetzungen dafür sind u. a. ungestörtes Bewusstsein, Wahrnehmung, Aufmerksamkeit, Zeitsinn und Gedächtnis.
Orientierungsstörungen (eingeschränkte Orientierung) und Desorientiertheit (fehlende Orientierung) betreffen zunächst die zeitliche, dann die situative und örtliche und zuletzt die Orientierung zur eigenen Person.

250

Unter Wahn versteht man krankhaft entstandene, inhaltlich falsche Überzeugungen, die nicht aus anderen Erlebnissen ableitbar sind, mit unmittelbarer Gewissheit (Evidenz) auftreten und an denen der Patient unbeirrbar und unzugänglich für alle Gegengründe (unkorrigierbar) festhält. Wahn als unerschütterliche Überzeugung (das Leben bestimmende Realität) ohne zureichende Begründung („Privatwirklichkeit"). Wahnphänomene können in unterschiedlicher Form und mit unterschiedlichem Inhalt auftreten. Psychosen, die mit einem andauernden und unerschütterlichen Wahnsystem, aber ohne wesentliche andere psychopathologische Störungen und insbesondere ohne Persönlichkeitsdesintegration einhergehen, werden Paranoia oder Wahnentwicklung genannt.

251

Der Begriff Antidepressiva ist eine Sammelbezeichnung für verschiedene antriebssteigernd und stimmungsaufhellend bzw. anxiolytisch (angstlösend) und antriebsdämpfend wirkende Psychopharmaka, die vor allem in der Therapie der Depression Verwendung finden.
Sonstige Einsatzgebiete: Agitiertheit oder Antriebsmangel, depressive Verstimmung, Schlafstörungen, Essstörungen, Schmerzsyndrome, Angststörungen, Phobien und Zwangserkrankungen.

252
Ca. 50% der Demenzen gehören zum Alzheimer-Typ (M. Alzheimer). Dazu werden heute die frühe Form oder präsenile Demenz (eigentlicher M. Alzheimer; Manifestationsalter 40-65. Lebensjahr) als auch die späte Form oder senile Demenz vom Alzheimer-Typ (Manifestationsalter nach dem 65. Lebensjahr) gezählt. Gekennzeichnet sind beide Verläufe durch Hirnatrophie mit Mangel an Acetylcholin, pathologische Fibrillenveränderungen und amyloide Plaques. Der Verlauf ist allmählich progredient und kann sich über mehr als ein Jahrzehnt erstrecken.

253
Die Affektivität bezeichnet die Einheit des Gefühls- und Gemütslebens mit Stimmungen, Emotionen, Affekten und Trieben. Die Affektivität bestimmt die Tönung des Erlebens und stellt eine Persönlichkeitsvariable dar. Affektivität oder auch Emotionalität beschreibt also die Gesamtheit des

- Gemüts-,
- Gefühls- und
- Stimmungslebens.

254
Es gibt keine einheitliche und allgemein gültige Definition der Psychose. Im Allgemeinen wird darunter eine psychische Störung mit strukturellem Wandel des Erlebens verstanden.
Mit dem Bild einer akuten Psychose wird zunächst ein völliges Durcheinandersein, Aufregung, Wahn und Halluzinationen, zerfahrenes Reden und seltsam-eigentümliches Handeln verbunden.
Es handelt sich um eine psychische Störung mit grundlegendem Wandel des eigenen Erlebens und des Außenbezuges mit qualitativ abnormen Symptomen und der Unmöglichkeit einer entscheidenden psychischen Beeinflussung.
Diese Phänomene findet man im Rahmen organisch fassbarer Störungen (organische Psychosen) und bei Schizophrenien und Zyklothymien („endogene" Psychosen), nicht aber bei psychoreaktiven und neurotischen Störungen.

255
Ein Hypochonder lebt ständig in unbegründeter Angst krank zu sein oder zu erkranken. Das Krankheitsbild führt meist zu exzessiver Selbstbeobachtung.

256
Unter „Neurotischem Psychovegetativem Syndrom" wird ein Zustand verstanden, der durch psychophysische Überbeanspruchung (meist mit Konfliktspannung verbunden) verursacht wird und der sich in Leistungsinsuffizienz und in Symptomen vegetativer Dysregulation (Kopfschmerz, Magenbeschwerden, Herzbeschwerden u. Ä.) äußert. Psychische und körperliche Symptome sind dabei eng miteinander verwoben, ein organpathologischer Befund ist nicht zu erheben („funktionelle Störung").

257

Behandlungsmethoden bei einer Depression sind z. B:

- Psychotherapie,
- Psychopharmaka (Tranquilizer, Antidepressiva),
- Soziotherapie,
- Ausschaltung Depression auslösender Medikamente oder Noxen,
- Behandlung der Grundkrankheit

258

Paranoia ist heute die Bezeichnung für Erkrankte mit systematisiertem Wahn, der nicht auf Schizophrenie, sondern als paranoide Entwicklung auf einer Charakterstörung beruht und durch Wahnentstehung mit Eifersuchts-, Verfolgungs- oder Beziehungswahn gekennzeichnet ist. Paranoide Persönlichkeiten können u. a. folgende Merkmale zeigen:

- Übertriebene Empfindlichkeit (vor allem gegenüber Ablehnung und Misserfolg),
- ausgeprägtes Misstrauen,
- humorlos und emotional rigide,
- leicht gekränkt und dann in beharrlicher Weise streitbar,
- kämpferisch und aggressiv (selten auch hilflos und resignativ).

259

Kriterien für selbstunsichere Persönlichkeiten:

- Mangelndes Selbstvertrauen, Insuffizienzgefühle, Unentschlossenheit.
- innere Unsicherheit und Unfreiheit in Verbindung mit übertriebenem Ehrgeiz,
- überaus empfindsam und leicht zu beeindrucken,
- geringe Durchsetzungsfähigkeit,
- durch Kritik übermäßig leicht verletzbar,
- Ärger und Kummer wird „heruntergeschluckt",
- belastende Erlebnisse oder Konfliktspannungen können durch Abwehrmaßnahmen schlecht kompensiert werden,
- Unmöglichkeit der Entladung (Aggressionshemmung),
- Möglichkeiten zur Affektverarbeitung und Affektäußerung sind mangelhaft.

260

Formen der Depression:

- Agitierte Depression:
  (Angst und Unruhe stehen im Vordergrund),
- hypochondrische Depression:
  Im Vordergrund steht die Hypochondrie (schwer zu erkennen),
- larvierte Depression:
  Verlagerung der Beschwerden auf das körperliche Befinden; Verdauungsbeschwerden, Schlafbeschwerden, Kopfschmerzen, Appetitstörungen,
- anaklitische Depression: (Säuglingsdepression, Anlehnungsdepression) , Weinerlichkeit, Anklammerungsneigung, später Kontaktschwierigkeiten,
- neurotische Depression:
  Im Vordergrund steht eine ausge-

prägte Depression, als Reaktion auf eine Persönlichkeitskrise,

- psychogene Depression: z. B. Schwangerschaftsdepression
- somatogene Depression: Depression aufgrund einer Störung der Gehirnfunktion
- reaktive Depression: Depression als Reaktion auf äußere Auslöser (z. B. belastende Lebenssituation, Trennung, Tod usw.),
- pharmakogene Depression: durch Pharmaka ausgelöste Depression (z. B. Neuroleptika).

261

Selbstmorde (Suizide) finden sich überdurchschnittlich häufig bei:

- Ledigen, Kinderlosen, getrennt und geschieden Lebenden,
- alten Menschen,
- allein stehenden Menschen,
- Menschen ohne enge (familiäre) Bindungen,
- Kontakt gestörten und bindungsunfähigen Menschen,
- Jugendlichen in der pubertären Phase der Ablösung von den Eltern,
- Süchtige,
- Menschen mit Neurosen, Melancholie,
- Menschen, die schon einen Suizidversuch unternommen oder einen Suizid angekündigt haben.

262

Faktoren, die zur Entstehung von Persönlichkeitsstörungen beitragen können:

- Hirnschädigungen: Die „normale“ Persönlichkeitsentwicklung ist gestört infolge leichter Hirnschädigung bei der Geburt bzw. durch Krankheiten, die die Hirnleistung in Mitleidenschaft ziehen.
- Genetische Faktoren: Vermehrtes Antreffen von Persönlichkeitsstörungen bei Blutsverwandten.
- Seelische Entwicklung: Persönlichkeitsstörungen können durch soziale Bedingungen vor allem während der Kindheit zusätzlich gefördert werden.

263

- Akustische Halluzinationen: Sinnestäuschungen im akustischen Bereich, die in Form von Geräuschen oder Stimmen auftreten (z. B. das eigene Tun des Kranken mit Bemerkungen begleitende Stimmen).
- Optische Halluzinationen: Sinnestäuschungen im optischen Bereich, die von ungeformten optischen Trugwahrnehmungen bis hin zum halluzinatorischen Erleben gestalteter Szenen reichen (typisch für das Delir).
- Olfaktorische Halluzinationen: Sinnestäuschungen im Geruchsbereich (z. B. wird der Geruch von Gas wahrgenommen).

- Gustatorische Halluzinationen:
  Sinnestäuschungen im Geschmacksbereich (z. B. wird ein fauliger Geschmack im Mund wahrgenommen).
- Zönästhesien:
  Sinnestäuschungen im Bereich der Körperwahrnehmung, die nicht als von außen gemacht empfunden werden (Zerren, Brennen, Schneiden oder Anfressen innerer Organe).
- Leibhalluzinationen:
  leibliche Beeinflussungserlebnisse, die den „Charakter des von außen Gemachten" haben (Elektrisierung, Bestrahlung oder hypnotische Beeinflussung).

264

Therapieformen bei Angstneurosen:

- Psychotherapie
  - Verhaltenstherapie,
  - psychoanalytisch orientierte Verfahren,
  - Entspannungsverfahren u. a.
- Medikamente: z. B. trizyklische Antidepressiva und Benzodiazepine nur in der akuten Krise.

265

Durchgangssyndrome sind Formen der akuten organischen Psychose, die reversibel sind und ohne Bewusstseins- oder Orientierungsstörungen auftreten:

- Organische Halluzinose:
  Sie ist charakterisiert durch das Vorherrschen optischer (häufig), akustischer und taktiler (selten) Halluzinationen, zum Teil verbunden mit Wahnerleben.
- Akutes Korsakow-Syndrom:
  Dieses ist durch extreme Gedächtnislücken, Desorientiertheit in Raum und Zeit und Konfabulationen gekennzeichnet. Erscheinungsbildlich nicht zu unterscheiden vom akuten irreversiblen Psychosyndrom wie es in der Rückbildungsphase einer schweren Hirnkontusion auftreten kann, ist das Korsakow-Syndrom ein irreparabler Defektzustand, z. B. auf der Grundlage eines chronischen Alkoholismus.
- Affektives Durchgangssyndrom:
  Dieses kann depressiv, manisch oder hysterisch in Erscheinung treten.

266

Klinik beim neurotischem psychovegetativen Syndrom:

- In erschöpftem Zustand besteht innere Gespanntheit und Hektik,
- Konzentrationsschwäche und Leistungsinsuffizienz,
- Reizbarkeit, Schreckhaftigkeit,
- Lustlosigkeit, Bedrücktsein,
- verzögertes Einschlafen, unruhiger Schlaf,
- Schwindel, Kopfschmerzen, Kopfdruck, „unfreier" benommener Kopf,
- Ohnmacht, Blutdruckschwankungen, Flimmern vor den Augen,
- Neigung zum Erröten, Erblassen,
- Tachykardie, Extrasystolen,

- Verdauungs-, Blasen- und Genitalstörungen,
- motorische Symptome (Muskelschwäche, Tremor),
- Lebhaftigkeit der Eigenreflexe,
- „Dekompensation des sympathischen Nervensystems".

267

Zu den qualitativen Bewusstseinsstörungen gehören:

- Delir,
- Verwirrtheit,
- Dämmerzustand.

Klinisch finden sich:

- Bewusstseinstrübung: Mangelnde Klarheit der Vergegenwärtigung des Erlebens im Eigenbereich oder in der Umwelt mit Verwirrtheit des Denkens und Handelns.
- Bewusstseinseinengung: Einengung des Umfanges des Bewusstseins, z. B. durch Fokussierung auf ein bestimmtes Erleben (innerpersonal oder außenweltlich), meist verbunden mit verminderter Ansprechbarkeit auf Außenreize (traumhaft verändertes Erleben).
- Bewusstseinsverschiebung: Gefühl der Intensitäts- und Helligkeitssteigerung, der Bewusstseinssteigerung hinsichtlich Wachheit und Wahrnehmung innerpersonaler oder außenweltlicher Vorgänge und/oder dem Gefühl der Vergrößerung des dem Bewusstsein erkennbaren Raumes bzw. der Tiefe (Bewusstseinserweiterung).

268

Manisch-depressive Zustände (Zyklothymien) sind unmotivierte, gewöhnlich mehrfach während des Lebens auftretende Verstimmungen depressiv-gehemmter oder manisch-erregter Art, die phasenhaft, d.h. zeitlich abgrenzbar (episodisch), innerhalb einer vorher und nachher normalen, ausgeglichenen Verfassung auftreten.

Leitsymptome der depressiven Phase:

- Depressive Verstimmung: „Gefühl der Gefühllosigkeit", erstarrter Gesichtsausdruck, schlaffe Haltung, eintönige, leise, verlangsamte Sprache,
- Denkhemmung: Das Denken ist verlangsamt und einfallsarm, kreist um wenige Themen. Der Patient ist im Gespräch unproduktiv.
- Psychomotorische Hemmung: Verlangsamung der Bewegungsabläufe, Minderung der Entschluss- und Handlungsfähigkeit,
- Vitalstörungen: Druck, Schwere- oder Schmerzempfindungen in Herz-, Brust-, Magen- und/oder Kopfregion. Schweregefühl in Körper und Gliedmaßen. Taubheits-, Steifigkeits-, Fremdheitsempfindung. Entfremdungserlebnisse „abnorme Leibgefühle". Depression ist die „leibnächste" psychische Störung.
- Depressive Wahngedanken: Schuld und Versündigung, Verarmungswahn, Hypochondrie,

- Körperlich-vegetative Symptome: Schlaf-, Appetit-, Verdauungsstörungen.

Leitsymptome der manischen Phase:

- Manische Verstimmung: Grundlose Heiterkeit, gehobene, übermütige, strahlend optimistische, in vielen Fällen natürlich und ansteckend wirkende Stimmungslage mit gesteigertem Selbstvertrauen, Selbstüberschätzung und Fehlen jeglicher Lebensangst.
- Ideenflucht: Flüchtiges, erregtes, einfallsreiches Denken bei erhöhter Ablenkbarkeit durch Außeneindrücke und darauf folgendem, ständigem Wechsel des Denkziels.
- Psychomotorische Erregung: Gesteigerter Rede-, Bewegungs- und Betätigungsdrang. Entschlüsse und Handlungen, Gedanken und Antriebe werden ohne besonnene Überlegung umgesetzt.
- Gehobenheit der Vitalgefühle: Maniker fühlen sich meist ausgesprochen gesund und leistungsfähig.
- Manischer Wahn: Ideen der Selbstüberschätzung und Gefühlsüberschwang. Was als Wahrnehmung und im Denken auftaucht, erhält das Kennzeichen der Größe.
- Körperliche Symptome: Der Maniker schläft nicht (wenig), empfindet dies jedoch nicht als störend. Er kennt kein Ermüdungsgefühl, fühlt sich leistungsfähig und frisch. Die Libido ist gesteigert.

269

Halluzinogene sind Substanzen, die Sinnestäuschungen verursachen oder Sinneseindrücke verändern z. B. Meskalin, LSD, Marihuana (Blätter und Blüten), Haschisch, Opium, Morphium u. a.

270

Was eine Neurose eigentlich ist, weiß so genau keiner. Hier eine Definition (nach Hoffmann-Hochapfel): „Neurosen“ sind psychogene, überwiegend umweltbedingte Erkrankungen, die eine Störung im psychischen und/oder körperlichen und/oder charakterlichen Bereich bedingen.
Das psycho-analytische Verständnis sieht in den Neurosen unzureichende symbolische Verarbeitungsversuche unbewusster, in ihrer Genese infantiler Konflikte oder Traumen.
Die Lerntheorie betont die genetische Bedeutung von Konditionierungen in der Folge verfehlter, zu starker oder schwacher Lernvorgänge.

271

Neurotische Zwangsphänomene sind dadurch gekennzeichnet, dass bestimmte Gedankeninhalte oder Handlungen

- sich aufdrängen (so entstehen Zwangsgedanken „unwillkürlich“, i.d.R. mit „abstoßenden“ Themen, ferner werden sie begleitet von

Unbehagen, Angst und dem Drang zur Neutralisierung),

- sich stereotyp wiederholen (so werden Rituale als Vorbeugung gegen Gefahren empfunden: Waschzwang gegen Infektionen, Kontrollzwang gegen Einbrecher usw. Rituale stellen vor allem einen Versuch dar, die Zwangsgedanken zu neutralisieren, sie bringen eine vorübergehende Erleichterung),
- als sinnlos oder gar unsinnig erlebt werden (Impulse sind persönlichkeitsfremd),
- nicht durch Ablenken oder ähnliche Strategien vermieden werden können. (Angstsymptome und depressive Symptome - bis zu 30% d. F. - sind möglich und treten insbesondere bei dem Versuch auf, die Zwangssymptome zu unterdrücken).

272

Wenn Patienten versuchen ihre neurotischen Zwangsstörungen zu unterdrücken, treten Angstsymptome und Depressionen auf.

273

Bei einer larvierten Depression ist der Patient unfähig, seine depressive Verstimmung als solche zu beschreiben. Stattdessen werden Beschwerden verlagert und als körperliche Symptome dargestellt.

274

Symptomatik bei larvierter Depression:

- Vegetative Symptome:
  - Einschlaf- und Durchschlafstörungen,
  - Appetitlosigkeit und Gewichtsverlust,
  - Libidoverlust,
  - Druckgefühl auf der Brust oder im Bauchraum,
  - Störung der Herz- und Kreislauf-Funktion,
  - Schwitzen und Mundtrockenheit.
  - Psychische Symptome:
  - depressive Verstimmung,
  - Verlust von Freude und Interesse,
  - Psychomotorische Hemmung und Antriebslosigkeit,
  - Wahnideen (z. B. Verarmungs-, Schuld- und hypochondrischer Wahn),
  - Suizidgedanken,
  - Tagesschwankungen (Morgentief).

275

Diese Symptomatik lässt an eine Schizophrenie denken.

276

Lösungsvorschlag:
Die hier genannte Symptomatik passt zur Diagnose Melancholie (endogene Depression).

277
Bei Schizophrenie werden vor allem akustische, auch zönästhetisch (körperbezogene) und manchmal olfaktorische Halluzinationen beobachtet. Optische Halluzinationen sind bei Schizophrenie selten.

278
Drogen die eine physische (körperliche) Abhängigkeit erzeugen:
- Heroin,
- Morphin,
- Alkohol,
- Barbiturate

u. a.

279
Als bewusstseinserweiternde Mittel gelten z. B. Schnüffelstoffe (Chloroform, Nitro, Äther), Aufputschmittel (Kokain, Ephedrin, Amphetamine), Koffein, Alkohol, Nikotin, Tabak, Tein u. a.

280
Klinik der depressiven Neurose:
- Traurige Stimmung, nichts wird genossen,
- Einschlafstörungen,
- Suizidgedanken,
- Müdigkeit, alles wird zur Anstrengung,
- Abendtief,
- Gefühl der Unzulänglichkeit,
- Selbstvorwürfe und Schuldgefühle (werden bewusst erlebt),
- Ärgergefühl und fremdaggressive Impulse (werden nicht bewusst wahrgenommen),
- Tendenz, andere zu beschuldigen,
- Selbstwertgefühl ist gemindert,
- früher Beginn, jahrelanger Verlauf.

281
Eine Phobie ist eine exzessive inadäquate Angstreaktion, die durch bestimmte Gegenstände oder Situationen ausgelöst wird und meist mit Einsicht verbunden ist, dass die Angstreaktion unbegründet ist.

282
Patienten mit Agoraphobie haben Angst die schützende Wohnung zu verlassen, sich auf öffentlichen Straßen und Plätzen aufzuhalten oder öffentliche Verkehrsmittel zu benutzen.

283
Bei der Klaustrophobie haben die Patienten Angst vor Aufenthalt in geschlossenen Räumen, besonders in solchen ohne Fluchtmöglichkeit (Aufzug) oder vor dicht gedrängten Menschenmassen (Fußballstadion, Kino, Kaufhaus).

284
Die Phobien zählen im weiteren Sinne zu den Angstneurosen. (Vgl. zur Therapie der Angstneurosen die Antwort auf Frage **264**).

285
Eine Zwangshandlung ist eine der Art oder Intensität nach als sinnlos erkannte und meist als quälend empfundene, nicht unterdrückbare Handlung, meist aufgrund von Zwangsimpulsen oder Zwangsbefürchtungen.

286

Vermehrtes Auftreten von Aggressivität findet sich z. B.

- bei Borderline-Persönlichkeitsstörungen,
- bei manischen Personen,
- bei organischen Psychosen (z. B. epileptischen Dämmerzustand, weiter im Alkoholrausch, Schädel-Hirntrauma),
- bei narzisstischen Persönlichkeitsstörungen in schweren Situationen,
- in der katatonen Erregung bei Schizophrenie,
- bei erregbaren Psychopathen.

287

Schizophrenien beginnen oft schleichend. Es fällt zunächst ein unverständliches und ungewöhnliches Verhalten auf. Der Erkrankte ist in seiner eigenen inneren Welt gefangen.
Klinik der Schizophrenie:

- Inhaltliche Denkstörungen,
- Wahn,
- Halluzinationen (oft akustisch),
- Formale Denkstörungen,
- Ich-Störungen,
- Affektivitätsstörungen,
- Störungen des Trieb- und Sozialverhaltens.

288

Eine Bulimie ist eine psychogene Essstörung, bei der in „Fressanfällen" große Mengen an Nahrungsmitteln vertilgt werden, die im Anschluss wieder erbrochen werden.

289

Die Anorexia nervosa ist eine psychogene Essstörung. Es besteht ein überaus großer Wunsch, Gewicht zu verlieren. Durch die Nahrungsverweigerung und durch die ihr folgende Amenorrhoe wird im übertragenen Sinne eine Verweigerung der Übernahme der weiblichen Rolle erzielt.
Unterschiedliche psychische Faktoren können eine Anorexie verursachen. Oft beginnt die Erkrankung zwischen dem 12. und 23. Lebensjahr. Sowohl bei Anorexie wie auch bei der Bulimie scheinen genetische Faktoren von Bedeutung zu sein. Mädchen sind häufiger betroffen als Jungen.

290

Gedankeninhalte oder Handlungen bei Zwangsneurosen (z. B. Zählzwang, Waschzwang) sind dadurch gekennzeichnet, dass sie

- sich stereotyp wiederholen,
- sich aufdrängen,
- als sinnlos oder gar unsinnig erlebt werden,
- nicht durch Ablenken oder ähnliche Strategien vermieden werden können.

Der Betroffene kann die Handlungen nicht lassen, da die Folge des Unterbrechens von Zwangshandlungen extreme Angst ist oder weil anstelle der Zwangsgedanken plötzlich Wünsche auftauchen, die für seine zwischenmenschlichen Beziehungen gefährlich werden können.

291

Rauschgiftsucht ist charakterisiert durch psychische und/oder physische Abhängigkeit vom Rauschgift, also das unbezwingbare Verlangen, die Einnahme einer Droge fortzusetzen und sie sich mit allen Mitteln zu beschaffen.

Der Süchtige zeigt

- eine physische Abhängigkeit mit Toleranzsteigerung,
- Zwang zur Dosiserhöhung und Abstinenz- („Entzugs"-)Erscheinungen beim Absetzen oder bei der Reduktion der Droge.

292

Hauptsymptome der depressiven Störung:

- Hypochondrische und somatische Beschwerden, Regression,
- Verlangsamung, Gehemmtheit und Agitiertheit,
- Hoffnungslosigkeit, pathologisches Stimmungstief,
- innere Leere, Angst, Weinerlichkeit,
- vermindertes Selbstwertgefühl,
- Derealisation,
- Depersonalisation.

293

Im Gegensatz zu den primären Demenzen, die ihre Ursache in einer primären Hirnerkrankung haben, führt bei der sekundären Demenz eine Krankheit an anderer Stelle des Körpers zum Krankheitsbild.

Ursachen sekundärer Demenzen:

- Vitamin-B12- oder Folsäuremangel,
- Elektrolytstörungen,
- Vergiftungen (z. B. Alkohol oder Psychopharmaka, endogen bei Leberinsuffizienz und Urämie),
- endokrine Erkrankungen (z. B. Hypothyreose),
- Herzinsuffizienz oder Rhythmusstörungen.

294

Leitsymptome der Wernicke-Enzephalopathie:

- Krampfanfälle,
- Pupillenstörungen,
- Augenmuskellähmungen,
- Somnolenz,
- Ataxie.

295

Der Terminus „Wochenbettpsychose" (Puerperalpsychose, Post-partum-Psychose) ist eine nicht einheitlich verwendete Bezeichnung für psychotische Störungen, die im Wochenbett (Zeitraum von der Entbindung bis zur Rückbildung der Schwangerschafts- und Geburtsveränderungen nach ca. 6-8 Wochen) auftreten; Häufigkeit: ca. 1-2 Fälle auf 1000 Geburten.

Ätiologie:

Disposition, endokrine Umstellung, psychodynamische Aspekte.

Klinik:

- Beginn meist innerhalb der ersten 2 Wochen (bis 6 Wochen) nach der Geburt,
- oft rascher Wechsel der Symptomatik,
- z. B. abrupter Beginn mit manischen oder depressiven Symptomen,
- starke Unruhe,
- Verwirrtheit,
- Schlafstörungen,
- Angst,
- Halluzinationen und Wahn.

296

Erscheinungsbild und Verhalten eines Patienten mit Schizophrenie:

- Bizarre Haltung,
- Zerfahrenheit,
- Zurückgezogenheit,
- Vernachlässigung der Körperpflege,
- steife, starre Mimik oder Grimassieren,
- psychomotorische Erregung (schreien, heulen, schimpfen) bzw.
- Sperrung und Akinese (Bewegungs- und Regungslosigkeit).

297

Bei Ich-Störungen verändert sich die Grenze zwischen dem Ich und der Umwelt und erscheint durchlässig.
Die Ich-Haftigkeit des Erlebens verschwimmt.
Die Ich-Störungen schizophrener Patienten werden auch als Störung der Meinhaftigkeit (Integrität des Ich) bezeichnet. Der Schizophrene bringt das Erlebte und Empfundene mit einer Beeinflussung von außen in Zusammenhang.
Es werden unterschieden:

- Depersonalisation:
  Störungen im Einheitserleben einer Person bzw. des Ich-Erlebens, des Bewusstseins seiner selbst. Psychische Vorgänge werden nicht mehr als dem Ich zugehörig und meinhaft erlebt. Der selbstverständliche lebendige Bezug ist verloren gegangen. Der Betroffene erlebt sich selbst entfremdet, unvertraut oder unwirklich.
- Derealisation:
  Ist die Umgebung in die Entfremdung einbezogen, erscheint sie also unwirklich, fremdartig oder räumlich verfälscht, so spricht man von Derealisation (zusammenfassend vom Entfremdungssyndrom).
- Alternierende (wechselnde) Persönlichkeit:
  In einem Individuum scheinen verschiedene Persönlichkeiten zu existieren (Spaltungs- und Verdopplungsgefühle, wenn sich Persönlichkeitsanteile scheinbar verselbstständigen).
- Gedankenausbreitung:
  Der Betroffene klagt darüber, dass seine Gedanken nicht mehr ihm allein gehören, dass andere daran Anteil haben (sie praktisch hören können) und wissen, was er denkt.

- Gedankenentzug:
  Die Betroffenen berichten von der Unfähigkeit, einen Gedanken zu Ende zu denken. Sie haben das Gefühl, es würden ihnen die Gedanken weggenommen, entzogen (von einer Macht oder Kraft).
- Gedankeneingebung:
  Die eigenen Gedanken und Vorstellungen werden als von außen eingegeben, beeinflusst, gesteuert, gemacht oder gelenkt empfunden.
- Fremdbeeinflussungserlebnisse:
  Der Betroffene empfindet sein Fühlen, Streben, Wollen und Handeln als von außen gemacht, gelenkt, gesteuert.

298

Nebenwirkungen von Sedativa (Beruhigungsmitteln):

- Schwindel,
- Obstipation,
- Müdigkeit,
- verlangsamte Reaktion,
- bei längerer Einnahme Apathie und Depression,
- evtl. Verwirrtheit (insbesondere bei geriatrischen Patienten).

299

Beispiele für primäre Demenzen:

- Demenz vom Alzheimer-Typ:
  Dazu werden heute sowohl die frühe Form oder präsenile Demenz (eigentlicher M. Alzheimer; Manifestationsalter 40-65. Lebensjahr) als auch die späte Form oder senile Demenz vom Alzheimer-Typ (Manifestation nach dem 65. Lebensjahr) gezählt. Beide entwickeln eine Hirnatrophie. Der Verlauf ist allmählich progredient und kann sich über mehr als ein Jahrzehnt erstrecken.
- Chorea Huntington:
  Der „Erbveitstanz“ ist eine autosomal-dominant erbliche, chronisch-progrediente, gewöhnlich im 3., 4., oder 5. (gelegentlich schon im 2.) Lebensjahrzehnt beginnende primäre Hirnatrophie. Der dementielle Abbau schreitet relativ langsam fort.
- Multiinfarkt-Demenz (M. Binswanger):
  Sie ist durch multiple vaskulär bedingte Hirnläsionen gekennzeichnet, die bei ihrem Auftreten zu vorübergehenden oder bleibenden neurologischen Defiziten geführt haben und bei denen es in zeitlicher Übereinstimmung schrittweise zu entsprechenden kognitiven Einbußen kommt. Einen großen Einfluss haben Erkrankungen wie Hypertonie, Diabetes, Hyperlipidämie, kardiovaskuläre Erkrankungen, aber auch Risikofaktoren wie genetische Veranlagung und Rauchen.
- Creutzfeldt-Jakob-Erkrankung:
  subakute spongiforme Enzephalopathie,
- Morbus Pick:
  umschriebene progressive Hirnatrophie unklarer Genese u. a.

300

Störungen des Trieb- und Sozialverhaltens:

- Kontaktmangel,
- Aggressionstendenz,
- gesteigerte Erschöpfbarkeit,
- Verwahrlosungstendenz (Vernachlässigung der Körperpflege, evtl. ausgeprägt absonderliches Verhalten wie Sammeln von Abfällen o. Ä).

301

Zyklothymien sind unmotivierte, gewöhnlich mehrfach während des Lebens auftretende Verstimmungen depressiv-gehemmter oder manisch-erregter Art, die phasenhaft, das heißt zeitlich abgrenzbar (episodisch), innerhalb einer vorher und nachher normalen, ausgeglichenen Verfassung auftreten.

302

Therapeutische Maßnahmen bei Melancholie:

- Medikamente:
  Antidepressiva und (selten) schwachpotente Neuroleptika; bei bipolaren Verläufen Lithium bzw. Carbamazepin zur Rezidivprophylaxe,
- Psychotherapie,
- Therapeutischer Schlafentzug (Wachtherapie): einfache und in vielen Fällen wirksame Therapie, die nach Tölle zur Standardbehandlung der Melancholie gehört,
- Lichttherapie,
- Elektrokrampftherapie:
  wird heute bei Melancholie weltweit wieder mehr angewandt und gilt in der modifizierten Anwendung mit Narkose und Muskelrelaxation mit möglichst minimaler Stromstärke als sichere und in manchen Fällen sogar der Pharmakotherapie überlegene Methode.

303

Definition:

Dissoziale Persönlichkeiten zeigen ein Muster von verantwortungslosem und antisozialem Verhalten, das in der Kindheit oder frühen Adoleszenz beginnt und bis ins Erwachsenenalter fortdauert. Dies wirkt sich insbesondere im sozialem Bereich aus.

Merkmale:

- Andauernde Verantwortungslosigkeit und Missachtung sozialer Normen, Regeln und Verpflichtungen,
- Unfähigkeit zum Erleben von Schuldbewusstsein und zum Lernen aus Erfahrung, besonders aus Bestrafung,
- dickfelliges Unbeteiligtsein gegenüber den Gefühlen anderer und Mangel an emotionaler Einfühlung (Empathie),
- andauernde Reizbarkeit (geringe Frustrationstoleranz).

304
Anankastische Persönlichkeiten sind gekennzeichnet durch ein durchgängiges Muster von Perfektionismus und Starrheit, sowohl im Denken als auch im Handeln.
Der Übergang zur Zwangsneurose ist fließend.
Merkmale:

- Übergenau in allen Lebensbereichen,
- Unordnung erscheint unerträglich, Bedürfnis nach ständiger Kontrolle,
- ausgesprochene „Gewissensmenschen" (starkes Überich),
- selbst gesetzte, übermäßig strenge und oft unerreichbare Normen führen zu Konflikten,
- Pedanterie und Konventionalität,
- Rigidität und Eigensinn,
- Unentschlossenheit und Zweifel als Ausdruck einer tiefen persönlichen Unsicherheit.

305
Die posttraumatische Belastungsstörung ist ein psychisches Anpassungssyndrom, das sich mit einer zeitlichen Verzögerung, jedoch i.d.R. innerhalb von 6 Monaten nach dem Erleben extrem belastender Situationen (z. B. Folterhaft, Terrorakte, Vergewaltigung, Katastrophen) entwickelt. Symptome (mindestens 1 Monat anhaltend):
Ständiges Wiedererleben des Traumas (drängende Erinnerungen, Alpträume, phobische Ängste), depressives Syndrom (insbesondere Teilnahms- und Freudlosigkeit, Gleichgültigkeit, emotionale Stumpfheit), Vermeidung von Erinnerungsstimuli, vegetative Übererregbarkeit (mit Schlafstörungen, Reizbarkeit, Schreckhaftigkeit, Vigilanzsteigerung) und Suizidalität.

306
Lösungsvorschlag.
Bei einem starken Brechdurchfall würden wir zunächst an eine fortgeschrittene Austrocknung (Exsikkose, Dehydratation) des Patienten denken. Trockene Schleimhäute (z. B. Zunge), verringerter Hautturgor („stehende Hautfalte"), vermindertes Wasserlassen (Oligurie) und Durst sind neben zentralnervösen Störungen und Bewusstseinstrübungen wegweisende Symptome.
Differentialdiagnostisch muss vor allem an ein Alkoholentzugsdelir, ein Delirium tremens, gedacht werden. (Dies war auch die in der Prüfung erwartete Diagnose.) Aufgrund des ständigen Erbrechens entwickelte sich bei dem alkoholkranken Patienten ein Alkoholentzugsdelir.

307
Als Delir wird eine deutlich ausgeprägte Bewusstseinsstörung mit wechselnder Bewusstseinslage bei zeitlicher und örtlicher Desorientiertheit bezeichnet. Es besteht eine ängstlich gefärbte psychomotorische Unruhe, optische (selten akustische und haptische) Halluzinationen (hier: „Schattenmann"), wahnähnliche Erlebnisse, Personen- und Situationsver-

kennung, und körperlich-vegetativer Symptome (Fieber, Tremor, Kreislaufinsuffizienz, epileptische Krämpfe, Dehydratation, Koma). Ein Delir kann im Rahmen von Infektions- und schweren Allgemeinerkrankungen, Vergiftungen und vor allem bei Alkoholentzug als Alkoholpsychose (Delirium tremens) auftreten.

308

Der „Schattenmann" an der Wand, der den Patient ängstigt, ist eine Halluzination (Sinnestäuschung, Trugwahrnehmung). Der Wahrnehmung liegt zwar kein reales Objekt zugrunde (ein entsprechender Sinnesreiz von außen fehlt), dennoch sind die Betroffenen meist von der Tatsächlichkeit des vermeintlich Wahrgenommenen fest überzeugt (deshalb die Angst).

309

Psychiatrische Krankheitsbilder bei alkoholkranken Patienten:

- Denkstörungen, mangelnde Abstraktionsfähigkeit bis zur Demenz,
- Organische Persönlichkeitsveränderung (Affektlabilität, emotionale Abstumpfung, oberflächliche Euphorie, ängstliche Unruhe, ethische Verflachung, Verrohung, Enthemmung, Depression),
- akute Alkoholhalluzinose (Intoxikationspsychose): (meist akustische) Halluzinationen, ängstliche Erregung, Eifersuchtswahn,
- Organisches Psychosyndrom: Delirium tremens (Alkoholentzugsdelir), Korsakow-Syndrom,
- Suizidalität.

310

Lösungsvorschlag:
Es handelt sich um einen Eifersuchtswahn als Form einer Alkoholpsychose bei Alkoholkrankheit. Die Patienten leben in der wahnhaften Überzeugung, vom Lebenspartner betrogen bzw. hintergangen zu werden. Eifersuchtswahn tritt oft in Verbindung mit alkoholbedingter Impotenz auf.

311

Ein Alkoholentzugsdelir ist ein lebensgefährliches Krankheitsbild. Der Patient muss mit dem Notarzt in intensivmedizinische stationäre Behandlung in ein Krankenhaus gebracht werden. Wird das Krankheitsbild nicht konsequent therapiert, droht Koma und Tod infolge eines Kreislaufversagens.
Sie behandeln den Patient also überhaupt nicht, sondern rufen den Notarzt.

AUGE
ANATOMIE / PHYSIOLOGIE / PATHOLOGIE

312

Abb. 6 Das Auge

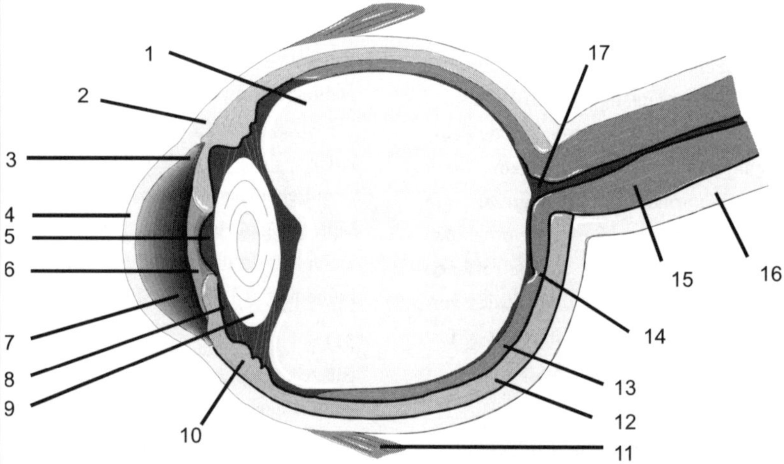

1. **Glaskörper** (Corpus vitreum)
2. **Lederhaut** (Sklera)
3. **Kammerwinkel**
4. **Hornhaut** (Kornea)
5. **Sehloch** (Pupille)
6. **Regenbogenhaut** (Iris)
7. **Vordere Augenkammer**
8. **Hintere Augenkammer**
9. **Linse** (Lens cristallina)
10. **Ziliarkörper** mit Ziliardrüse
11. **Augenmuskel** (beispielhaft)
12. **Aderhaut** (Choroidea)
13. **Netzhaut** (Retina)
14. **Gelber Fleck** (Macula lutea)
15. **Sehnerv** (N. opticus)
16. **Harte Hirnhaut** (Dura mater)
17. **Blinder Fleck** (Papille des Sehnerven)

313
Der Weg des Lichtes durch die anatomischen Strukturen des Auges:

- Hornhaut (Kornea),
- vordere Augenkammer,
- Linse (Lens cristallina),
- Glaskörper (Corpus vitreum),
- Netzhaut (Retina).

314

- Zapfen für das Farbensehen (Tagessehen) sind in der Netzhautmitte konzentriert; am dichtesten gepackt findet man sie im gelben Fleck (Makula).
- Stäbchen für das Dämmerungssehen (schwarz, weiß, grau) überwiegen in der Netzhautperipherie.

315
Drüsen des Lidrandes:

- Die Meibom-Drüsen (modifizierte Talgdrüsen) fetten den Lidrand ein.
- Die Zeis-Drüsen gehören als Talgdrüsen zu den Wimpern.
- Die Moll-Drüsen sind modifizierte Schweißdrüsen, die in den freien Lidrand oder in die Haarbälge der Wimpern einmünden.

316
Dem Sehapparat wird zugerechnet:

- Sehnerv (N. opticus),
- Sehbahn (Tractus opticus),
- Sehstrahlung (Radiatio optica),
- Sehrinde,
- Augapfel und sein Halteapparat,
- Bewegungsapparat (Augenmuskeln, Lidhebermuskeln),
- Schutzapparat (Lider, Augenbindehaut und Augenbrauen),
- Tränenapparat.

317
Es gibt 6 Augenmuskeln:

- Innerer gerader Augenmuskel (M. rectus medialis),
- unter gerader Augenmuskel (M. rectus inferior),
- oberer gerader Augenmuskel (M. rectus superior),
- äußerer gerader Augenmuskel (M. rectus lateralis),
- unterer schräger Augenmuskel (M. obliquus inferior),
- oberen schräger Augenmuskel (M. obliquus superior).

318
Unter Akkommodation versteht man die Fähigkeit des Auges, die Brechkraft der Linse der Entfernung des fixierten Gegenstandes anzupassen, so dass es zur scharfen Abbildung in der Netzhautebene (in der Fovea centralis) kommt.
Für die Akkomodation des Auges ist die Linse und der Strahlenkörper (Ziliarkörper) zuständig.

319
Die Innervation der Augenmuskeln erfolgt über 3 Hirnnerven:
III. (N. oculomotorius),
IV. (N. trochlearis),
VI. (N. abducens).

320

Zum Sehapparat gehören:

- Sehnerv (N. opticus),
- Sehbahn (Tractus opticus),
- Sehstrahlung (Radiatio optica),
- Sehrinde,
- Augapfel und sein Halteapparat,
- Bewegungsapparat (Augenmuskeln, Lidhebermuskeln),
- Schutzapparat (Lider, Augenbindehaut und Augenbrauen),
- Tränenapparat.

Das Auge wird von drei konzentrischen Hüllen gebildet:

Die äußere Augenhaut bildet

- Hornhaut (Kornea)
- Bindehaut (Sklera).

Die mittlere Augenhaut bildet

- Regenbogenhaut (Iris),
- Strahlenkörper (Corpus ciliare)
- die Aderhaut (Choroidea).

Die innere Augenhaut bildet

- die Netzhaut (Retina).

Man unterscheidet 3 Räume:

1) Die vordere Augenkammer wird begrenzt
   - vorne von der Hornhautrückfläche,
   - hinten von der Iris sowie der Linsenvorderkapsel.
2) Die hintere Augenkammer wird begrenzt
   - vorne von Irisrückfläche und Ziliarkörper,
   - hinten von Linse und Glaskörper.
3) Der Glaskörperraum nimmt ca. 65% des gesamten Augapfelvolumens ein. Er enthält den Glaskörper (Corpus vitreum).

Mit den sog. Zonulafasern ist die Linse im Inneren des Ziliarmuskelringes aufgehängt. Sie ist für die Akkommodation des Auges, d. h. für seine Brechkrafteinstellung zuständig.
Im Augenhintergrund finden sich der gelbe Fleck (Macula lutea), die Stelle schärfsten Sehens.
Medial davon findet sich der blinde Fleck (Papilla nervi optici), an dem die Sehnervenfaser das Auge verlassen. Hier finden sich keine Sinneszellen in der Netzhaut. Dinge, die von der Linse hierher abgebildet werden, werden deshalb nicht wahrgenommen.

321

Die brechenden Medien des Auges sind Hornhaut und Linse.

322

Die innere Augenhaut (Tunica interna bulbi) besteht aus zwei Blättern:

- Netzhaut (Retina),
- Pigmentepithel.

323

Das Bild aufnehmende Organ ist die Retina (Netzhaut).

324

Am Auge werden drei Räume unterschieden (vgl. Antwort **320**):

- Vordere Augenkammer,
- Hintere Augenkammer,
- Glaskörperraum.

325

Der „Blinde Fleck“ (Discus nervi optici) liegt am Austrittspunkt des N. opticus aus dem Augapfel. Dort befinden sich keine Sinneszellen.

326

Die Sehnervenfasern der temporalen Netzhauthälfte verlaufen ungekreuzt, die der nasalen Netzhauthälfte kreuzen im Chiasma opticum zur Gegenseite.

327

Beim Sehen fallen Lichtstrahlen durch die Pupille ins Auge. Sie werden von Hornhaut und Linse gebrochen und bilden auf der Netzhaut ein umgekehrtes, verkleinertes Bild der Außenwelt ab. Die lichtempfindlichen Sinneszellen der Netzhaut werden dadurch erregt und leiten die Informationen über den Sehnerv dem Gehirn zu. Das Gehirn lernt frühzeitig, das optisch umgekehrte Bild „auf die Füße“ zu stellen und die beiden Gesichtsfeldhälften miteinander zu verschmelzen.

328

Unter einer Anisokorie versteht man eine seitendifferente Weite der Pupillen, unter Isokorie die Gleichheit der Pupillenweite beider Augen.

329

Ursachen einer Anisokorie:

- Angeborene Anomalie (sog. physiologische oder essentielle Anisokorie; Vorkommen bei ca. 10-20 % aller Menschen).
- Störung der parasympathischen Innervation (Sphinkterstörung) bei Okulomotoriuslähmung (z. B. mechanische Kompression bei Hirnblutung) oder Anwendung parasympatholytischer (Pupillen erweiternder) Augentropfen.
- Störung der sympathischen Innervation (Dilatatorstörung) z. B. beim Horner-Syndrom (Miosis, Ptosis, Enophthalmus durch Sympathikusschädigung).
- Ophthalmologische Erkrankungen (z. B. Iritis, Glaukom).

330

Die ringförmige Trübung in der Kornea wird als Arcus lipoides corneae bezeichnet. Es handelt sich um eine Trübung der Hornhautperipherie, die durch eine klare Zone vom Limbus corneae abgesetzt ist; Ursache: Lipid- und Kalkeinlagerung; Ein Auftreten im jugendlichem Alter (Arcus lipoides juvenilis, Embryotoxon) lässt eine Hyperlipoproteinämie vom Typ II nach Fredrickson vermuten, im höheren Alter findet sich der Kornealring häufig unabhängig von erhöhten Serumlipiden als Arcus lipoides senilis oder Gerontoxon.

331

Ein dünner olivgrüner oder bräunlicher Ring in der Kornea wird als Kayser-Fleischer-Kornealring bezeichnet. Dieser Befund ist eines der Symptome bei der Kupferstoffwechselstörung des Morbus Wilson (hepatolentikuläre Degeneration). Bei dieser seltenen autosomal-rezessiv vererbten Kupferstoffwechselstörung

kommt es zu einer verminderten Ausscheidung von Kupfer und zu einer pathologischer Kupferspeicherung in der Leber und in den Stammganglien des Gehirns (Häufigkeit 4:100 000 Geburten).
Die Erkrankung zeigt sich im Kindesalter als Lebererkrankung (bei Jugendlichen mit Leberzirrhose M. Wilson ausschließen!), später zusätzlich als neurologische Erkrankung.

332
Das Doppeltsehen, das Auftreten pathologischer Doppelbilder wird als Diplopie bezeichnet. Monokulär bedingte Diplopien werden durch unregelmäßige Brechung im Auge (Linsenluxation oder Linsentrübung) hervorgerufen, binokuläre Diplopien meist durch Augenmuskellähmungen (III., IV. und VI. Hirnnerv: Okulomotorius-, Trochlearis- oder Abduzenslähmung).
Einige Ursachen für Augenmuskellähmungen:

Neurologische Erkrankungen:
- Multiple Sklerose,
- intrakranielle Tumoren,
- Blutungen und Ischämien,
- Polyneuropathien,
- Enzephalitis (z. B. bei Borreliose),
- Meningitis,
- Schädelhirntraumata.

Muskuläre Erkrankungen:
- Myositis,
- endokrine Ophthalmopathie,
- Myasthenia gravis.

333
Lösungsvorschlag: Der Patient hat einen akuten Glaukomanfall.

334
Beim akuten Glaukomanfall kommt es durch eine Abflussstörung des Kammerwassers zu einer akuten Augeninnendruckerhöhung.

Ursache:
Entzündliche Vorgänge im Auge oder Pupillen erweiternde Medikamente (Mydriatika) u. a.

Klinik:
- Heftige Schmerzen im betroffenen Auge und um das Auge herum,
- tastbare Härte des Augapfels,
- Nebelsehen und Farbringe,
- gerötete Bindehaut, erweiterte episklerale Gefäße, Hornhaut-Ödem, verwaschene Iris u. a.

Therapie:
Der akute Glaukomanfall ist ein Notfall, das Augenlicht ist in Gefahr. Der Patient muss sofort zu einem Augenarzt gebracht werden.

Sofortmaßnahmen:
- Pilocarpin-Augentropfen (Miotikum),
- Karboanhydrasehemmer (z. B. Azetazolamid) 500 mg i.v.),
- 20%ige Mannitlösung infundieren (ersatzweise Glyzerin - mit Zitronensaft als Geschmackskorrigens - trinken lassen: 1,2 ml/kg Körpergewicht),
- 20 ml Weinbrand trinken lassen,
- nur bei starken Schmerzen: Schmerzmittel.

335

Der Mittelwert des normalen Augeninnendrucks wird beim Gesunden mit 17 ± 3 mmHg angegeben.

336

Die Druckwerte bei Patienten mit chronischem Glaukom liegen bei ca. 20,8 ± 3 mmHg.
Beim anfallsartig auftretenden akuten Glaukomanfall (nur ca. 5 % der Glaukome) steigt der Augeninnendruck auf Werte bis 50-80 mmHg.

337

Das Oberlid wird durch den M. levator palpebrae superioris (innerviert vom III. Hirnnerv, N. oculomotorius) und zum Teil durch den vom Sympathikus innervierten M. tarsalis angehoben.
Bei herabhängenden Oberlid ist zu denken an:

- Alter (Fetteinlagerung, Muskelschwäche),
- Horner-Syndrom (= Miosis, Ptosis, Enophthalmus; z. B. bei Lähmung des N. sympathicus und zentraler Sympathikusbahnen),
- Myasthenia gravis (Autoimmunerkrankung, dabei kommt es zu Störung der neuromuskulären Reizübertragung),
- Okulomotoriuslähmung,
- angeboren (kongenital).

338

Das Hagelkorn (Chalazion) ist ein an den Augenlidern lokalisiertes Granulom. Es entsteht durch Sekretstau nach Verschluss der Ausführungsgänge der Glandulae tarsales (Meibom-Drüsen) durch Entzündung, Tumor oder spontan. Klinisch zeigt sich anfangs eine leichte, im Gegensatz zum Gerstenkorn (Hordeolum) schmerzfreie Entzündung, später ein schmerzloser (indolenter) derber Knoten.

339

Ein Gerstenkorn (Hordeolum) ist eine akute bakterielle Infektion der Lidrand-Drüsen, meist der Meibom-Drüsen (Hordeolum internum), seltener der Zeis- oder Moll-Drüsen (Hordeolum externum).

340

Beim Keuchhusten (Pertussis) können venöse Stauungen zu Blutungen unter die Lider und unter die Bindehaut führen (seltener auch in die Netzhaut).
Die Einblutung in die Bindehaut heißt Hyposphagma. Sie heilt in der Regel spontan ab.

341

Lösungsvorschlag.
Anamnese und Klinik der Patientin sprechen für das Krankheitsbild der Akromegalie: Ein Hypophysenvorderlappenadenom produziert zu viel Wachstumshormon (GH, Somatotropin). Dies führt u. a. zu einer Vergrößerung der Akren (distalen Teile des Körpers: Hände, Finger, Füße, Zehen, Nase, Kinn). Das Hypophysenadenom drückt auf die Sehnervenkreuzung (Chiasma opticum) und führt dort zu einem Ausfall der beiden äußeren Felder des Gesichtsfeldes, da de-

ren Nervenbahnen im Chiasma opticum auf die andere Hirnseite kreuzen („Chiasmasyndrom").

342

Eine Läsion der Sehnervenkreuzung (Chiasma opticum) führt zum Chiasmasyndrom, der bitemporalen Hemianopsie (Ausfall beider temporaler Hälften des Gesichtsfeldes).
Ursachen: Prozesse mit Raumforderung (Tumoren) z. B.

- Meningeom,
- Hypophysenadenom,
- Kraniopharyngeom.

343

Ursachen für Netzhaut-Ablösungen:

- Primäre (idiopathische) Ablatio (häufigste Form): Im Alter, bei Myopie und nach Kataraktoperation kann es zur Verflüssigung und Umstrukturierung des Glaskörpers kommen. An den Anheftungsstellen zwischen Netzhaut und Glaskörper kommt es zu Rissen (bei 15 - 20% der Patienten ist auch das zweite Auge betroffen).
- Sekundäre Ablatio entsteht z. B. nach
  - perforierender Verletzung,
  - Entzündung,
  - Aderhautmelanom,
  - Prellung (z. B. Schnee-, Squash- oder Tennisbälle) können auch nach Jahren noch verzögert eine Netzhautablösung zur Folge haben.
- Traktionsablatio entsteht durch strukturelle Veränderungen z. B. nach erfolglosen Netzhautoperationen und bei allen Formen der Unterversorgung der Netzhaut, z. B. bei
  - diabetischer Retinopathie,
  - Netzhautvenenverschlüssen,
  - Frühgeborenen-Retinopathie und
  - Entzündungen.

344

Augensymptome bei Borreliose: Hirnnervenausfälle (v. allem N. facialis), Neuritis, Iridozyklitis, Doppelbilder-Sehen und Panophthalmie (eitrige Entzündung des Augeninneren und der Augenhüllen).

345

Klinik bei grauem Star (Linsentrübung, Katarakt):

- Anfangs nur Lichtempfindlichkeit wegen unregelmäßiger Lichtbrechung (Patienten tragen Sonnenbrille oder breitkrempigen Hut),
- später zunehmende Einschränkung der Sehfähigkeit,
- bei der überreifen Katarakt (meist im hohen Alter) kommt es zur Verflüssigung von Linsenanteilen. Die Linsenkapsel kann sich dabei spontan öffnen. Dies verbessert zwar zunächst oft die Sehfähigkeit, führt jedoch leicht zu gefährlichen Entzündungen des Auges (Operationsindikation.)

346

Im Alter sinkt die Sehschärfe oft aufgrund einer Kombination von verschiedenen Faktoren:

- Die Anzahl der Ganglienzellen in der Netzhaut wird weniger,
- Zunahme der Linsendichte,
- Pupille ist enger,
- gestörter Stoffwechsel der Makula führt zur Makuladegeneration.

347

Lösungsvorschlag:
Arteriitis temporalis Horton (Riesenzellenarteriitis). Vgl. zum Krankheitsbild Antwort auf Frage **124**.
Das Krankheitsbild kann innerhalb von 24 Stunden zur Erblindung führen. Es handelt sich hier also um einen Notfall. Therapeutisch kommen Glukokortikoide und andere Immunsuppressiva zum Einsatz. Der Patient sollte also schnellstmöglich zu einem Augenarzt bzw. in eine Augenfachklinik zur ärztlichen Behandlung.

348

Augenkrankheiten älterer Patienten:

- Diabetische Retinopathie (ist auch bei jungen Diabetikern möglich),
- Glaukom,
- Katarakt,
- Riesenzellenarteriitis (Arteriitis temporalis) mit ischämischer Neuropathie des Sehnervs und Netzhautablösung,
- Ektropium (Umstülpung des Lids nach außen, z. B. bei Fazialislähmung)),
- Degeneration der Makula.

349

Allgemeinerkrankungen, die mit schwerwiegenden Augensymptomen einhergehen können:

- Hirntumoren,
- Diabetes mellitus,
- andere maligne Tumoren,
- Herpes zoster des Gesichtes,
- Toxoplasmose,
- endokrine Orbitopathie,
- rheumatische Erkrankungen,
- Myasthenia gravis,
- Sjögren-Syndrom,
- Basaliom (häufigster Lidtumor),
- Arteriitis temporalis u. a.

350

Augensymptome bei HIV und AIDS:

- <u>Sehnerv</u>: Atrophie, Entzündung, häufig Toxoplasmose oder CMV-Retinitis,
- <u>Bindehaut, Lider</u>: Kaposi-Sarkom,
- <u>Retina</u>: Ischämische Nekrosen, Blutungen, Cotton-wool-Herde,
- <u>Augenvorderabschnitt</u>: Iridozyklitis.

351

Differentialdiagnosen zum entzündlichen Lidödem:

- <u>Hordeolum</u>: lokale Druckempfindlichkeit,
- <u>Kontaktallergien</u>: wenig Ödem,
- <u>Insektenstich</u>: starke ödematöse Schwellung,
- <u>Tränensackphlegmone oder Dakryozystitis</u>: bei Druck auf Tränensackgegend Entleerung eines eitrigen Sekrets aus den Tränenpünktchen,

- Dakryoadenitis: Schwellung der temporalen Seite des Oberlides,
- endokrine Orbitopathie: entzündliche Lidschwellung,
- Orbitaphlegmone (lebensgefährlich): allgemeines Krankheitsgefühl und Temperaturerhöhung u. a.

352

Die häufigste Form der Farbenfehlsichtigkeit ist die Rot-Grün-Blindheit. Es sind ca. 4% der Männer davon betroffen.

353

Beim Zoster ophthalmicus handelt es sich um einen Herpes zoster nahezu immer einseitig im Bereich eines 1. Trigeminusastes.

354

Bei palpatorisch hartem Augapfel denkt man an einen akuten Glaukomanfall. Dabei fühlt sich der Augapfel steinhart an.

355

Trias beim Chiasmasyndrom (Läsion der Sehnervenkreuzung):

- Optikusatrophie,
- bitemporale Gesichtsfeldausfälle,
- ein- oder beidseitige Sehschärfereduktion.

356

Das Basaliom ist der am häufigsten vorkommende Lidtumor. Er wächst zerstörend infiltrierend in die Tiefe, setzt jedoch keine Metastasen.

Weitere Tumore des Augenlides sind:

- Talgdrüsentumor (selten, metastasiert),
- Kaposi-Sarkom (Vorkommen bei AIDS),
- Plattenepithelkarzinom.

357

Bei einer Pilzinfektion des Auges zeigen sich multiple weißliche Infiltrate in der Hornhaut. Die Infektion verläuft langsam. Es entsteht frühzeitig eine Eiteransammlung am Boden der Vorderkammer des Auges. Ein Erregernachweis in der Kultur ist schwierig.

358

Pathogenese der Kurzsichtigkeit (Myopie):

- zu langer Augapfel (Achsenmyopie),
- zu starke Brechung des optische Systems (Refraktions- oder Brechungsmyopie z. B. durch Keratokonus, Kugellinse, Katarakt, Linsenverlagerung).

359

Nebenwirkungen von Glukokortikoiden (Kortikosteroiden) am Auge:

- Glaukom,
- Katarakt,
- Hornhautgeschwüre.

Bei örtlicher Anwendung von Glukokortikoiden können innerhalb einer Woche Hornhautgeschwüre verursacht werden (Glukokortikoide nie bei Augen mit einem defektem Epithel verabreichen).

Bei oraler oder auch örtlicher Gabe von Kortikosteroiden kann es innerhalb eines Jahres zum Katarakt, innerhalb eines Monats zum Glaukom kommen.

360

An Herpes zoster bzw. Zoster ophthalmicus erkranken insbesondere Patienten, welche an Allgemeinerkrankungen oder Abwehrschwäche leiden. (Der Zoster ophthalmicus kann aber auch bei Patienten ohne sonstige Allgemeinerkrankungen auftreten).

361

Beim Glaukomanfall kommt es durch eine Abflussstörung des Kammerwassers zu einer akuten Erhöhung des Augeninnendrucks mit

- starken Kopfschmerzen,
- entrundeter, weiter, reaktionsloser Pupille,
- Übelkeit, Erbrechen,
- deutlicher Störung des Allgemeinbefindens und
- Sehstörungen.

Bei jedem älteren Patienten mit morgendlichen Kopfschmerzen muss man an ein Glaukom denken. Ein akutes Glaukom stellt ein Notfall dar (Erblindung droht). Frauen sind doppelt so häufig betroffen wie Männer. Der Erkrankungsgipfel liegt zwischen dem 55. und 70. Lebensjahr.

362

Myopie bedeutet Kurzsichtigkeit. Man versteht darunter eine Form der Fehlsichtigkeit (Ametropie) infolge eines Brechungsfehlers (Refraktionsanomalie) des Auges. Bei der Myopie vereinigen sich die parallel einfallenden Strahlen schon vor der Netzhaut.

Pathogenese:

- Zu langer Augapfel (Achsenmyopie),
- zu starke Brechung des optische Systems (Refraktions- oder Brechungsmyopie: z. B. durch Keratokonus, Kugellinse, Katarakt, Linsenverlagerung).

Therapie

Durch eine Brille oder Kontaktlinsen (Zerstreuungslinse, konkave Linse) wird die Brechkraft so vermindert, dass sich parallele (= aus dem Unendlichen einfallende) Strahlen nicht mehr vor, sondern auf der Netzhaut vereinigen.

363

Unter „trockenem Auge“ wird die unzureichende Benetzung der Augen aufgrund einer Sekretionsstörung des Tränenfilms verstanden. Es droht die Entwicklung einer Keratoconjunctivitis sicca. Das sog. „trockene Auge“ ist ein häufiges Beschwerdebild im Alter.

Ursachen:

- Krankheiten des rheumatischen Formenkreise (z. B. Sjögren-Syndrom),
- Entzündung der Meibom-Drüsen,
- Lidfehlstellung oder Veränderung der Bindehaut- und Hornhautoberfläche.

364

Späte Verätzungsfolgen sind z. B.

- Sekundärglaukom,
- Hornhauttrübung mit Vaskularisation und Symblepharon (Verwachsung des Lids mit dem Augapfel).

365

Spätfolgen einer Augenprellung:

- Kontusionskatarakt,
- Netzhautablösung,
- Sekundärglaukom u. a.

366

Augenbeteiligung bei Diabetes mellitus:

- Retinopathia diabetica: Mikroangiopathie des Augenhintergrunds u. a. mit Netzhautblutungen, Mikroaneurysmen, harten Exsudaten (Lipidablagerungen), Netzhautödem mit Sehschärfenverlust; außerdem: Cotton-wool-Herde, Gefäßneubildungen auf und vor der Netzhaut mit rezidivierenden Glaskörperblutungen. Häufige Ursachen einer Erblindung.
- Cataracta diabetica oder vorzeitiger Altersstar,
- Augenmuskelparesen,
- Infarkte des Sehnervs,
- Infarkte der Papille und des Sehnervs.

367

- Viren,
- Bakterien,
- Pilze,
- Parasiten (z. B. Protozoen): Voraussetzungen für die Infektion mit Mikroorganismen bilden häufig Benetzungsstörung (z. B. bei Fazialisparese, Sjögren-Syndrom), Verletzung der Oberfläche, Medikamente, ätzende Chemikalien, Fazialisparese.
- Immunologisch durch Antigen-Antikörperreaktion.

368

Laugenverätzungen haben eine schlechtere Prognose. Die Lauge dringt ins Augeninnere ein und schädigt dadurch auch Iris, Kammerwinkel und Linse. Säureverätzungen bleiben häufig oberflächlich.

369

Beim „Grauen Star“ (Linsentrübung, Katarakt) handelt es sich um eine Eintrübung der Linse (meist beidseitig) mit Beeinträchtigung des Sehens (bis zur Blindheit).

Der „Grüne Star“ (Glaukom) ist eine Erkrankung mit Erhöhung des Augeninnendrucks, wodurch der Sehnerv und somit das Gesichtsfeld geschädigt werden.

370

Lösungsvorschlag:

Netzhaut-Ablösung (Ablatio retinae). Sofortige augenärztliche Untersuchung!

371

Differentialdiagnose des einseitigen Exophthalmus:

- Retrobulbärer Tumor oder Blutung,
- Orbitalabszess,
- Entzündung (auch an Zähne und Nebenhöhle denken),
- Sinus-cavernosus-Thrombose (meist von infektiösen Geschehen der Gesichtshaut oder der Lippen fortgeleitet),
- arteriovenöses Aneurysma (pulsierend, oft nach Sinus-cavernosus-Thrombose).

372

Lösungsvorschlag:

Es handelt sich um einen akuten Glaukomanfall (erhöhter Augeninnendruck). Klinisch weite, reaktionslose Pupillen, Hornhautödem, Bindehauthyperämie, bei Palpation des betroffenen Auges ist ein „steinharter" Augapfel zu tasten. Die Augendruckmessung mit dem Tonometer sichert die Diagnose.

373

Kardinalsymptome beim Offenwinkelglaukom:

- Augeninnendruckerhöhung,
- umschriebene Gesichtsfeldausfälle (Skotome),
- Papillenexkavation („Aushöhlung" aufgrund einer Druckatrophie)

Im Frühstadium sind häufig nur einzelne dieser Befunde vorhanden (subjektiv bestehen keine Beschwerden).

374

Glaukom oder „grüner Star" ist ein Sammelbegriff für Krankheiten des Auges, die mit einem erhöhten intraokularen Druck (Augeninnendruck) einhergehen. Es werden ein akutes Glaukom und ein chronisches Glaukom unterschieden.

Beim akuten Glaukom (Glaucoma acutum, akutes Engwinkelglaukom) kommt es zu einer anfallsartigen Erhöhung des Augeninnendrucks durch Verlegung der Abflusswege.

Leitsymptome:

- Schmerzen: heftige Schmerzen im betroffenen Auge und um das Auge herum. Ausstrahlung in die Zähne, in den ganzen Kopf, evtl. sogar ins Abdomen!
- Tastbare Härte des Augapfels: beim akuten Glaukomanfall fühlt sich der Augenbulbus steinhart an (wichtigstes Symptom, Augeninnendruck 60-80 mmHg).
- Nebelsehen und Farbringe: bei Dunkelheit werden Farbringe um Lichtquellen gesehen (Folge des Hornhautödems).
- Weitere Symptome:
  - Bindehaut gerötet
  - episklerale Gefäße erweitert (gemischte Injektion)
  - Hornhaut-Ödem mit matthauchiger Trübung
  - Vorderkammer flach oder völlig aufgehoben
  - Iris verwaschen, Pupille erweitert und unregelmäßig entrundet.

375

Unter Schielen (Strabismus) versteht man die Fehlstellung eines Auges. Das fixierende Auge ist auf das Sehobjekt gerichtet, das nicht fixierende (schielende) Auge weicht ab. Beim Begleitschielen (nicht-paretisches Schielen, Heterotropie) folgt das abweichende Auge dem Führungsauge bei Augenbewegungen in alle Richtungen. Das Begleitschielen beginnt in den ersten Lebensjahren. Die gefährlichste Folge besteht in der Amblyopie (Schwachsichtigkeit): das störende zweite Bild des schielenden Auges wird im Gehirn unterdrückt. In der Folge bleibt die zentrale Sehfähigkeit (Sehrinde) unwiderruflich geschädigt, wenn nicht vor dem 6. Lebensjahr Operation und/oder Sehtraining stattfinden.

Ätiologie:

Unklar, erbliche Disposition, schlechteres Sehvermögen eines Auges, Fehler von Steuerungsmechanismen im Hirnstamm, Weitsichtigkeit, sekundärer Strabismus: Schielen infolge anderer Augenerkrankungen (z. B. Netzhautfehler durch Tumoren, Narben und - evtl. angeborene – Trübungen von Hornhaut und Glaskörper.)

Therapie:

- Sehtraining durch wechselseitiges Abdecken der Augen (Okklusionsbehandlung = künstliche Herstellung eines Strabismus alternans).
- Operation (operative Lockerung bzw. Straffung der betroffenen Augenmuskeln)

376

Klinik der Bindehautentzündung:

- Leitsymptom: rotes Auge,
- Sekretion (wässrig, schleimig oder eitrig),
- morgendliche Verklebung der Lidränder durch eingetrocknetes Sekret,
- Fremdkörpergefühl im Auge, Brennen und Jucken im Auge, Lichtscheu,
- Schwellung der Bindehaut (bis zur „Chemosis“ = ausgeprägtes Bindehautödem),
- bei viralen Entzündungen: Follikel auf der Innenseite der Lider (Lymphozytenansammlungen),
- bei allergischen Entzündungen: „Papillen“ (Vorwölbungen an der Innenseite der Lider, die ein feines Blutgefäßbäumchen zeigen),
- bei Beteiligung des Hornhautepithels (Keratokonjunktivitis): krampfhafter Lidschluss.

377

Die Schwimmbadkonjunktivitis ist eine bakterielle Bindehautentzündung (Konjunktivitis). Die Übertragung erfolgt durch Badewasser (selten in Schwimmbädern) und feuchte Wäsche infizierter Patienten. Die Inkubationszeit beträgt 8-12 Tage.

Klinik:

- Unter der Innenseite von Ober- und Unterlid finden sich große Follikel (Lymphzell-Ansammlungen),
- das Oberlid hängt durch die Schwellung etwas herab,
- eitrige Absonderung,
- ähnlich wie beim echten Trachom kann es zu kleinen Knötchen der Bindehaut kommen, von denen eine feine Gefäßeinsprossung in die Hornhaut ausgeht (Pannus). In der Regel heilt aber die Chlamydien-Konjunktivitis (Einschlusskonjunktivitis) innerhalb von 3 - 6 Monaten folgenlos ab.

378

Der Erreger der Schwimmbadkonjunktivitis ist das Bakterium Chlamydia trachomatis (Serotyp D-E-K).

379

Myopie bedeutet Kurzsichtigkeit. Abweichungen vom Normalzustand entstehen z. B. durch

- Langbau des Auges (Achsenmyopie) oder
- zu starke Brechung des optischen Systems (Brechungsmyopie, z. B. durch Keratokonus, Kugellinse, Katarakt).

380

Differentialdiagnose einer diffusen Lidschwellung:

- Fettgewebseinlagerung (Alterserscheinung),
- Nephrotisches Syndrom,
- Akute Glomerulonephritis,
- Allergie (Quincke-Ödem),
- Myxödem bei Hypothyreose,
- lokale Infektion,
- Sinusvenenthrombose,
- Luftemphysem (z. B. nach Siebbeinverletzung).

381

Patienten mit Diabetes mellitus müssen regelmäßig vom Augenarzt untersucht werden, um den Beginn einer durch Diabetes hervorgerufenen Retinopathie rechtzeitig zu erkennen und zu behandeln. Die diabetische Retinopathie ist in unseren Breiten die häufigste Ursache für Erblindung (nach 10 Jahren sind 50% der Patienten mit diabetischer Retinopathie erblindet).

382

Ein seltener Lidschlag lässt an eine endokrine Orbitopathie bei immunogener Hyperthyreose (M. Basedow) denken. Man bezeichnet dieses Symptom als Stellwag-Zeichen.
Auch Patienten mit M. Parkinson haben bisweilen einen seltenen Lidschlag.

383

Häufig rezidivierende Gerstenkörner können – wie andere rezidivierende Infektionen auch – ein Hinweis auf Diabetes mellitus oder chronische Leukämie sein.

384

Das Trachom (Körnerkrankheit, Conjunctivitis granulosa trachomatosa, trachomatöse Einschlusskonjunktivitis) wird durch das Bakterium Chlamydia trachomatis verursacht. Diese Erkrankung ist vor allem in den Tropen und Subtropen in Ländern mit mangelhafter Hygiene verbreitet. 400-500 Millionen sind weltweit erkrankt. Das Trachom ist die häufigste Ursache der Erblindung.

Klinik:

- chronische Keratokonjunktivitis mit sehr langsamem Verlauf,
- Lichtscheue, Tränenfluss, Druckgefühl im Auge,
- hypertrophische Lymphfollikel am oberen Lidrand („Körnerkrankheit"),
- starke Gefäßerweiterung im Bereich der Hornhaut („Pannus"),
- später: Narbenbildung, bakterielle Superinfektionen, Erblindung durch Übergreifen auf die Hornhaut.

385

Nebenwirkungen von Medikamenten auf den Sehapparat: Einige Beispiele:

- Ovulationshemmer: verursachen gelegentlich Netzhautvenenverschluss.
- Antikoagulantien: können zu Netzhautblutungen führen.
- Digitalisüberdosierung: kann Farbensehen und Flimmern verursachen.
- Betarezeptorenblocker: können die Hornhautsensibilität herabsetzen und ein „trockenes Auge" verursachen.
- Anti-Malaria-Mittel (Chloroquin = Resochin®): reversible Hornhauttrübung, irreversible Netzhautveränderungen mit Gesichtsfeldausfällen und Sehverlust.
- Morphin, Pilocarpin: Miosis

386

Formen der Linsentrübung:

- Altersstar (häufigste Form; nach dem 60. Lebensjahr; Ursache: Enzymdefekte? UV-Schäden?),
- nach Verletzungen und intraokulären Erkrankungen,
- als Folge von Allgemeinerkrankungen: Durch Ernährungsstörungen der Linse bei Diabetes mellitus, Muskel- und Hauterkrankungen, Tetanie durch Nebenschilddrüseninsuffizienz,
- durch andere Einflüsse (Cataracta electrica nach Stromunfällen, „Feuerstar" der Glasbläser und Hochofenarbeiter, Strahlenkatarakt, Kortisonstar),
- angeborene Formen (z. B. durch Virusinfekte während der Schwangerschaft, seltener erblich wie z. B. Trisomie 21 = Down-Syndrom).

387

Definition

Die Gonoblennorrhö ist eine Konjunktivitis der Neugeborenen durch okulogenitale Infektion mit Neisseria gonorrhoeae (Gonokokken) während der Geburt.

Klinik:

Bindehautentzündung mit hochgradiger Gefährdung der Hornhaut (Einschmelzung und Perforation innerhalb weniger Stunden)

Therapie

Durch die Credé-Prophylaxe (Einbringen von 1%iger Silbernitratlösung in die Bindehaut sofort nach der Geburt) ist die Gonokokkenkonjunktivitis in Europa fast verschwunden.

388

Bei bakteriellen Augenbindehautentzündungen (Konjunktivitiden) besteht die Gefahr von Hornhautgeschwüren, die Narben hinterlassen oder die Hornhaut perforieren können.

389

Eine nicht-infektiöse Konjunktivitis kann entstehen durch:

- Äußere Reize wie Rauch, Staub, klimatische Einflüsse, UV-Licht,
- Stellungsanomalien (Lider, Wimpern),
- Überanstrengung der Augen,
- Sehfehler.

390

Erste-Hilfe-Maßnahmen bei Verätzung der Augen:

- Sofort spülen. Die ersten Sekunden und Minuten sind entscheidend. (Wasser, Getränke, z. B. Mineralwasser, Pufferlösung, physiologische Kochsalzlösung, keine Milch),
- Notarzt benachrichtigen.

Notärztliche Maßnahmen:

- Lokalanästhetikum tropfen (dadurch wird der Lidkrampf beseitigt der Bindehautsack kann eingesehen werden),
- erneut spülen (ca. 15 min.) unter Ektropionieren (= Umstülpen der Augenlider). Zwischendurch mechanische Reinigung unter (wenn möglich doppeltem) Ektropionieren, um z. B. feste (anhaftende) Kalkpartikel zu entfernen.
- Notfalltransport in eine Augenklinik.

391

Notfälle am Auge:

- Akutes Winkelblockglaukom,
- Verbrennungen oder Verätzungen des Auges,
- Prellungen oder Verletzungen des Auges,
- plötzliche ungeklärte Erblindung,
- Verdacht auf eine perforierende Bulbusverletzung,
- Fremdkörper im Auge,
- intraokuläre Infektion,
- Arteriitis temporalis (beidseitige Erblindung droht) u. a.

392

Sklerenfarbe:

- Blass: Anämie,
- gelb: Ikterus,
- blau: Osteogenesis imperfecta, Kollagenosen, Kortisontherapie,
- rot: Episkleritis (Entzündung der Sklera).

393

Als Nystagmus wird ein rhythmisches Augenzittern bezeichnet.
Es handelt sich hierbei um rhythmische, heftig aufeinander folgende, unwillkürliche Zuckungen des Auges, welche drehend, senkrecht oder waagrecht verlaufen können.
Vorkommen z. B. bei

- Multipler Sklerose,
- Verletzungen des Labyrinths,
- Kleinhirntumoren u. a.

394

Das Trachom ist in allen tropischen und subtropischen Regionen mit mangelhafter Hygiene verbreitet. Das Trachom ist in diesen Ländern die häufigste Ursache der Erblindung.

395

Die Übertragung des Trachoms wird durch direkten oder indirekten Kontakt mit dem Erreger - z. B. gemeinsam benutzte Gegenstände des täglichen Lebens - verursacht (mangelnde Hygiene).
(Merke: Meldepflicht bei Erkrankung und Tod, Behandlungsverbot für den Heilpraktiker.)

396

Als gefährliche Lidentzündungen gelten z. B. Herpes simplex und Zoster ophthalmicus. Sie können auf Hornhaut und Auge übergreifen und zur Erblindung führen.

397

Eine Abflussbehinderung des Kammerwasser führt zu einer pathologischen Erhöhung des Augeninnendrucks, zu einem akuten oder chronischen Glaukom.
Es kommt zu einer Abflussbehinderung des vom Corpus ciliare (Strahlenkörpers) gebildeten Kammerwassers im Bereich des Kammerwinkels (sog. Schlemmscher Kanal).
Chronisch erhöhter Augeninnendruck führt zu einer schleichenden Schädigung der Netzhautsinneszellen mit fortschreitenden Gesichtsfeldausfällen, die häufig erst spät bemerkt werden, weil der gelbe Fleck, die Stelle schärfsten Sehens, lange Zeit ausgespart bleibt.

398

Lösungsvorschlag:
Es handelt sich um eine akute Entzündung der Augenbindehaut (Konjunktivitis). DD: Fremdkörper im Auge.

399

Eine graue Pupille ist das typische Symptom eines Katarakts („Grauer Star“).

Therapie:

- Entfernung der Linse (in der Regel erst bei deutlicher Einschränkung der Sehfähigkeit),
- Ersatz durch eine eingepflanzte Vorder- oder Hinterkammerlinse, durch eine starke Brille (Starglas) oder durch eine Kontaktlinse.

400

Lösungsvorschlag:

Es handelt sich um einen Patienten mit einem akuten Glaukomanfall.

401

Als vorbeugende Behandlung gegen die Blennorrhö kommt die sog. Credé-Prophylaxe zur Anwendung. Beim Neugeborenen wird 1%ige Silbernitrat-Lösung in den Bindehautsack eingetropft.

HALS-NASEN-OHREN ANATOMIE / PHYSIOLOGIE

402

Die Nasenscheidewand (Septum nasi) teilt die teils knöcherne, teils knorpelige Nase in eine rechte und eine linke Nasenhöhle. Die Nasenhöhle liegt als horizontal gestellter Kanal über der Gaumenplatte. Die Seitenwände werden hauptsächlich vom rechten und linken Oberkieferbein gebildet. Diese neigen sich zur Mitte und vereinigen sich unter der Schädelbasis mit der Siebbeinplatte zum Nasenhöhlendach. Der hintere Ausgang der Nasenhöhle, die sog. Choanen, führt in den Rachenraum. Die Nasenmuscheln liegen beidseits an der lateralen Wand der Nasenhöhlen parallel übereinander. Unter jeder Nasenmuschel liegt ein Nasengang:

1. Unterer Nasengang:
   Mündung des Tränen-Nasen-Kanals (Schleimhaut ausgekleideter Gang, der die Tränenflüssigkeit aus dem inneren Augenwinkel in die Nasenhöhle leitet.)
2. Mittlerer Nasengang:
   Mündung von Kieferhöhle, Stirnhöhle und vorderen Siebbeinzellen.
3. Oberer Nasengang:
   Mündung der hinteren Siebbeinzellen, Keilbeinhöhle.

403

Die Wände der Nasenhöhle sind von einer Schleimhaut überzogen, die aus einem mehrreihigen Flimmerepithel besteht.
Im Nasenhöhlendach im Bereich der oberen Nasenmuschel und dem obersten Teil des Nasenseptums liegt die Riechschleimhaut (Regio olfactoria) mit den Riechzellen.

404

Der lymphatische Rachenring umgibt die Ausgänge des Mund- und Nasenraumes zum Rachen und setzt sich zusammen aus:

- Zungenmandeln (Tonsilla lingualis: Lymphzellgruppen am Zungengrund),
- paarigen Gaumenmandeln (Tonsilla palatina: zwischen den Gaumenbögen),
- unpaaren Rachenmandel (Tonsilla pharyngea: am Rachendach),
- Seitensträngen (lymphatisches Gewebe am seitlichen Rachendach).

405

Der Kehlkopf (Larynx) sitzt als röhrenförmiges Knorpelgerüst an der Vorderseite des Halses. Er besteht aus 5 Knorpeln, die zum Teil gelenkig miteinander verbunden sind und durch Bänder und Muskeln zusammengehalten werden.
Der Schildknorpel bildet mit seinen zwei vorn zusammengewachsenen Knorpelanteilen den „Adamsapfel“.
An seiner Innenseite ist der Kehl-

deckel (Epiglottis) befestigt. Er legt sich beim Schluckakt schützend vor den Kehlkopfeingang. Unter dem Schildknorpel folgt als Übergang zur Luftröhre der Ringknorpel. Schildknorpel und Ringknorpel sind durch Gelenke miteinander verbunden. Auf der Platte des Ringknorpels sitzen die beiden pyramidenförmigen Stellknorpel. Sie werden von kleinen Muskeln bewegt und sind für die Stellung und Spannung der Stimmbänder wichtig. Die Stimmbänder verlaufen unter der Schleimhaut von der Innenfläche des Schildknorpels zu den Stellknorpeln. Der zwischen den beiden Stimmbändern bestehende Spalt wird „Stimmritze" genannt.

406

Die Paukenhöhle (Cavum tympani, Tympanon) ist ein spaltförmiger, von Schleimhaut ausgekleideter lufthaltiger Raum im Schläfenbein zwischen Trommelfell und Labyrinth. Die Paukenhöhle ist ein Teil des Mittelohrs. Sie schließt die drei Gehörknöchelchen ein:

- Hammer (Malleus),
- Amboss (Incus),
- Steigbügel (Stapes).

407

Die Nasennebenhöhlen

- Kieferhöhle (Sinus maxillaris),
- Stirnhöhle (Sinus frontalis),
- Keilbeinhöhle (Sinus sphenoidalis),
- Siebbeinzellen (Cellulae ethmoidales),

sind mit Luft gefüllte, mit Schleimhaut ausgekleidete Räume, die mit der Nasenhöhle in Verbindung stehen. Die Belüftung (Pneumatisation) der Nasennebenhöhlen vollzieht sich in den ersten 10 Lebensjahren.

408

Die Stirnhöhle mündet unter der mittleren Nasenmuschel in die Nasenhöhle.

409

Der Schlund oder Rachen ist der gemeinsame Abschnitt der Atemwege und des Verdauungstraktes. Er wird in drei Abschnitte gegliedert:

- <u>Oberer Rachenraum</u> (Epi- oder Nasopharynx): Die obere Grenze bildet das sog. Rachendach, ein von Schleimhaut überzogener Bezirk der Schädelbasis. Die untere Grenze entspricht dem freien Rand der Gaumensegel.
- <u>Mittlerer Rachenraum</u> (Meso- oder Oropharynx): Er erstreckt sich vom Rand der Gaumensegel bis zum oberen Rand des Kehldeckels (Epiglottis). In seiner Seitenwand liegen beidseits die Gaumenmandeln (Tonsilla palatinae).
- <u>Unterer Rachenraum</u> (Hypo- oder Laryngopharynx): Er wird auch als Kehlkopf-Rachenraum bezeichnet. Er reicht vom Oberrand des Kehldeckels bis zum Unterrand der Ringknorpelplatte des Kehlkopfes. Nach unten geht er in die Speiseröhre über.

410

Folgende Geschmackskomponenten werden geprüft:

- Salzig (Kochsalzlösung),
- süß (Zuckerlösung),
- sauer (Zitronenlösung),
- bitter (Chininlösung).

411

Die an die Nasenhöhle angrenzenden Knochen enthalten lufthaltige Hohlräume, die Nasennebenhöhlen (Sinus). Sie stehen mit der Nasenhöhle durch feine Öffnungen in Verbindung. Die Nasennebenhöhlen sind unterschiedlich groß und oft asymmetrisch angelegt. Sie bilden sich erst während der Kindheit aus.

- Sinus frontales (Stirnhöhlen): Nachbarschaft zu Augenhöhle und Schädelbasis, Abfluss in den mittleren Nasengang.
- Sinus maxillaris (Kieferhöhlen): Sie reichen als größte Nebenhöhlen vom Auge bis zum Kieferknochen; Abfluss in den mittleren Nasengang.
- Sinus sphenoidales (Keilbeinhöhlen): Sie liegen über dem Nasenrachenraum in Nachbarschaft zu den hinteren Siebbeinzellen; Abfluss in den oberen Nasengang.
- Cellulae ethmoidales (Siebbeinzellen): 6-10 kleine, lufthaltige Hohlräume: Die vorderen Siebbeinzellen bilden mit Stirn- und Kieferhöhlen einen gemeinsamen Erkrankungsraum (Abfluss in den mittleren Nasengang), die hinteren mit den Keilbeinhöhlen (Abfluss in den oberen Nasengang).

412

Der Kehlkopf verschließt die unteren Luftwege („Pförtner der unteren Luftwege") und regelt damit die Belüftung, außerdem ist er das Hauptorgan der Stimmbildung.

413

Die Tuba Eustachii (Ohrtrompete) ist eine Röhre mit einem knorpeligen und einem knöchernen Abschnitt, sie führt von der Paukenhöhle zum Pharynx. Ihre Aufgabe ist der Druck- und Luftausgleich zwischen der Paukenhöhle und der Außenluft.

414

Inspektion der Nase:

- Äußere Nase: „Größe, Farbe, Form, Abweichungen von der Norm". Insbesondere ist auf Hautveränderungen zu achten (Basaliome, Melanome, Plattenepithelkarzinome).
- Innere Nase: Die vordere Rhinoskopie mit Hilfe des Nasenspekulums dient der Beurteilung von Nasenvorhof und Nasenhaupthöhle. Häufige pathologische Befunde:
  - Verkrümmung der Nasenscheidewand (Septumdeviation, anlagebedingt oder erworben), Schleimhautschwellung,
  - Schleimhautulzeration,

– Schleimhautblutung, -eiterung;
– Polypen,
– Borkenbildung,
– Fremdkörper,
– selten: Tumoren.

Die hintere Rhinoskopie zur Beurteilung des Nasenrachenraumes und der Choanen bleibt gewöhnlich dem HNO-Arzt vorbehalten (pathologische Befunde: verdickte Nasenmuscheln, Polypen, Schleim/Eiter, Rachenmandelvergrößerung, Tumoren).

415

Die Riechschleimhaut (Regio olfactoria) mit den Riechzellen liegen im Nasenhöhlendach im Bereich der oberen Nasenmuscheln und dem obersten Teil des Nasenseptums.

416

Die äußere Nase besteht aus einem knöchernen und einem knorpeligen Anteil.

417

Die Zungenmuskulatur wird vom N. hypoglossus, dem XII. Hirnnerv motorisch versorgt.

418

Der beiden Ausführungsgänge der Ohrspeicheldrüse (Glandula parotidea) münden neben den zweiten oberen Molaren im Mundvorhof (Vestibulum oris).

419

Zerumen („Ohrenschmalz") ist ein gelblich-bräunliches Sekret der Talg- und Schweißdrüsen des äußeren Gehörgangs mit der Aufgabe, abgeschilferte Epithelien, Haare und Schmutzpartikel einzuhüllen und nach außen zu transportieren. Es kann Krankheitswert bekommen, wenn es als Zeruminalpfropf (Cerumen obturans) den Gehörgang völlig verlegt.

420

Untersuchungsmethoden der Nase:

- Inspektion (evtl. mit vorderer und hinterer Rhinoskopie),
- Palpation,
- Perkussion,
- Funktionsprüfung (Geruch).

Weiterführende Untersuchungen:

- Endoskopie-Techniken,
- Sonographie,
- Röntgenuntersuchungen,
- Computertomografie und Kernspin.

421

Das Innenohr (Labyrinth) enthält zwei Sinnesorgane, die verschiedene Funktionen haben, aber morphologisch einen Komplex bilden:

- Die Cochlea (Schnecke) ist das eigentliche Hörorgan,
- der Vestibularapparat (bestehend aus Sacculus, Utriculus und den Bogengängen) bildet das Gleichgewichtsorgan.

422

Der Tränen-Nasen-Kanal mündet in den unteren Nasengang. Das ist ein von Schleimhaut ausgekleideter Gang, der die Tränenflüssigkeit aus dem inneren Augenwinkel in die Nasenhöhle leitet. Deshalb muss man beim Weinen die Nase putzen.

423

Die Funktionen der Nase:

- Anfeuchten der eingeatmeten Luft,
- Erwärmen der eingeatmeten Luft,
- Wahrnehmung von Gerüchen,
- Reinigen der eingeatmeten Luft.

424

Die ersten Zähne des Kindes, die Milchzähne, beginnen mit dem Durchbruch im 6. - 8. Lebensmonat. Das Wachstum der Milchzähne ist mit ca. zwei bis zweieinhalb Jahren beendet. Das Milchgebiss besteht aus 20 Zähnen. Nach Resorption der Wurzel fallen die Milchzähne dann zwischen dem 6. und 12. Lebensjahr aus und werden durch das bleibende Gebiss mit 32 Zähnen ersetzt.

425

Die Schallenergieübertragung läuft vom Trommelfell (Membrana tympanica) über Hammer (Malleus), Amboss (Incus) und Steigbügel (Stapes) zum ovalen Fenster des Labyrinths.

426

Abb. 7 Ohr und Gehörknöchelchen (knöchernes Labyrinth)

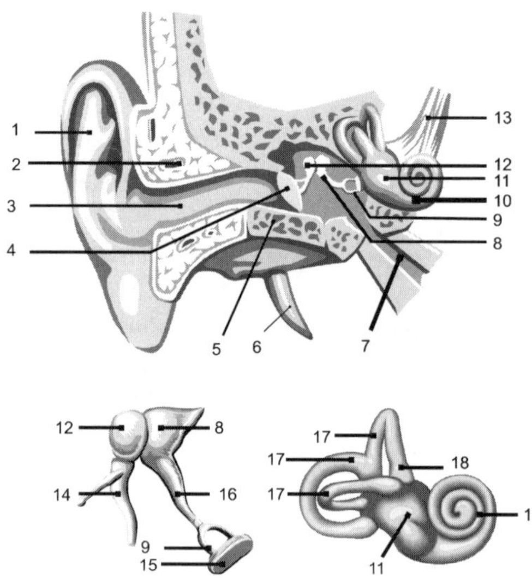

1 **Ohrmuschel** (Auricula)	7 **Ohrtrompete** (Tuba auditiva)	13 **Hör- und Gleichgewichtsnerv** (N. statoacusticus)
2 **Wand d. äußeren Gehörgangs**	8 **Amboss** (Incus)	14 **Handgriff des Hammers**
3 **Äußerer Gehörgang**	9 **Steigbügel** (Stapes)	15 Fußplatte des Steigbügels
4 **Trommelfell** (Membrana tympani)	10 **Hörschnecke** (Cochlea)	16 Langer Schenkel des Amboss
5 **Wand d. äußeren Gehörgangs**	11 **Vestibulum**	17 Halbkreisförmige **Bogengänge**
6 **Griffelförmiger Fortsatz**	12 **Kopf des Hammers**	18 **Bogengangsampulle**

HALS-NASEN-OHREN PATHOLOGIE

427

Symptome bei Stomatitis ulcerosa (geschwürige Mundschleimhautentzündung):

- Speichelfluss,
- Brennen und Schmerzen,
- schlechter Geschmack,
- Foetor ex ore (Mundgeruch),
- die Nahrungsaufnahme ist erschwert.
- leicht blutende Geschwüre mit nekrotischem, Fibrin bedecktem Grund (bakteriell besiedelt).

428

Differentialdiagnosen zur Stomatitis ulcerosa:

- Karzinom: An ein Karzinom sollte man bei allen Ulzerationen der Mundschleimhaut denken. Der Befund sollte durch Entnahme einer Probeexzision und anschließende histologische Untersuchung abgeklärt werden.
- Blutkrankheiten (akute Leukose, Agranulozytose),
- Lues (Syphilis),
- Tuberkulose,
- Angulus infectiosus (z. B. bei Soor, Diabetes mellitus).

429

Eine Zungenvergrößerung (Makroglossie) findet sich z. B. bei Akromegalie, Schilddrüsenunterfunktion (Myxödem oder Hypothyreose) und bei der Trisomie 21 (Down-Syndrom); akut auftretend z. B. auch bei allergischen Reaktionen (Wespenstich, Quincke-Ödem).

430

Die Inspektion des Mund- und Rachenraumes

a) Sie wird mit „zarter und ruhiger Hand“ unter vorheriger Aufklärung des Patienten durchgeführt: Nur so können Abwehrspannung und Würgereiz vermieden werden.

Bei der allgemeinärztlichen Untersuchung wird ein Mundspatel zwischen Daumen und Zeigefinger in die linke Hand genommen. (Daumen an der Unterseite des Instrumentes, die übrigen Finger der Hand nach oben). Das Ende des Spatels sollte nicht an der Handinnenfläche abgestützt werden, da man bei einer unvorhergesehenen Bewegung des Patienten sonst nicht „ausweichen“ kann. Im Idealfall wird als Lichtquelle die HNO-ärztliche Stirnlampe benutzt (dadurch bleibt die rechte Hand frei für einen weiteren Spatel bzw. für Instrumente). Im Normalfall wird die Lampe in der rechten Hand gehalten. Es folgt das Betrachten der Lippen, die Inspektion des Mundvorhofs, Oberlippe, Unterlippe, Wangentaschen, Ausführgang der Ohrspeicheldrüse, Zahnfleisch,

Zähne. Inspektion der Mundhöhle (Mund weit öffnen, Zunge nicht herausstrecken). Anheben der Zungenspitze mit dem Mundspatel (Inspektion der submandibulären Speicheldrüsen).

Den Abschluss bildet die Untersuchung der Tonsillenregion und der Rachenhinterwand. Hierzu wird der in der linken Hand gehaltene Spatel unter Seitwärtsdrängung des rechten Mundwinkels aus seitlicher Richtung in die Mundhöhle eingeführt, bis sein vorderes (distales) Ende etwa die Gegend des Überganges vom mittleren zum hinteren Drittel der Zunge erreicht hat. Nun wird die Zunge langsam aber konsequent in den Mundboden gedrückt, bis sich der vordere Gaumenbogen spannt und die Tonsillen sichtbar werden.

b) Sichtbare Krankheitsbilder im Mund- und Rachenraum

Inspektion des äußeren Mundes:

- Zyanose (bei Herz-, Lungen- und Bluterkrankungen),
- strichförmige Lippen und „Tabaksbeutel-Mund" bei Sklerodermie,
- Pigmentpunkte bei Peutz-Jeghers-Polypose,
- Teleangiektasien („rote Punkte") bei M. Osler,
- Mundwinkelrhagaden bei Vitaminmangelschäden und Zahnstellungsanomalien,
- periorale Blässe bei Scharlach,
- Bläschen bei Herpes labialis,
- Leukoplakien, Basaliome, Plattenepithelkarzinome, Melanome.

Es folgt die Inspektion der Mundhöhle mit Vestibulum oris (Mundvorhof), Zähnen, Zahnfleisch, Zunge, Tonsillen und Rachenhinterwand:

Vestibulum oris:

- Leukoplakie (weißliche Schleimhautwucherung, Krebsvorstufe = Präkanzerose),
- Candida albicans (Soor; Pilzbefall bei Abwehrschwäche, z. B. Aids oder Chemotherapie),
- Koplik-Flecken bei Masern (bläulich-weiße ca. 0,5 mm große Flecken jeweils im Mittelpunkt einer ca. 3 mm großen Rötung der Wangenschleimhaut),
- Ausführungsgang des Ductus parotideus: Mündung gegenüber dem zweiten Backenzahn oben unter einer kleinen Schleimhauterhebung.

Zahnfleisch (Gingiva):

- Verfärbung (z. B. bräunlich bei Morbus Addison, blau-schwarz bei Bleivergiftung),
- Hyperplasie („Zahnfleischwucherung") bei Einnahme des Medikamentes Hydantoin (bei Epilepsie) oder des Immunsuppressivums Cyclosporin A.

Zähne:

- Streuherd (focus) von Bakterien (z. B. Fieber unklarer Genese, Endokarditis usw.),
- „Tonnenform" der Zähne bei angeborener Lues (Lues connata),

- allgemeine Hinweise auf Einstellung des Patienten zu sich und zu Krankheiten (Indolenz, Angst vor Arztbesuch usw).

Zunge:

- Vergrößerung bei Myxödem, Akromegalie und Down-Syndrom,
- Atrophie bei Hypoglossuslähmung und Vitaminmangel,
- Zungenbiss nach epileptischen Anfällen, Himbeerzunge bei Scharlach,
- Lackzunge bei Leberzirrhose,
- stark gerötete Zunge bei Eisenmangel oder Perniziosa,
- trockene Zunge bei Exsikkose („Austrocknung") des Patienten.

Tonsillen:

- Eitrige Beläge bei bakteriellen Entzündungen (z. B. Angina tonsillaris),
- weißliche Beläge (Mononukleose, Diphtherie, Candida albicans u. a.),
- Geschwüre, Tumoren.

Rachenhinterwand:

- Schleim- oder Eiterstraße sprechen für Nebenhöhlenvereiterungen,
- Asymmetrie des Gaumensegels spricht für Schädigung der Hirnnerven IX und/oder X.

431

Bei Druck auf das Foramen infraorbitale prüft man den Nervenaustrittspunkt des N. infraorbitalis, dieser ist einer der drei Äste des N. trigeminus (V_2).

432

Der Tragus ist eine knorpelige Erhebung direkt vorne vor dem Gehörgang. Ein Druckschmerz über dem Tragus ist bei Säuglingen und Kleinkindern ein Hinweis auf eine Mittelohrentzündung (Otitis media), beim Erwachsenen für eine Entzündung des äußeren Gehörganges (Otitis externa) oder ein Furunkel des äußeren Gehörgangs.

433

Stomatitiden (Mundschleimhautentzündungen) und nekrotisierende, geschwürig zerfallende Prozesse in der Mundhöhle finden sich z. B.

- bei Agranulozytose (allergisch nach Medikamenten, als Therapiefolge bei Chemotherapie),
- bei Leukämie, bei Panmyelophthise („Knochenmarkschwund" = völliges Versagen des Blut bildenden Gewebes) und bei
- Quecksilbervergiftung.

Mundschleimhautgeschwüre sind also oft ein Symptom bösartiger Erkrankungen mit Ausfall einzelner oder aller Reihen der Blutzellbildung.
Oft tritt diese Störung der Blutzellbildung mit Agranulozytose auch als Komplikation nach der Chemotherapie bösartiger Tumoren auf. (Beachte deshalb: Bei Patienten mit bösartigen Tumoren und Patienten unter Zytostase = Chemotherapie muss unbedingt die Mundhöhle inspiziert werden).

434

Therapeutische Maßnahmen bei Nasenbluten:

- Aufrechtsitzen (oder Hochlagerung des Oberkörpers),
- evtl. Senkung eines zu hohen Blutdrucks,
- Nasenflügel mit den Fingern zusammendrücken (Druck auf das vordere Septum),
- kalte Halsumschläge und Eisumschläge auf den Nacken,
- elektro- oder laserchirurgischer Verschluss der Blutungsquelle,
- Tamponade, Gefäßunterbindung (nur ausnahmsweise bei heftigen arteriellen Blutungen),
- Hämostyptika (Blut stillende Medikamente) i.m. oder i. v.

435

Die längerfristige Anwendung von Nasentropfen ist keineswegs unbedenklich. Der dauerhafte Gebrauch von Nasentropfen oder- sprays kann zur Abhängigkeit führen. Durch das wiederholte Anwenden der abschwellenden Medikamente (sympathomimetische, also Sympathikus-Wirkung imitierende Wirkstoffe) trocknet die Schleimhaut aus. Als Gegenreaktion schwillt die Nasenschleimhaut an und versucht die Durchblutung zu steigern. Dadurch wird die Nasenatmung erneut behindert, man greift wieder zum Nasenspray. Das Ergebnis ist eine "trockene Nase", in der sich Borken bilden und deren Schleimhaut stark geschädigt ist.

436

Erkrankungen, die mit Mundtrockenheit einhergehen:

- HIV-Infektion,
- verminderter Speichelfluss (Sialopenie),
- strahlenbedingte Speicheldrüsenentzündung (Strahlensialadenitis),
- Sjögren-Syndrom,
- Medikamente: Atropin, Psychopharmaka, Sympathomimetika u. a.

437

Lösungsvorschlag:

Der Patient hat einen Hörsturz.

<u>Ätiologie:</u>

- Durchblutungsstörung:
  - Kardiogen (mangelnde Herzleistung),
  - plötzlicher Blutdruckabfall (hypotone Kreislaufregulationsstörung),
  - vasomotorische Störungen, Gefäßprozesse, venöse Stase (Akustikusneurinom),
  - durch Veränderungen an der Halswirbelsäule (HWS),
  - Erythrozyten-Verklumpung (Mikrozirkulationsstörung, erhöhte Blut-Viskosität),
  - Stress,
  - Embolie des Innenohrs,
- Virusinfektion (u. a. HIV),
- Autoantikörper im Rahmen von Autoimmunprozessen,
- Ruptur des runden Fensters (traumatisch oder durch Druckerhöhung im Innenohr),

- Stoffwechselstörungen (Hyperlipämie, Hyperurikämie, Diabetes mellitus).

438

Als Entzündung der Tonsillen imponieren u. a. folgende Krankheitsbilder:

- Angina tonsillaris: beta-hämolysierende Streptokokken der Gruppe A,
- Scharlach: beta-hämolysierende Streptokokken, die Scharlachtoxin bilden,
- Diphtherie: Corynebacterium diphtheriae,
- Mononukleose: Ebstein-Barr-Virusinfektion (auch: Pfeiffer-Drüsenfieber oder „Kissing disease"),
- Angina Plaut-Vincent: einseitige Tonsillitis; Erreger: Spirochäten in Kombination mit fusiformen Stäbchen,
- Soor: Pilzinfektion mit Candida albicans bei Abwehrgeschwächten, z. B. Aids-Patienten,
- Syphilis: Infektion mit Treponema pallidum an untypischer Stelle,
- eine Vielzahl viraler Entzündungen im Rachenbereich.

439

Symptome bei allergischer Rhinopathie (Rhinitis allergica)

- Juckreiz in der Nase (z. T. auch Hals, Bronchien),
- Niesattacken,
- Behinderung der Nasenatmung,
- Konjunktivitis (Augenbindehautentzündung) mit Augentränen,
- Husten, Asthma bronchiale,
- Neurodermitis atopica,
- Nasenmuscheln verdickt, livide verfärbt,
- Absonderung von wässrigem oder glasigem Schleim.

440

Verantwortliche Allergene bei Rhinitis allergica:

- Pollen (Pollinosis/Heuschnupfen): Beschwerden in der Blütezeit der entsprechenden Pflanzen oft Mai bis Juni, z. T. weit darüber hinaus,
- Hausstaub (= Allergie gegen Exkremente von Staubmilben, Schimmelpilzsporen, Tierhaare)
- Berufsallergene (Mehl, Nahrungsmittel, exotische Hölzer u. a.)

441

Ohrgeräusche und dazugehörende Erkrankungen:

- Bei Gefäßerkrankungen und Hypertonie: pulsierende Ohrgeräusche,
- bei Mittelohrerkrankungen: sausende Ohrgeräusche,
- bei Innenohrerkrankungen: pfeifende Ohrgeräusche.

442

Erkrankungen, bei denen es zu Blutungen aus dem Ohr kommen kann:

- Gehörgangs- oder Trommelfellverletzung,
- Malignom,
- Felsenbeinlängsbruch (Schädelbasisbruch),
- Grippeotitis.

443
Lösungsvorschlag:
Akute Sinusitis (Stirn- und Kieferhöhlenentzündung).

444
Lösungsvorschlag:
Der Patient hat eine akute eitrige Angina tonsillaris mit beta-hämolysierenden Streptokokken.
Labor: BSG erhöht, Leukozytose
Komplikationen:
- Rheumatisches Fieber,
- Post-Streptokokken-Glomerulonephritis,
- Peritonsillarabszess,
- Retrotonsillarabszess,
- tonsillogene Sepsis.

445
Klinik der Epiglottitis:
- Vor allem bei Kindern vor dem 5. Lebensjahr betroffen,
- inspiratorischer Stridor,
- raue Stimme, kloßige Sprache (´hot-potato-voice´),
- starke Schluckschmerzen,
- Speichelfluss,
- Fieber (schneller Temperaturanstieg),
- rasch zunehmende Atemnot,
- ödematöse, glasige Schwellung der Epiglottis; bei Abszess: starke Rötung, gelblich durchscheinende Kuppe.

446
Lösungsvorschlag:
Chronische Kehlkopfentzündung.
Merke: Bei Heiserkeit über mehr als drei bis vier Wochen muss ein Karzinom unbedingt ausgeschlossen werden (Überweisung zum Facharzt).

447
Lösungsvorschlag:
Mononukleose (Pfeiffer Drüsenfieber, Kissing disease).
Labor:
Typisches Blutbild, Leukozytose mit 40-90% mononukleärer Zellen und Reizformen der Lymphozyten (typische aktivierte T-Lymphozyten), Serologie: Antikörper.
Erreger:
Epstein-Barr-Virus.

448
Lösungsvorschlag:
Es handelt sich um eine Parotitis epidemica (Mumps).
Erreger:
Mumpsvirus
Übertragungsweg:
Tröpfcheninfektion, direkter Kontakt mit Speichel
Inkubationszeit:
16 - 20 Tage (12 - 26 Tage)
Komplikationen:
- Bauchspeicheldrüsenentzündung (Pankreatitis),
- Hodenentzündung (Orchitis) evtl. mit nachfolgender Sterilität,
- Thyroiditis,
- Befall nahezu aller Drüsen im Körper möglich,

- Beteiligung des zentralen Nervensystems relativ häufig: Hirnhautentzündung (gute Prognose).

Diagnose:
Anamnese, Klinik (Virusnachweis und Serologie möglich)
Therapie:
Symptomatisch: warme Ölverbände auf die Parotis, Mundpflege, Breidiät, Verbot des Besuchs öffentlicher Einrichtungen bis mindestens eine Woche nach Abklingen der Drüsenschwellung (Ansteckungsgefahr vom 6. Tag vor bis zum 7.- 9. Tag nach der Parotitis). Es besteht Behandlungsverbot für den Heilpraktiker.

449
Die Palpation des Kehlkopfes dient der Beurteilung der
- Beweglichkeit,
- Konsistenz und
- Druckschmerzhaftigkeit des Kehlkopfes und der regionären Lymphknoten.
- Sie gibt Aufschluss über die Lage der Schilddrüse zum Kehlkopfgerüst.

450
Lösungsvorschlag:
Es handelt sich um das Krankheitsbild des Morbus Menière.
Bei diesem Krankheitsbild führt eine Störung der Produktion und Resorption der Endolymphe im Innenohr zu einer Überwässerung des Labyrinths. Daraus resultiert ein Minuten bis Stunden dauernder Anfall mit der Symptomentrias:

1. Anfallsweiser Drehschwindel mit Spontannystagmus, Übelkeit und Erbrechen,
2. einseitige Ohrgeräusche (Tinnitus),
3. einseitige Schwerhörigkeit, evtl. auch Druckgefühl im Ohr.

451
Soor findet man häufig bei Patienten mit:
- Abwehrschwäche,
- längerer Antibiotikabehandlung,
- Strahlenbehandlung,
- Chemotherapie,
- Unterernährung, Kachexie.

452
Lösungsvorschlag:
Es handelt sich um das Krankheitsbild der Otosklerose.
Die Otosklerose ist eine autosomaldominant erbliche, vor allem bei Frauen auftretende Erkrankung der knöchernen Kapsel des Labyrinths des Innenohres. Sie manifestiert sich zwischen dem 20. und 40. Lebensjahr. Im Krankheitsverlauf kommt es zu einer zunächst meist einseitigen, im weiteren Verlauf beidseitigen, langsam progredienten Schwerhörigkeit mit konstantem Ohrgeräusch.

453
Ätiologie der chronischen Kehlkopfentzündung:
- Folgezustand einer akuten Laryngitis,
- Staub-, Kälte-, Nässe-Exposition,
- Rauchen,

- dauernde Mundatmung durch Verlegung der Nasenatmung,
- Mitbeteiligung/Fortleitung bei chronischer Sinusitis, Rhinitis, Bronchitis bei entzündlich veränderten Lymphknoten,
- falsche Stimmtechnik, lange bestehende funktionelle Stimmstörung.

454

Lösungsvorschlag:

Es handelt sich um das Krankheitsbild der Diphtherie.

Meldepflicht.

Verdacht, Erkrankung und Tod nach § 6 IfSG und Erregernachweis nach § 7 Infektionsschutzgesetz.

Erreger:

Corynebacterium diphtheriae.

Übertragung:

Tröpfcheninfektion oder durch direkten Kontakt mit Gegenständen und Flächen, die mit infektiösem Nasen-Rachen-Sekret verunreinigt sind.

Inkubationszeit:

2-5 (1-7) Tage.

Klinik:

- Tonsillitis mit weißlich-grauen, fest haftenden Belägen, die auf den Nasenrachenraum übergreifen und beim Abstreifen bluten (Pseudomembranen),
- süßlicher Geruch,
- Temperatur um 38°C, oft schneller Puls,
- stark geschwollene, druckschmerzhafte Kieferwinkellymphknoten.
- Systemische Intoxikation: Myokarditis, Gewebeuntergang in Herzmuskel, Leber, Nieren und Nebennieren; Polyneuritis, Lähmungen im Bereich der motorischen Kopfnerven. Oft treten die toxischen Schäden erst nach Abklingen der akuten Lokalinfektion als Spätschäden zutage.

Diagnose:

Anamnese, Klinik, kultureller Nachweis der Erreger in lokalen Infektionsherden, Immunfluoreszenzmikroskopie, Toxinnachweis.

Therapie:

Möglichst früh humanes Diphtherie-Antitoxin und Penicillin, Halswickel, Bettruhe.

Merke: Behandlungsverbot für Heilpraktiker.

455

Therapeutische Maßnahmen bei der akuten Kehlkopfentzündung:

- Stimmschonung, Rauchverbot,
- heiße Halsumschläge, warme Getränke,
- Dampfinhalation mit Zusatz von Kamille oder Salbei (Gurgeln ist unwirksam),
- bei ödematösen Stimmlippen evtl. kortisonhaltiges Spray,
- Antibiotika nur bei bakterieller Mitinfektion,
- evtl. Mittel gegen Husten,
- Behandlung eines evtl. bestehenden Allgemeininfektes.

456

- Gelbe, stippchenartige Beläge der Tonsillen = Angina lacunaris, Scharlach,
- grau-weiße zusammenfließende Beläge = Diphtherie,
- ausgedehnte, schmierig-nekrotische, grün-gelbe Beläge = Mononukleose.

457

Bei Inspektion der Mundhöhle zeigt sich bei Diphtherie eine Entzündung der Mandeln mit weißlich-grauen, fest haftenden Belägen. Diese greifen auf den Nasenrachenraum über und bluten beim Abstreifen (Pseudomembranen).

458

Bei Scharlach ist die Zunge zunächst dick weißlich belegt, dann treten die entzündeten Papillen hervor, später kommt es zu einer charakteristischen tiefroten Verfärbung der Zunge (Himbeer- oder Erdbeerzunge).

459

Erreger des Scharlach sind mit Bakteriophagen infizierte, Gift bildende, beta-hämolysierende Streptokokken der Gruppe A.

460

Eine Leukoplakie ist eine weiße, nicht abwischbare flache Schleimhautveränderung im Bereich der Mund- und Übergangsschleimhäute (Lippen, Anogenitalbereich). Die Leukoplakie gilt als Krebsvorstufe (Präkanzerose). Sie kann in ein Plattenepithelkarzinom übergehen.

Ätiologie:
Mechanische Reize, Nikotin, Alkohol.
Klinik:
Weißliche Verdickungen des Epithels, oft am Einwirkungsort einer auslösenden Noxe.
Therapie:
Engmaschige Überwachung, Biopsie, Exzision bei Karzinom-Verdacht.

461

Die Erreger der Candidiasis (Soor) sind Sprosspilze, insbesondere Candida albicans.

462

Lösungsvorschlag:
Es handelt sich um das Krankheitsbild einer akuten Mittelohrentzündung (Otitis media).
Erreger: Pneumokokken, Haemophilus influenzae, Staphylococcus aureus, Kolibakterien u. a. Bei Kindern kommt die Otitis media auch als Komplikation von Infektionskrankheiten vor: Grippeotitis, Masernotitis, Scharlachotitis.

463

Ohrgeräusche (Tinnitus aurium) sind konstante, intermittierende, anfallsweise oder progredient auftretende Geräusche, die als subjektive Ohrgeräusche nur vom Patienten wahrgenommen werden, als objektive Ohrgeräusche auch auskultatorisch nachweisbar sind.

Folgende Formen werden unterschieden:

1. Nicht-pulsierende (nonpulsative) Ohrgeräusche:
   - Sausen, Brummen, Rauschen oder Klingen (z. B. bei Erkrankungen des Mittelohrs, akuter Otitis media, Otosklerose, Tubenkatarrh)
   - zischende oder pfeifende Ohrgeräusche (z. B. nach akustischem Trauma, bei Erkrankung des Innenohrs, Akustikusneurinom, Hörsturz, Menière-Krankheit, Vergiftungen, als Nebenwirkung ototoxischer Medikamente
2. pulssynchrone Ohrgeräusche: bei Durchblutungsstörungen (z. B. Stenosen supraaortaler Gefäße, Aneurysma, Angiom oder arteriovenöse Fistel intrakranieller Gefäße), Glomustumor, Hypertonie u. a.

464

Ursachen eines Gehörgangekzems:

- Stoffwechselkrankheiten wie z. B. Diabetes mellitus,
- Allergie,
- chronische Mittelohrentzündung,
- Manipulation bei der Reinigung des Gehörganges,
- Kontaktekzem (Haarspray usw).

465

Eine Perichondritis ist eine Entzündung der Knorpelhaut des knorpeligen Skeletts der Ohrmuschel.
Sie kommt rezidivierend im Rahmen einer diffusen äußeren Gehörgangsentzündung (Otitis externa diffusa) oder infolge eines perichondralen Blutergusses am Ohr (eines sog. Othämatoms) vor.

466

Ein Othämatom ist ein Bluterguss am äußeren Ohr.
Entstehung durch traumatisch bedingte Lösung des Perichondrium bzw. der Haut vom Ohrmuschelknorpel.

467

Pathologische Veränderungen bei der Inspektion des Trommelfells:

- Rötung und Vorwölbung bei akuter Otitis media,
- Gelbfärbung bei Paukenerguss,
- Retraktion bei Tubenmittelohrkatarrh.

468

<u>Inspektion des äußeren Ohres:</u>

- Ohrmuscheldeformierung: Trauma, Entzündung, Tumor, angeboren,
- Knoten: Atherom (Talgzyste), Gichttophi (an Helix und/oder Antihelix), Darwin-Höckerchen (angeborene Anomalie der Ohrmuschel mit spitzhöckrig auslaufendem Helixrand ohne pathologische Bedeutung), Chondrodermatitis helicis (durch Traumen oder Erfrierungen),

- abstehende Ohrmuschel: Mastoiditis,
- abstehende Ohrläppchen: Parotitis, mit Schwellung des Ohrläppchens bei lymphatischer Leukämie.

469

Komplikationen bei akuter Otitis media:

- Mastoiditis:
  Eitrige Einschmelzung der knöchernen Zellen im pneumatisierten Warzenfortsatz. Die Entstehung wird gefördert durch:
  - Erschwerten Sekretabfluss,
  - besondere Virulenz der Erreger,
  - schlechte Abwehrlage (insbesondere bei Immunsuppression),
  - unsachgemäße antibiotische Behandlung.

  Klinik:
  - Weiterbestehen bzw. Verschlimmerung der Symptome der Otitis media,
  - Senkung der hinteren oberen Gehörgangswand,
  - Druckschmerz auf dem Warzenfortsatz.
- Diffuse Labyrinthitis (Entzündung des Labyrinths):
  a) Seröse Form: Durchtritt von Toxinen durch die Fenster mit Drehschwindel, Erbrechen, Nystagmus, Umkehrung der Lateralisation im Weber-Versuch, heilt zumeist folgenlos aus.
  b) Eitrige Form: Einbruch von Erregern durch die Fenster, stürmischer Verlauf, Ausheilung unter bleibendem Funktionsverlust, Gefahr des Fortschreitens (Meningitis).

470

Erreger bei Otitis media (Mittelohrentzündung):

- Bakteriell: hämolysierende Streptokokken (Scharlachotitis), Pneumokokken (v. a. bei Kindern), Haemophilus influenzae, Staphylococcus aureus, Kolibakterien,
- viral: z. B. Grippeotitis, Masernotitis

471

Klinik der akuten Otitis media:

- Stechender Schmerz und Klopfen im Ohr,
- Schallleitungs-Schwerhörigkeit,
- Ohrgeräusch,
- herabgesetzes Allgemeinbefinden,
- Kopfschmerz,
- Fieber.

472

HNO-Erkrankungen, die zu Atemnot führen, sind z. B.

- Diphtherie,
- Larynxödem,
- Epiglottitis,
- Pseudokrupp.

473

Lösungsvorschlag:
Die geschilderte Symptomatik ist typisch für eine meist im Kindesalter auftretende Hyperplasie der Rachen-

mandel (adenoide Vegetation, "Polypen"). Es kommt zu einer Behinderung der Nasenatmung, Schnarchen und in deren Folge zu chronischem Schnupfen (Rhinitis), Kehlkopfentzündung (Laryngitis), Entzündung der Luftröhre (Tracheitis), evtl. auch Bronchitis mit Nasennebenhöhlen- und Mittelohrentzündung.

474

Beispiele für Entzündungen, die zu Schluckschmerzen führen:

- Angina,
- Stomatitis (Entzündung der Mundschleimhaut),
- Pharyngitis (Entzündung im Rachenbereich),
- Epiglottitis (Kehldeckelentzündung),
- Glossitis (Zungenentzündung),
- Ösophagitis (Speiseröhrenentzündung),
- Tonsillitis (Entzündung der Gaumenmandeln),
- Peritonsillarabszess (Abszess im Bereich um die Tonsillen) u. a.

475

Die Otosklerose macht keine Ohrenschmerzen. Eine Otosklerose ist ein Knochenumbauprozess im Bereich der knöchernen Labyrinthkapsel, meist im Übergangsbereich zum Mittelohr (ovales Fenster).

476

Differentialdiagnose zur Diagnose Gehörgangsfurunkel:

- Zoster oticus,
- Mastoiditis.

477

Zuordnungen:

- Schallleitung und Mittelohr,
- Schallempfindung und Innenohr,
- Mittelohr und Paukenhöhle,
- Innenohr und Cochlea.

478

Die Otosklerose ist ein Knochenumbauprozess im Bereich der knöchernen Labyrinthkapsel, meist im Übergangsbereich zum Mittelohr (ovales Fenster).
Die normale Knochensubstanz wird herdförmig resorbiert und durch einen überschießend wachsenden geflechtartigen spongiösen Knochen ersetzt. Im späteren, inaktiven Stadium geht diese Knochensubstanz in einen sklerotisch-kompakten Knochen über.

479

Komplikationen bei Sinusitiden (Nasennebenhöhlenentzündungen):

- Durchbrüche in die äußeren Weichteile (Stirnweichteile, Ober- bzw. Unterlider, Wangen),
- Orbitale (die Augenhöhle betreffende) Komplikationen: Orbitaödem, orbitale Periostitis (Knochenhautentzündung), subperiostaler Abszess, Orbitalphlegmone,
- durch direkte Fortleitung oder Fortleitung über eine Osteomyeli-

tis oder über die Blutgefäße kann es außerdem kommen zu: Epiduralabszess, Subduralabszess, Sinus-cavernosus-Thrombose, Meningitis, Osteomyelitis.

480

Ursachen für Schallleitungsstörungen können sein:

- Mittelohrerkrankungen,
- Mittelohrverletzungen,
- Mittelohrmissbildungen,
- Verlegung des Gehörgans durch z. B. Fremdkörper oder Zerumen.

481

Eine behinderte Nasenatmung findet sich z. B. bei:

- Nasenpolypen,
- Tumoren der Nase und der Nasennebenhöhlen,
- Fremdkörpern in der Nase,
- Muschelschwellung,
- juvenilem Nasenrachenfibrom,
- Septumdeviation.

482

Beim Hörtest wird die Funktion des Gehörs überprüft. Es gibt sehr viele, zum Teil sehr aufwendige Verfahren, Hörteste durchzuführen (z. B. Audiometriegeräte der HNO-Ärzte). Als Heilpraktiker und in der Allgemeinmedizin reicht orientierend ein Verständnistest mit Flüstersprache. Der Patient darf dabei den Untersucher nicht ansehen, damit er die Zahlen nicht vom Mund ablesen kann. Nach Ausschaltung des Gegenohrs durch Geräusche (z. B. bewegt der Patient einen Finger im nicht getesteten Ohr hin und her bzw. man benutzt eine Bárány-Lärmtrommel) werden Zahlwörter geflüstert. Werden die Wörter nicht verstanden liegt ein Hörverlust in oberen Frequenzen (2000-8000 Hz) vor.

Für die anderen Frequenzbereiche und für genauere Aussagen zum Hörverlust wird eine Audiometrie benötigt. Eine konsequente Abklärung ist wichtig, da Hörverluste häufig als Berufskrankheiten anerkannt sind.

483

Ohrschwellungen finden sich bei

- Lymphadenitis im Parotisbereich,
- Parotitis,
- Parotistumor,
- Gehörgangsfurunkel vor dem Tragus.

484

Krankheiten, die mit Ohrenschmerzen einhergehen:

- Akute Otitis media,
- Zoster oticus,
- Mastoiditis,
- Perichondritis der Ohrmuschel,
- Gehörgangsfurunkel,
- Verletzungen u. a.

485

Beispiele für Erkrankungen, bei denen die Schmerzen ins Ohr ausstrahlen :

- Rachenentzündungen,
- Parotiserkrankungen,
- Zahnerkrankungen,
- Lymphadenitis am Hals und Tumormetastasen,

- Zungengrundtumoren,
- Erkrankungen des Kiefergelenkes,
- Neuralgien der Nn. X, IX und V,
- Halswirbelsäulenveränderungen u. a.

486

Ursachen für Heiserkeit:

- Kehlkopfprozesse: z. B. Laryngitis, Stimmbandkarzinom, Larynxkarzinom, Stimmbandpolyp,
- Lähmungen des N. recurrens: z. B. Struma, Bronchialkarzinom, Mediastinaltumor, Mitralstenose, Aortenaneurysma, postoperativ nach Thyreoidektomie,
- neurologische und Muskelerkrankungen: z. B. Tabes dorsalis, Thalliumvergiftung,
- Weitere Erkrankungen: Myxödem, chronische Bronchitis, Akromegalie, schwere Allgemeinerkrankungen, Pharyngitis.

487

Am Gesicht bzw. Schädel kann man durch Inspektion folgende Krankheiten erkennen:

- Größenveränderung von Schädel und Gesicht: Hydrozephalus und Mikrozephalus (Missverhältnis zwischen Gesichts- und Hirnschädel), Morbus Paget, Geschwülste, Akromegalie,
- Farbveränderungen: Krankheiten, die mit Ikterus, Zyanose oder Blässe einhergehen, Polyglobulie und Polyzythämie, M. Addison (Braunfärbung), Mitralbäckchen bei Herzklappenfehler,
- Formveränderungen von Schädel und Gesicht: Turmschädel (Thalassämie), Dysostosis (Knochenbildungs- bzw. Knochenwachstumsstörung), Vollmondgesicht bei M. Cushing, Caput quadratum (bei Rachitis),
- Abweichungen von der Norm: Hauterkrankungen (Basaliom, Melanom, Plattenepithelkarzinom), Mumps, Lupus erythematodes, Sklerodermie, nephrotisches Syndrom, Depression, Myxödem, Fazialisparese, Risus sardonicus („Teufelsgrinsen“) bei Tetanus, Masken- und Salbengesicht bei M. Parkinson und viele andere.

488

Der Weber-Versuch dient zur Hörprüfung: Es wird die sog. „Knochenleitung“ geprüft. Der Ton einer auf die Kopfmitte aufgesetzten Stimmgabel wird von einem Normalhörenden in Kopfmitte gehört.

- Bei einer Mittelohrerkrankung (Störung der Schallleitung) wird der Ton im kranken Ohr besser gehört,
- bei einer Innenohrschädigung (Störung der Schallempfindung) wird der Ton im gesunden Ohr besser wahrgenommen.

489
Die Stinknase oder Ozäna (Rhinitis atrophicans cum foetore) ist eine Erkrankung unklarer Ursache mit Atrophie der Nasenschleimhaut, Borkenbildung und Absonderung von übel riechendem Sekret. Der starke Geruch, den die Patienten selbst nicht wahrnehmen, führt häufig zu sozialer Isolation.

490
Frauen sind von der Otosklerose häufiger betroffen, Manifestationsalter zwischen dem 20. und 40. Lebensjahr, Zunahme der Beschwerden während der Schwangerschaft, familiär gehäuftes Auftreten, unregelmäßig dominanter Erbgang.

491
Eine <u>vermehrte Speicheldrüsensekretion</u> (Sialorrhö) findet sich bei

- Mundschleimhaut- und Zungenerkrankungen aller Art,
- Zahnung,
- M. Parkinson,
- durch psychogene Faktoren.

Eine <u>verminderte Speicheldrüsensekretion</u> (Xerostomie oder Sicca-Syndrom) ist ein überaus quälendes Syndrom. Ursachen:

- Zentrale Affektionen des autonomen Nervensystems der Speicheldrüsen,
- Speicheldrüsenerkrankungen,
- Dehydratation („Austrocknung" z. B. bei Diarrhoe und Erbrechen),
- Bestrahlungen,
- Systemerkrankungen, z. B. bei dem zu den Kollagenosen gerechneten Sjögren-Syndrom.

492
Die Angina Plaut-Vincent (Angina ulcero-membranacea) ist eine einseitige Tonsillitis durch Spirillen (Spirochäten) und fusiforme Stäbchen (zwei Erreger).

<u>Klinik:</u>

- Meist einseitige Schluckbeschwerden,
- gleichseitige Schwellung der Kieferwinkellymphknoten,
- (oft tiefes) Geschwür auf einer Tonsille mit weißlichem Belag,
- massiver Lokalbefund aber geringe subjektiven Beschwerden,
- Fremdkörpergefühl im Rachen,
- Mundgeruch,
- Belag meist abwischbar.

<u>Diagnose:</u>
Anamnese, typischer klinischer Befund, Rachenabstrich (Bakterien?).

<u>Therapie:</u>
Penizillin für 3 - 6 Tage, lokale Therapie mit Wasserstoffperoxid o. Ä.

493

a) Die Mandeln (Tonsillen) sind weißlich-grau belegt, die Beläge haften fest. Die Beläge können auf den Nasenrachenraum übergreifen, sie bluten beim Abstreifen („Pseudomembranen").

b) Allgemeinbefinden: starkes Krankheitsgefühl, Temperatur um 38° C, oft sehr hoher Puls, druckschmerzhafte, stark geschwollene, Kieferwinkellymphknoten.

c) Die Diphtherie ist eine lokale Entzündung. Ein generalisierter Verlauf mit Intoxikation ist jedoch möglich. Lokalisierter Befall von Nase, Tonsillen und Kehlkopf; progredient-toxisch mit hohem Fieber, Erbrechen, Krupp (Croup), „Allgemeinintoxikation" und Herz-Kreislauf-Versagen.

d) Scharlach wird hervorgerufen durch Toxin bildende beta-hämolysierende Streptokokken der Gruppe A, Diphtherie durch Corynebacterium diphtheriae.
Klinik: Die Rachenhinterwand ist stark gerötet, die Beläge sind meist auf die Tonsillen beschränkt, die Schmerzen im Rachenbereich sind stärker, der süßliche Geruch fehlt, typisch ist ein Hautausschlag (Exanthem), zunächst dick belegte, dann charakteristisch „himbeerfarbene" Zunge. Das Gesicht zeigt eine diffuse Wangenröte mit „perioraler Blässe" (freies Kinn-Mund-Dreieck).

494

Bei der Streptokokken-Angina handelt es sich um eine Infektion der Rachenmandeln und des Organismus mit beta-hämolysierenden Streptokokken der Gruppe A. Es ist eine Allgemeinerkrankung mit besonderer Ausprägung an den lymphoepithelialen Organen.

Klinik:

- Meist Kinder mit starkem subjektivem Krankheitsgefühl,
- hohe Temperaturen, bisweilen auch mit Schüttelfrost,
- Rachenbrennen,
- Rachenschmerzen, Schluckschmerzen,
- Mundöffnen oft erschwert und schmerzhaft,
- belegte Zunge,
- Mundgeruch,
- kloßige Sprache,
- Gaumenmandeln hochrot geschwollen,.
- oft gelbe „Eiterstippchen" auf den Tonsillen,
- vermehrter Speichelfluss,
- erschwerte Nahrungsaufnahme.

Diagnose:
Anamnese, Klinik, Tonsillenabstrich.

Differentialdiagnosen:
Scharlach, Diphtherie, Mononukleose, Angina Plaut-Vincenti, Soor, Syphilis, eine Vielzahl viraler Entzündungen im Rachenbereich.

Therapie:
Bettruhe, Schmerzmittel, weiche oder flüssige Kost, Eis, hoch dosierte, systemische (keine lokale) Antibiotika-Therapie, feuchte Halswickel.

Komplikationen:

- Atemnot durch Larynxödem,
- Mittelohrentzündung,
- Rheumatisches Fieber,
- Glomerulonephritis.

Ca. 10 - 20 Tage nach einer Erkrankung mit beta-hämolysierenden Streptokokken der Gruppe A können - als Zweiterkrankungen - rheumatisches Fieber oder Glomerulonephritis auftreten. (Streptokokkenallergische entzündliche Systemerkrankungen durch eine Allergie vom verzögerten Typ gegen Streptokokkenantigene).

Rheumatisches Fieber

Klinik:

Das rheumatische Fieber „leckt die Gelenke und beißt sich am Herz fest".

- Akute „wandernde" Polyarthritis: Bevorzugt große Gelenke und springt von Gelenk zu Gelenk. Die Gelenke sind oft überwärmt, geschwollen und schmerzhaft.
- Karditis (Endo-, Myo- und Perikarditis): Lebensbedrohlich. Klappenveränderungen, Perikarditis, Rhythmus- oder Erregungsleitungsstörungen usw.
- Chorea minor: Neurologische Störung. Typisch sind unkontrollierte Bewegungen der Hände und Ungeschicklichkeit („Veitstanz").
- Erythema anulare rheumaticum (marginatum): Rosarote, rundliche Flecken am Stamm (besonders im Gebiet des Nabels),
- subkutane Knötchen,
- Allgemeinerscheinungen: Fieber, Schwitzen, Kopfschmerzen,
- selten: Pleuraerguss, Erythema nodosum.

Diagnose:

Anamnese, Befund, Labor: BSG erhöht. ASO (Anti –Streptolysin-O-Titer) erhöht wegen vorhergehender Angina tonsillaris mit beta-hämolysierenden Streptokokken.

Therapie:

Antibiose (Penizillin) und Rezidivprophylaxe mit Penizillin über mindestens 5 Jahre (Herzklappenfehler drohen mit jedem Rezidiv), Antiphlogistika (Acetylsalicylsäure, Kortison).

Glomerulonephritis

Klinik:

Nach einem beschwerdefreien Intervall (1-2 Wochen) nach einem Streptokokkeninfekt (Otitis media, Angina, Scharlach) wird der Patient erneut krank:

- Erythrozyturie,
- Ödeme (morgendliche Lidödeme),
- Hypertonie,
- Proteinurie (< 3 g/24h).

Diagnose:

Anamnese, Klinik und Labor.

Therapie:

Bettruhe, körperliche Schonung, engmaschige Gewichts-, Blutdruck- und Laborkontrollen. Antibiotische Therapie eines Streptokokkeninfekts, ggf. Tonsillektomie (Entfernung der Mandeln). Behandlung von Komplikationen (Lungenstauung, Hirnödem, hypertone Krisen, Oligurie, Ödeme usw).

495

Ursachen für Nasenbluten:

1. Lokale Veränderungen der Nasenschleimhaut:

- Ruptur eines gestauten Gefäßes am Locus Kiesselbachi (sehr häufig), kleinere Traumen (starkes Schnäuzen, bohrender Finger),
- Rhinitis sicca,
- traumatisch durch Zerreißen der Schleimhaut, durch eingedrungene Fremdkörper,
- blutender Septumpolyp,
- maligne Tumoren,
- juveniles Nasenrachenfibrom.

2. Allgemeinerkrankungen:

- Fieberhafte Infekte durch Blutüberfüllung (Hyperämie) der Schleimhaut,
- Gefäß- und Kreislaufkrankheiten (Hypertonie, Arteriosklerose, Nierenkrankheiten),
- hämorrhagische Diathesen (z. B. bei Hämophilie, Thrombopathie, Morbus Werlhof, Leukämie, Lebererkrankungen),
- Nasenbluten während der Regelblutung,
- iatrogen (z. B. Marcumar-Überdosierung),
- Morbus Rendu-Osler: Blutungen aus Blutgefäßknötchen (Hämangiomen) im Bereich der Scheidewand.

496

Klinisches Bild bei akuter Sinusitis:

- Heftige, pochende Kopfschmerzen, schlimmer tagsüber und beim Bücken oder Pressen (Schmerzen über der Stirnhöhle, hinter den Augen auch dann, wenn nur Kieferhöhlen und Siebbeinzellen betroffen sind),
- Druckschmerzhaftigkeit der Nervenaustrittspunkte der Nn. infra- und supraorbitales,
- Druck- und Klopfschmerz im Bereich der betroffenen Nebenhöhlen,
- behinderte Nasenatmung, reichliche Absonderung von Schleim und Eiter, oft einseitig,
- Hyposmie, Anosmie
- Rhinoskopie: Schleimhautschwellung und Schleimeiter besonders im mittleren Nasengang,
- Postrhinoskopie: Eiter in den Choanen, bei Keilbeinhöhleneiterung: Eiterstraße an der hinteren Rachenwand.

Bei Befall der Stirnhöhle/n (Sinusitis frontalis): starker Druckschmerz am Stirnhöhlenboden, besonders im Bereich der inneren Augenwinkel.
Bei Befall der Keilbeinhöhle (Sinusitis sphenoidalis - wird häufig übersehen; uncharakteristisch): dumpfe Schmerzen, die in den Hinterkopf ausstrahlen.

497

Gehörgangsfurunkel entstehen durch eine Infektion der Haarbälge mit Staphylokokken (durch Einreiben beim Säubern oder Kratzen des Gehörganges). Disponiert sind Patienten mit geschwächte Abwehrlage (z. B. bei Diabetes mellitus, chronischen Infektions- und Stoffwechselkrankheiten, Immundefekten) und Ekzemen.

498

Entzündungen der oberen Luftwege führen zum Anschwellen der Schleimhautauskleidung der Tuba auditiva. Bei Kindern führt dies aufgrund des geringeren Durchmessers der Tuba auditiva oft zum Tubenverschluss bzw. einer Mittelohr-Minderbelüftung. Die fehlende Belüftung führt dann häufig zu Mittelohrentzündungen. Abschwellende Nasentropfen verhindern das Anschwellen der Schleimhautauskleidung im Mund-Rachen-Raum und damit auch in der Tuba auditiva. Dies führt zu einer Besserung der Mittelohrbelüftung. Dies ist der Grund für die Verordnung von Nasentropfen bei Mittelohrentzündungen.

499

Komplikationen einer Nasennebenhöhlenentzündung (Sinusitis):

- Perforation/Penetration in äußere Weichteile oder Knochen (Osteomyelitis),
- Perforation/Penetration in die Orbita (Orbitalphlegmone),
- Perforation/Penetration in die Schädelhöhle (Meningitis, Enzephalitis, Abszess),
- Entzündung oder Thrombose eines venösen Hirnsinus (Sinusphlebitis, Sinusvenenthrombose).

500

Knochendestruktion und Entzündung bringen beim Cholesteatom folgende Gefahren mit sich:

- Schwerhörigkeit (durch Zerstörung von Hammer, Amboss und Steigbügel)
- Labyrinthitis,
- Fazialisparese,
- Meningitis,
- Hirnabszess,
- Sinusthrombose,
- Sepsis.

501

Symptome der otogenen Meningitis: Neben Ohrenschmerzen bzw. Ohrproblemen findet sich bei otogener Meningitis die typische Trias:

1. Fieber,
2. Kopfschmerz,
3. Nackensteife (Brudzinski-, Kernig- und Lasègue-Zeichen positiv).

Außerdem:

- Unruhe, Erbrechen, Lichtscheu,
- Verwirrtheit oder auch Bewusstlosigkeit.

502

Weber-Test mit Lateralisation zum kranken Ohr: Schallleitungsschwerhörigkeit (Otitis externa, Otitis media, Zerumen);
Weber-Test mit Lateralisation zum gesunden Ohr: Schallempfindungsschwerhörigkeit (Otitis interna oder Läsion des N. vestibulocochlearis).

503

Eine Schallleitungsschwerhörigkeit entsteht aufgrund einer gestörten Schallleitung

- im Gehörgang (z. B. durch Zerumen),
- im Mittelohr (z. B. bei Otitis media),
- am ovalen Fenster (z. B. bei Otosklerose).

504

Ursachen für einen Hörsturz:

- Durchblutungsstörung,
  - kardiogen (mangelnde Herzleistung),
  - plötzlicher Blutdruckabfall (hypotone Kreislaufregulationsstörung),
  - vasomotorische Störungen, Gefäßprozesse, venöse Stase bei Akustikusneurinom,
  - durch Veränderungen an der Halswirbelsäule,
  - Stress,
  - Erythrozyten-Verklumpung,
  - Embolie des Innenohrs,
- Virusinfektion (u. a. HIV),
- Autoantikörper im Rahmen von Autoimmunprozessen,
- Ruptur des runden Fensters (traumatisch oder durch Druckerhöhung im Innenohr),
- Stoffwechselstörungen (Hyperlipämie, Hyperurikämie, Diabetes mellitus).

505

- Indirekte Verletzungen (durch Luftdruckänderung),
  - z. B. durch eine Ohrfeige,
  - Aufprall eines Balls,
  - Explosion.
- Direkte Verletzungen,
  - z. B. Verletzungen durch Wattestäbchen, Fremdkörper,
  - Verätzungen oder Verbrennungen des Trommelfells,
  - Einreißen von Narben des Trommelfells beim Tieftauchen u. a.

506

Ein Cholesteatom (Perlgeschwulst) ist ein gutartiger Tumor des Mittelohrs bestehend aus abgeschilferten Epithelmassen), die - zwiebelschalenartig geschichtet - von einer vitalen Schicht verhornenden Plattenepithels umgeben sind. Es entsteht meist durch Einwachsen von verhornendem Plattenepithel vom Gehörgang aus.

Einteilung:

a) Genuines (primäres) Cholesteatom durch Epithelwachstum im Bereich des Trommelfells,

b) sekundäres Cholesteatom durch Verschleppung von Gehörgangepithel nach einer Trommelfellperforation,

c) traumatisches Cholesteatom durch Verschleppung von Plattenepithel (z. B. nach Schädelfrakturen),

d) atypisches, im Gehörgang lokalisiertes Cholesteatom, durch Retention von abgeschilfertem Epithelgewebe.

507

Der M. Menière ist eine Überwässerung (‚Hydrops‘) des Labyrinths mit Störung der Produktion und Resorption der Endolymphe. Dies führt zu einem Minuten bis Stunden dauernden Anfall mit der Symptomentrias:

1. Anfallsweiser Drehschwindel (mit Spontannystagmus, Übelkeit, Erbrechen),
2. einseitige Ohrgeräusche,
3. einseitige Schwerhörigkeit.

(„SOS“: Schwindel, Ohrgeräusch, Schwerhörigkeit.)

508

Als Auslöser eines akuten Tubenmittelohrkatarrhs kommen in Frage:

- Katarrh von Nase, Nasenrachenraum oder Nasennebenhöhlen (infektiös/allergisch bedingt),
- verschleppte Mittelohrentzündungen,
- Druckerhöhung in der Außenluft und im Nasenrachenraum z. B. beim Tauchen oder Fliegen („Aero-Otitis media“),
- Behinderung der Nasenatmung/ Verlegung der Tubenöffnung durch
  - vergrößerte Rachenmandel bei Kindern,
  - Septumdeviation
  - Schwellung der Nasenmuscheln,
  - Nasenrachentumor.

509

Neben der normalen Anamnese ist bei Ohrproblemen zusätzlich zu fragen nach:

- Schmerzen (Dauer, Art, Ort, Stärke und Abhängigkeit von einer Funktion),
- Absonderung aus dem Gehörgang (Geruch, schleimig, eitrig, Farbe usw.),
- Druckgefühl (z. B. wie Watte in den Ohren),
- Ohrgeräusche (kontinuierlich, Sausen, Brummen, Zischen usw.),
- Schwindel (Schwank- oder Drehschwindel, Verstärkung in bestimmter Lage, bei Belastungen, usw.)
- Schwerhörigkeit (Dauer, plötzlich oder allmählich, bei welchen Tönen usw.),
- Berufsanamnese.

510

Hörprüfungen dienen der Untersuchung des Hörvermögens.
Sie sollen Aussagen über

- Ausmaß,
- Art (Frequenzbereich),
- Lokalisation (Schallleitungs-, Schallempfindungsschwerhörigkeit) und evtl.
- Ursache einer Schwerhörigkeit

ermöglichen.

1. Hörweitenprüfung:
   Zur orientierenden Beurteilung eines Hörverlusts für Flüster- und Umgangssprache wird nach Ausschaltung des Gegenohrs durch

Geräusche (Bárány-Lärmtrommel); mit Flüstersprache Erfassung des Hörverlusts in oberen Frequenzen (2000-8000 Hz).

2. Stimmgabelprüfungen zur Differentialdiagnose zwischen Schallleitungs- und Schallempfindungsschwerhörigkeit:

   a) Weber-Versuch:
   dient der Prüfung der Knochenleitung beider Ohren: der Ton einer in Kopfmitte aufgesetzten Stimmgabel wird von einem Normalhörenden auch in Kopfmitte gehört. Bei einer Mittelohrerkrankung bzw. Schallleitungsstörung wird der Ton auf der gestörten Seite verstärkt gehört. Bei einer Innenohrschädigung bzw. Schallempfindungsstörung wird der Ton im besser hörenden Ohr verstärkt wahrgenommen.

   b) Rinne-Versuch:
   dient dem Vergleich zwischen Luft- und Knochenleitung eines Ohres: Die Stimmgabel wird zuerst auf das Mastoid gesetzt (Knochenleitung). Sobald der Ton nicht mehr wahrgenommen wird, hält man die Stimmgabel direkt vor das Ohr (Luftleitung). Der Normalhörende hört immer noch einen Ton (Rinne positiv), ebenso der Schallempfindungsschwerhörige, nicht hingegen der Schallleitungsschwerhörige (bei Schallleitungsstörung Tonleitung über Knochen besser als über Luft, Rinne negativ).

Weitere Funktionsprüfungen wären z. B. Audiometrie und Tympanometrie.

511

Klinik der Altersschwerhörigkeit (Presbyakusis)

- seitengleiche Hörverschlechterung nach dem 55. Lebensjahr (insbesondere für hohe Töne),
- Stör- und Nebengeräusche verschlechtern das Sprachverständnis besonders (z. B. Party o. Ä.),
- Ohrgeräusche (insbesondere in ruhiger Umgebung).

SKELETT- UND MUSKELSYSTEM ANATOMIE / PHYSIOLOGIE

512

Abb. 8 Das Skelettsystem

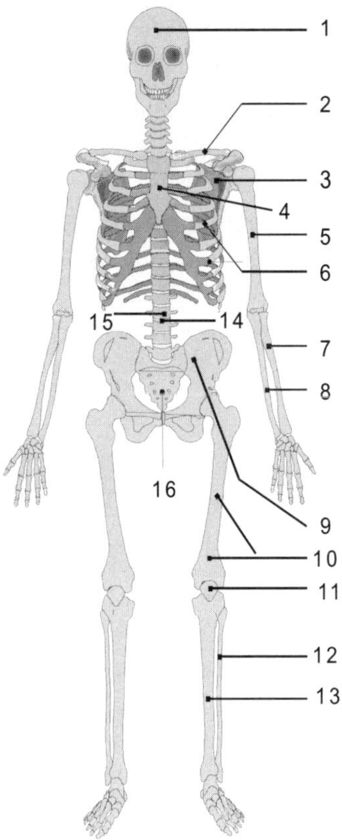

1. **Schädel** (Kranium)
2. **Schlüsselbein** (Klavikula)
3. **Schulterblatt** (Skapula)
4. **Brustbein** (Sternum)
5. **Oberarmknochen** (Humerus)
6. **Rippen** (Kostae)
7. **Speiche** (Radius)
8. **Elle** (Ulna)
9. **Becken** (Pelvis)
10. **Oberschenkelknochen** (Femur)
11. **Kniescheibe** (Patella)
12. **Wadenbein** (Fibula)
13. **Schienbein** (Tibia)
14. **Zwischenwirbelscheibe** (Discus intervertebralis)
15. **Wirbel** (Vertebra)
16. **Kreuzbein** (Os sacrum)

513

Abb. 9 Das Fußskelett

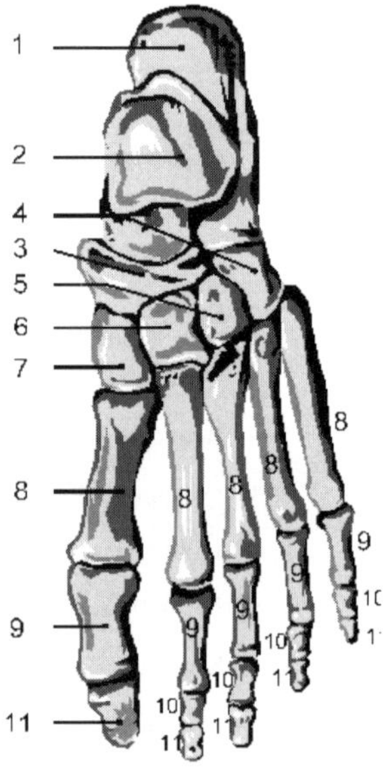

1. **Fersenbein** (Kalkaneus)
2. **Sprungbein** (Talus)
3. **Kahnbein**
4. **Würfelbein** (Os cuboideum)
5. **Äußeres Keilbein**
6. **Mittleres Keilbein**
7. **Inneres Keilbein**
8. **Mittelfußknochen** (Metatarsalia)

Zehenknochen (Phalanges)

9. Grundglieder (1-5)
10. Mittelglieder (2-5)
11. Endglieder (1-5)

514

Die Handwurzelknochen:

- Kahnbein (Os scaphoideum),
- Mondbein (Os lunatum),
- Dreieckbein (Os triquetrum),
- Erbsenbein (Os pisiforme),
- Großes Vieleckbein (Os trapezium),
- Kleines Vieleckbein (Os trapezoideum),
- Kopfbein (Os capitatum),
- Hakenbein (Os hamatum).

515

Die Fußwurzelknochen:

- Fersenbein (Kalkaneus),
- Sprungbein (Talus),
- Kahnbein (Os naviculare),
- Würfelbein (Os cuboideum),
- Äußeres Keilbein (Os cuneiforme laterale),
- Mittleres Keilbein (Os cuneiforme intermedium),
- Inneres Keilbein (Os cuneiforme mediale).

516

Das Schultergelenk (Articulatio humeri) ist ein verhältnismäßig wenig stabiles und äußerst bewegliches, muskelgesichertes Kugelgelenk. Die Pfanne des Gelenks wird vom Schulterblatt (Skapula), der Kopf vom Oberarmknochen (Humerus) gebildet.

517

Am Fuß werden unterschieden:
1) Zehen (Phalanges),
2) Mittelfuß (Metatarsus),
3) Fußwurzel (Tarsus).

518

1) Scharniergelenk und
   c) Fingergelenk,
2) Eigelenk und
   a) proximales Handwurzelgelenk,
3) Kugelgelenk und
   d) Hüftgelenk,
4) Sattelgelenk und
   b) Daumengrundgelenk.

519

Ein Schleimbeutel (Bursa synovialis) ist ein spaltartiger, Gelenkschmiere enthaltender Hohlraum. An stark druckbelasteten Stellen z. B.
- zwischen Knochen und Muskeln oder Sehnen,
- zwischen Gelenkkapseln und Sehnen,
- zwischen Haut und Sehnen,

verteilen Schleimbeutel den Druck gleichmäßig und erleichtern das Übereinandergleiten der Schichten.

520

Der Schultergürtel setzt sich zusammen aus dem Schlüsselbein (<u>Klavikula</u>) und dem Schulterblatt (<u>Skapula</u>).

521

Nach der Form der artikulierenden Gelenkkörper werden folgende Gelenkformen unterschieden:
1) <u>Kugelgelenk</u> (Articulatio sphaeroidea): lässt Bewegungen in jede Richtung zu (z. B. Schultergelenk),
2) <u>Nussgelenk</u> (Articulatio cotylica, Enarthrosis): der Gelenkkopf wird von der Pfanne mehr als halb umfasst (z. B. Hüftgelenk),
3) <u>Walzengelenk</u> (Articulatio cylindrica, Articulatio bicondylaris):
   a) <u>Scharniergelenk</u> (Ginglymus), ein Gelenkstück besteht aus einer Walze (Trochlea) mit Führungsrinne, das Gegenstück besitzt eine der Rinne entsprechende Führungsleiste; gestattet nur Bewegungen in einer Ebene (z. B. Articulatio humeroulnaris, Articulationes interphalangeae),
   b) <u>Radgelenk</u> (Articulatio trochoidea), scheibenförmiger Gelenkkopf, dessen überknorpelter Umfang sich in einer entsprechend ausgehöhlter Pfanne dreht (z. B. Articulatio radioulnaris proximalis und distalis),
4) Ellipsoid- od. <u>Eigelenk</u> (Articulatio ellipsoidea) mit ellipsoiden Gelenkflächen, Bewegung um

zwei Hauptachsen (z. B. Articulatio radiocarpea),

5) Sattelgelenk (Articulatio sellaris): zwei sattelförmige Gelenkflächen, die Konkavität der einen entspricht der Konvexität der anderen; Bewegungen um zwei Achsen (z. B. Articulatio carpometacarpea des Daumens),
6) Gleitgelenk (Articulatio plana): ebenes Gelenk, bei dem nahezu ebene Gelenkflächen artikulieren (z. B. Zwischenwirbelgelenke der HWS),
7) Wackelgelenk (Amphiarthrosis): straffes Gelenk, das aufgrund straffer Bänder nur federnde Bewegungen zulässt (z. B. Kreuzbeingelenk).

522

Physiologische Krümmungen der Wirbelsäule:

- Halslordose,
- Brustkyphose,
- Lendenlordose,
- Kreuz- und Steißbeinkyphose.

523

Die Markhöhle ist vom Knochenmark ausgekleidet. Unterschieden werden:

- Fetthaltiges gelbes Knochenmark
- Blut bildendes rotes Knochenmark.

524

Ein Gelenk ist eine bewegliche Verbindung zwischen zwei oder mehreren Knochen.

Gelenke sind charakterisiert durch:

1. Die artikulierenden Gelenkflächen (Facies articulares), die meist mit hyalinem (selten Faser-)Knorpel überzogen sind,
2. die Gelenkkapsel (Capsula articularis), bestehend aus einer äußeren fibrösen Schicht aus straffem kollagenem Bindegewebe (Membrana fibrosa) und aus der Gelenkinnenhaut (Membrana synovialis), die die Gelenkschmiere (Synovia) absondert,
3. die Gelenkhöhle (Cavitas articularis), ein spaltförmiger kapillärer Raum,
4. eine große Zahl von besonderen Einrichtungen: Verstärkungsbänder zur Verstärkung der Kapsel, zur Führung und Hemmung von Bewegungen, Binnenbänder im Inneren des Gelenkes, Zwischenscheiben (Disci und Menisci articulares), Schleimbeutel (Bursae synoviales) und faserknorpelige Pfannenlippen (dienen der Vergrößerung mancher Gelenkpfannen).

525

Die Glukokortikoide drosseln die intestinale Kalziumresorption und steigern die renale Kalziumausscheidung. Als Reaktion des Hormonsystems kommt es zu einem sekundären Hyperparathyroidismus: Über einen Anstieg des Parathormons wird das Kalzium der Knochen mobilisiert. Diese Mechanismen führen zum Knochenabbau, zur Osteoporose.

526

Abb. 10 Das Handskelett

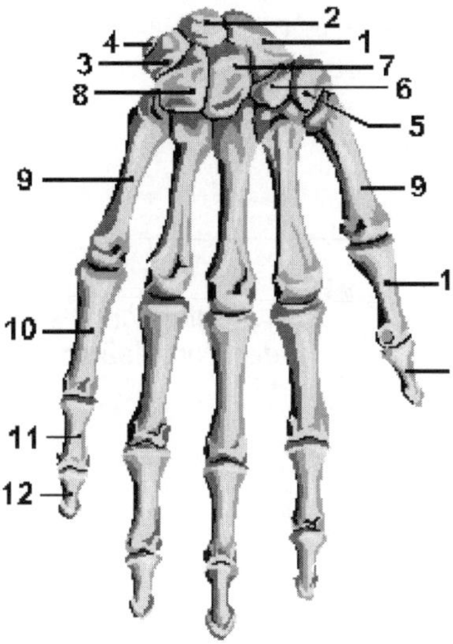

1. **Kahnbein** (Os scaphoideum)
2. **Mondbein** (Os lunatum)
3. **Dreieckbein** (Os triquetrum)
4. **Erbsenbein** (Os pisiforme)
5. **Großes Vieleckbein** (Os trapezium)
6. **Kleines Vieleckbein** (Os trapezoideum)
7. **Kopfbein** (Os capitatum)
8. **Hakenbein** (Os hamatum)
9. **Mittelhandknochen** (Ossa metacarpalia)

Finger (Phalanges, Digiti)

10. Fingergrundglieder
11. Fingermittelglieder
12. Fingerendglieder

527

Der Unterschenkel wird vom Schienbein (Tibia) und Wadenbein (Fibula) gebildet.

528

Der biochemische Überträgerstoff der motorischen Endplatte der Muskulatur heißt Acetylcholin. In den Bläschen der Nervenendigungen der motorischen Endplatte ist Acetylcholin gespeichert. Acetylcholin wird als biochemischer Überträgerstoff durch elektrische Erregung des präsynaptischen Neurons in den synaptischen Spalt der motorischen Endplatte freigesetzt. Er bindet sich an Rezeptoren der postsynaptischen Membran und führt zur Erregung der Muskelmembran. Danach wird Acetylcholin durch das Enzym Cholinesterase wieder abgebaut.

529

Die am Kniegelenk beteiligten Knochen sind

- Oberschenkelknochen (Femur),
- Schienbein (Tibia),
- Kniescheibe (Patella).

Das Wadenbein beteiligt sich nicht am Kniegelenk.

530

Einige Regeln der Rückenschule:

- Wirbelsäulenmuskeln täglich trainieren,
- nicht mit geraden Beinen stehen,
- keine schweren Gegenstände heben,
- beim Bücken in die Hocke gehen,
- Rücken gerade halten,
- Sport treiben (Laufen, Radfahren, Schwimmen) usw.

531

Abb. 11 Die Wirbelsäule

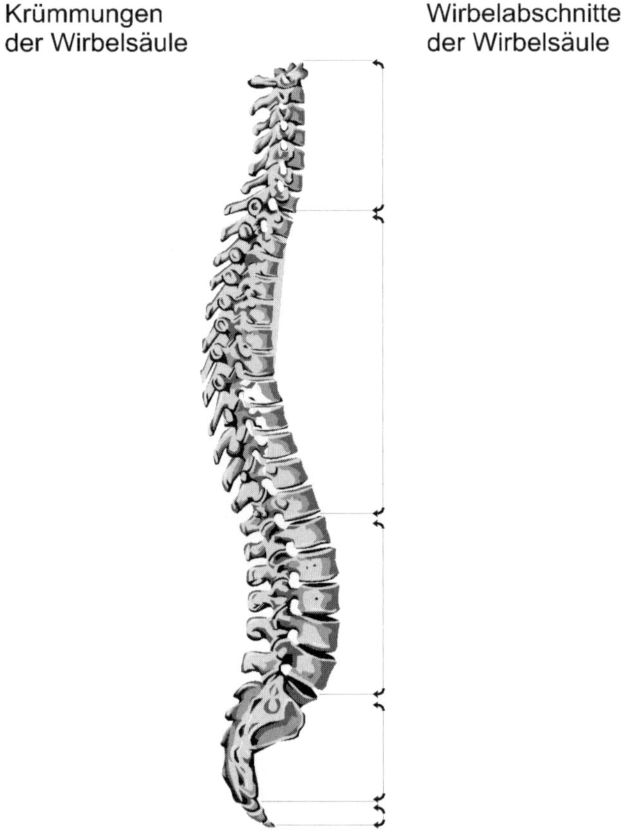

532
Vom 3. Halswirbel bis zum 5. Lendenwirbel sind die Wirbel im Aufbau relativ gleich, sie unterscheiden sich lediglich in der Form und Größe sowie in der Dicke (je nach funktionellen Belastungsverhältnissen und Erfordernissen).
Der kräftigste Teil ist der nach ventral (vorne) gelegene Wirbelkörper (Corpus vertebrae). Am Wirbelkörper kann man die Querfortsätze sowie den Dornfortsatz unterscheiden. Die Verbindung mit den Nachbarwirbeln stellen Gelenkfortsätze (zwei obere und zwei untere) her. Nach hinten entwickelt sich der Wirbelbogen (Arcus vertebrae), er umschließt das Wirbelloch (Foramen vertebrae), darin verläuft das Rückenmark. Alle Wirbellöcher übereinander bilden den Spinalkanal, durch den das Rückenmark verläuft. Eine Eindellung des Wirbelbogens bildet das Zwischenwirbelloch (Foramen intervertebrale), die Durchtrittsstelle für die Rückenmarknerven.

533
Der erste Halswirbel ist der Atlas, der zweite Halswirbel ist der Axis.

534
Das zentrale Stützskelett besteht aus 32 bis 34 Wirbeln und den dazwischen liegenden Zwischenwirbelscheiben (Bandscheiben). Die Wirbelsäule hat beim Erwachsenen eine typische doppel-S-förmige Krümmung.

Physiologische Krümmung der Wirbelsäule
- Halslordose,
- Brustkyphose,
- Lendenlordose,
- Kreuz- und Steißbeinkyphose.

Die Wirbelsäule besteht aus
- 7 Halswirbeln (Vertebrae cervicales) C1-C7,
- 12 Brustwirbeln (Vertebrae thoracicae) Th1-Th12,
- 5 Lendenwirbeln (Vertebrae lumbales) L1-L5,
- 5 zum Kreuzbein verwachsenen Kreuzbeinwirbeln (V. sacrales),
- 3-5 sehr kleinen, verwachsenen Steißbeinwirbeln (V. coccygeae).

535
1) Eigelenk – proximales Handgelenk,
2) Scharniergelenk – Kniegelenk,
3) Kugelgelenk – Schultergelenk.

536
Das Kniegelenk ist ein Scharniergelenk zwischen den Gelenkknorren des Oberschenkels (Femur) und dem Schienbein (Tibia).

537
Der Deltamuskel (Musculus deltoideus) gehört zu den Muskeln des Schultergürtels.
Er entspringt
- vorn vom Schlüsselbein (Klavikula),
- hinten vom Schulterblatt und
- in der Mitte vom Akromion.

Die Faserbündel ziehen zum Oberarmknochen (Humerus).

538
Unter „Rückenschule“ versteht man ein Verhaltens- und Haltungstraining um Rückenschäden vorzubeugen.

539
Das Kniegelenk ist das größte und komplizierteste Gelenk im Organismus. Am Gelenkaufbau sind beteiligt:
- Oberschenkelknochen (Femur),
- Schienbein (Tibia),
- Kniescheibe (Patella).

Das Wadenbein beteiligt sich nicht am Kniegelenk. Die überknorpelten Gelenkflächen der beiden Knochen passen nicht genau aufeinander. Der Angleichung der Gelenkkörper dienen zwei keilförmige Scheiben, die sich von der Gelenkkapsel ins Kniegelenk vorschieben:
- Innen- und Außenmeniskus (Meniskus medialis und lateralis).

Die beiden Gelenkkörper sind zudem durch zwei Kreuzbänder verbunden:
- Vorderes und hinteres Kreuzband (Ligamentum cruciatum anterior/ posterior).

Die Kapsel des Gelenks wird durch außen gelegene straffe Bandzüge verstärkt: Vorne ist die Kniescheibe (Patella) mit der Strecksehne in die Gelenkkapsel eingegliedert.
Seitlich ziehen starke Bandzüge
- Kollateralbänder

über die Kapsel.
- Schleimbeutel (Bursae synoviales)

sind am Kniegelenk zahlreich und setzen Reibung und Druck an den gefährdeten Stellen herab.
Funktionell ist das Kniegelenk ist ein Scharniergelenk, gestattet also nur Bewegungen in einer Ebene.

540
Die Menisken sind halbmondförmige Faserknorpelscheiben im Kniegelenk. Sie gleichen die Inkongruenz der gelenkig verbundenen Knochen aus, vermindern die Reibung und wirken als Stoßdämpfer.

541
Der Schädel besteht aus zwei Knochengruppen:
- dem Gesichtsschädel (Viszerokranium) und
- dem Hirnschädel (Neurokranium).

542
Zum Hirnschädel zählen:
- Siebbein (Os ethmoidale),
- Keilbein (Os sphenoidale),
- Hinterhauptsbein (Os occipitale),
- Schläfenbein (Os temporale, paarig),
- Scheitelbein (Os parietale, paarig),
- Stirnbein (Os frontale).

543
Folgende Muskelfaserarten werden unterschieden:
- Quer gestreifte Skelettmuskulatur,
- glatte Muskulatur,
- Herzmuskulatur.

544
Zum Gesichtsschädel zählen:
- Das Pflugscharbein (Vomer),
- untere Nasenmuschel (Concha nasalis inferior),
- Tränenbein (Os lacrimale),

- Gaumenbein (Os palatinum),
- Unterkiefer (Os mandibulare),
- Jochbein (Os zygomaticum),
- Oberkiefer (Os maxillare),
- Nasenbein (Os nasale).

545

Krümmungen der Wirbelsäule:

- Kyphose: nach dorsal konvexe Krümmung (pathologisch: Rundrücken, Buckel),
- Lordose: nach dorsal konkave Krümmung (pathologisch: Hohlkreuz),
- Skoliose (immer pathologisch): fixierte, seitliche Verbiegung der Wirbelsäule mit Drehung der einzelnen Wirbelkörper (Torsion) und Versteifung in diesem Abschnitt.

An der Wirbelsäule finden sich folgende physiologische Krümmungen

- Halslordose,
- Brustkyphose,
- Lendenlordose,
- Kreuz- und Steißbeinkyphose.

546

Die Kreuzbänder liegen intrakapsulär im Kniegelenk. Es handelt sich um zwei starke, sich überkreuzende Bänder (hinteres und vorderes Kreuzband, Lig. cruciatum anterius und posterius). Sie verhindern eine Verschiebung des Unterschenkels gegen den Oberschenkel nach hinten oder vorne.

547

Eine Bandscheibe besteht aus Faserknorpel. Sie gliedert sich in einen weichen Kern, den sog.

- Nucleus pulposus und einen festen Ring, den
- Anulus fibrosus.

Bandscheiben liegen im Bereich der gesamten Wirbelsäule zwischen den Wirbelkörpern. Sie ermöglichen dadurch deren Beweglichkeit gegeneinander und dienen zusätzlich als eine Art Stoßdämpfer.
Probleme entstehen, wenn nach Riss des Anulus fibrosus Kernmasse austritt und auf die unmittelbar benachbarten Strukturen von Rückenmark oder Spinalnerven drückt (Bandscheibenvorfall).
Dies geschieht am häufigsten in den besonders beweglichen Abschnitten der Wirbelsäule zwischen 4. und 5. Lendenwirbel bzw. zwischen 5. Lendenwirbel und Kreuzbein.

548

Muskeln des Schultergelenks:

- M. deltoideus,
- M. supraspinalis,
- M. pectoralis major,
- M. latissimus dorsi,
- M. teres major und minor,
- M. coracobrachialis,
- M. suprascapularis,
- M. infraspinatus.

Außenrotation (Auswärtsdrehung):

- M. supraspinatus,
- M. infraspinatus,
- M. teres minor,
- M. deltoideus (Fasern von der Spina scapulae).

Innenrotation (Einwärtsdrehung):
- M. latissimus dorsi,
- M. subscapularis,
- M. deltoideus (Fasern von der Klavikula),
- M. pectoralis major,
- M. teres major.

Abduktion (Armhebung)
- M. supraspinatus,
- M. deltoideus (Fasern vom Akromion).

Adduktion (Anziehung)
- M. deltoideus (Fasern von Spina scapulae und Klavikula),
- M. pectoralis major,
- M. latissimus dorsi,
- M. teres major.

Retroversion (Rückführung)
- M. teres major,
- M. deltoideus (Fasern von der Spina scapulae),
- M. latissimus dorsi.

Anteversion (Vorführung)
- M. coracobrachialis,
- M. deltoideus (Fasern von Akromion und Klavikula),
- M. pectoralis major.

550

Der feingewebliche Aufbau eines Röhrenknochens (von außen nach innen).

- Substantia compacta, eine Säulenkonstruktion in Form von Lamellenringen,
- Substantia spongiosa, eine schwammartige Knochenbälkchenstruktur, die aus Lamellenbruchstücken besteht und sich in Richtung der Hauptbelastungslinien ausrichtet.
- Markhöhle: Im Inneren der Röhrenknochen, zwischen der Bälkchenstruktur, von Knochenmark ausgefüllt.

551

Der Knochenauf- bzw. Knochenabbau wird über

- Vitamin D,
- Parathormon (aus den Nebenschilddrüsen),
- Kalzitonin (aus den C-Zellen der Schilddrüse) und
- Glukokortikoide gesteuert.

Sie regulieren u. a. die enterale Kalziumaufnahme, die Kalzium-Freisetzung oder den Kalzium-Einbau in die Knochen und die Ausscheidung von Kalzium über die Niere.

552

Das Kniegelenk ist eine Sonderform des Drehscharniergelenks.
Neben der Streckung und Beugung ist bei gebeugtem Kniegelenk auch eine Außen- bzw. Innenrotation möglich.

553

Knochengruppen am Skelett:

- Schädel (Cranium),
- Wirbelsäule (Columna vertebralis),
- Brustkorb (Thorax),
- Schulter- und Beckengürtel,
- obere Extremität,
- untere Extremität.

554

Erwachsenen:

- Arme je 10%,
- Kopf 9%,
- Beine je 18%,
- Rumpf 36%.

Kind (5 Jahre):

- Arme je 9%,
- Kopf 14%,
- Beine je 16%,
- Rumpf 36%.

Säugling:

- Arme je 9%,
- Kopf 18%,
- Beine je 14%,
- Rumpf 36%.

SKELETT- UND MUSKELSYSTEM PATHOLOGIE

555

Ruhigstellung und Schonung von Gelenken und Gliedmaßen.

556

Als Gipskrawatte wird ein Gipsverband unter Einbeziehung des Unterkiefers, der Hinterhauptschuppe und des Schultergürtels benannt. Er dient zur Ruhigstellung und Streckung der Halswirbelsäule z. B. bei stabiler Wirbelkörperfraktur und bei Bandscheibenläsion.

557

Ein Gipskorsett dient der Ruhigstellung einer stabilen Wirbelkörperfraktur im Bereich der Lendenwirbelsäule und des unteren Brustwirbelsäulen-Bereichs.

558

Bösartige Tumoren, die zu Knochenmetastasierung neigen:

- Bronchial-,
- Schilddrüsen-,
- Mamma- und
- Prostatakarzinom,
- Hypernephrome (Nierenkarzinome),
- Plasmozytom (Multiples Myelom) u. a.

559

Die „Tanzende Patella" ist ein Untersuchungsbefund am Kniegelenk, der auf einen Kniegelenkserguss hinweist. Zum Nachweis einer „Tanzenden Patella" wird Gelenkflüssigkeit mit dem Daumen und Mittelfinger der einen Hand aus dem Recessus suprapatellaris unter die Kniescheibe gepresst und die Patellabeweglichkeit (Ballottement) über dem Erguss mit dem Zeigefinger der anderen Hand geprüft. Befindet sich im Kniegelenk ein Erguss, dann „tanzt" die Patella unter dem Zeigefinger über der intraartikulären Flüssigkeit.

560

Als Trommelschlägel- oder Kolbenfinger werden kolbenförmige Knochenauftreibungen der Fingerendglieder mit hochgradiger Weichteilverdickung bezeichnet. Trommelschlägelfinger finden sich vor allem bei chronischer Unterversorgen des Blutes mit Sauerstoff (Hypoxie) infolge von Herz- oder Lungenerkrankungen, aber auch bei einigen anderen chronischen (z. B. gastrointestinalen) Erkrankungen. Die Pathogenese der Trommelschlägelfinger ist unklar, häufig sind sie vergesellschaftet mit sog. „Uhrglasnägeln", großen, gewölbten Fingernägeln.

561

Schon die Betrachtung des Patienten beim Betreten des Raumes, beim Entkleiden, beim Stehen oder Liegen gibt - im Seitenvergleich - wichtige Informationen über die Funktion des Muskel-Skelett-Systems.

Man beginnt die Untersuchung des Patienten mit der Anamnese, der Erhebung der Krankengeschichte.

Neben den Standardfragen werden Informationen eingeholt über:

- Bewegungseinschränkungen,
- Rücken- Knochen- oder Kreuzschmerzen,
- Muskelschmerzen, Muskelkrämpfe,
- Sensibilitätsstörungen, Lähmung,
- zurückliegende Traumen oder Operationen,
- berufliche und sportliche Belastungen,
- familiäre Disposition.

Für die Untersuchung der Wirbelsäule sollte der Patient entkleidet sein und in der sog. Neutral-0-Stellung in einem hell erleuchteten, ausreichend warmen Raum stehen.

Neutral-0-Stellung: aufrechter, gerader Stand, Füße parallel geschlossen, Arme hängen seitlich herab, Daumen zeigen nach vorne.

Inspektion

Normale Wirbelsäulenkrümmungen sind - von der Seite betrachtet - die Lordose der Hals- und Lendenwirbelsäule und die Kyphose der Brustwirbelsäule.

Beachtet werden sollten:

- Wirbelsäulenkrümmungen,
- Beckenschiefstand,
- Schulterstellung,
- Veränderungen der Kopfhaltung,
- Thoraxasymmetrien,
- lokale Schwellungen – Muskelatrophie.

Palpation

Feststellung von

- Lage und Druckschmerzhaftigkeit der Dornfortsätze,
- Muskelhartspann (insb. im Bereich der oberen LWS),
- Myogelosen.

Perkussion

Feststellung von

- Klopfschmerzhaftigkeit der Dornfortsätze,
- Stauchungsschmerz.

Funktionsprüfungen (Normalbefunde)

- Halswirbelsäule:
  - Flexion/Extension: 40°/0°/40°
  - Seitwärtsneigung: 45°/0°/45°
  - Rotation: 70°/0°/70°
- Brust- und Lendenwirbelsäule:
  - Finger-Boden-Abstand mit durchgedrückten Knien und maximal vorgebeugtem Oberkörper (alters-, geschlechtsabhängig),
  - Schober-Zeichen: Maßzahl für die Beweglichkeit der LWS; bei maximaler Vorwärtsneigung vergrößert sich der Abstand zw. dem Dornfortsatz S1 und einem Punkt 10 cm weiter kranial normalerweise um 4-6 cm. Geringere Entfernungen zeigen sich bei Bewegungseinschränkung der Wirbelsäule, z. B. bei Spondylitis ankylosans (M. Bechterew).

562

Symptome einer Arthrose:

- Anfangs Bewegungsschmerz, später Ruheschmerz. Typisch ist auch der sog. „Anlaufschmerz“: morgendliche Anlaufschwierigkeiten in einem arthrotischen Gelenk, die im Laufe weiterer Bewegung besser werden.
- Schwellung im und um das Gelenk,
- schmerzhafte Bewegungseinschränkung,
- zunehmende Deformität mit Fehlstellung, Instabilität und Muskelatrophie,
- Symptomatik kann trotz weitreichender Degeneration sehr diskret ablaufen.

563

Ja, man spricht dann von aktivierten Arthrosen. Durch Mikrofrakturen und Erosionen des degenerierten Gelenkknorpels werden Knorpelanteile bei der Gelenkbewegung mobilisiert und führen zu einer schmerzhaften Synovialitis.

564

- Wärmeanwendungen und Massage (damit die Muskulatur gelockert wird),
- Schanz-Krawatte (Ruhigstellung der Wirbelgelenke, Schmerzen durch unkontrollierte Bewegungen werden reduziert),
- Muskelrelaxanzien,
- Analgetika.

565

Klinik beim Schleudertrauma:

- Evtl. nach beschwerdefreiem Intervall (Stunden bis Tage) auftretende Nackenschmerzen mit Ausstrahlung in den Hinterkopf,
- Haltlosigkeit des Kopfes,
- Schluckbeschwerden bei retropharyngealem Hämatom,
- Ohrgeräusche,
- Übelkeit, Schwindel.

566

Bei Rachitis handelt es sich um eine gestörte Mineralisation der Knochengrundsubstanz (Matrix) aufgrund eines unzureichenden Kalzium- bzw. Phosphatangebots.

Ätiologie:

- Vitamin-D-Mangel,
- Nierenerkrankungen mit gestörter Rückresorption von Kalzium und/oder Phosphat,
- Intestinale Resorptionsstörungen.

Klinik:

- In den ersten Lebensmonaten allgemeine Krankheitszeichen (durch Kalzium-Mangel) wie Appetitlosigkeit, Blässe, verzögerter Milchzahndurchbruch, Unruhe, Schreckhaftigkeit, Schwitzen, Obstipation, evtl. Krämpfe,
- später schmerzhafte Knochenverformungen und Knochenverbiegungen:
  - Kraniotabes (Schädelknochen ist weich und eindrückbar),
  - Harrison-Furche (der Brustkorb ist in Höhe des Zwerchfells ein-

gezogen, da das weiche Brustkorbskelett dem von innen wirkenden Muskelzug nicht standhalten kann),
- deutliche Auftreibungen an den Knorpel-Knochen-Grenzen, z. B. an den Rippen als tast- und sichtbarer „rachitischer Rosenkranz",
- deutliche Deformierungen
  ⇒ Kopf: Caput quadratum (Abflachung der Schädelknochen, Viereckform),
  ⇒ Brustkorb: Glockenthorax, Hühner- oder Kielbrust,
  ⇒ Wirbelsäule: Skoliosen, Kyphose,
  ⇒ Becken: Kartenherzbecken (Abflachung/Verschmälerung der Beckenknochen),
  ⇒ untere Extremität: Stauchung des Oberschenkelhalswinkels, O-Beine, Knick-Senkfüße,
- allgemeiner Minderwuchs.

Diagnose:
Anamnese, Klinik, Labor (Hypophosphatämie, Hypokalzämie oder Normokalzämie, alkalische Phosphatase erhöht), Röntgen (vermehrte Strahlentransparenz, Knochenverbiegungen, Auftreibungen im Bereich der Wachstumszonen).

Therapie:
Vitamin D-Zufuhr, evtl. Prophylaxe bei Neugeborenen.

567

Krankheiten der Wirbelsäule
- Anlagebedingte Störungen,
  - Kyphosen,
  - Skoliosen,
  - Fehlbildungen.
- Entzündliche Wirbelsäulenerkrankungen,
  - Spondylitis ankylosans (M. Bechterew),
  - Spondylitis tuberculosa.
- Degenerative Wirbelsäulenerkrankungen:
  - Zervikalsyndrome,
  - Thorakalsyndrome,
  - Lumbalsyndrome,
  - Degenerationen der Bandscheibe.
- Wirbelsäulenverletzungen:
  - Schleudertrauma,
  - Spätfolgen nach WS-Verletzungen,
- Tumoren an der Wirbelsäule.

568

Diagnostische Möglichkeiten zur Feststellung eines Bandscheibenvorfalls:
- Anamnese,
- Befund:
  - Test der Motorik und der groben Kraft,
  - Test der Sensibilität,
  - Reflexprüfung,
  - Lasègue-Zeichen,
  - Bragard-Gowers Zeichen (bei Dorsalflexion des Fußes Schmerzen infolge Nervendehnung).

- Röntgen: Myelographie (Darstellung des spinalen Subarachnoidalraums durch röntgendiagnostisches Verfahren), CT (Computertomographie), MRT (Magnetresonanztomographie, „Kernspin").

569

Frühsymptome des M. Bechterew:

- Allgemeine Schwäche, Morgensteifigkeit und meist nächtliche Rückenschmerzen in der Iliosakralregion (Sakroiliitis),
- atemabhängiger Thoraxschmerz,
- Extravertebralarthritiden (in 50-70% d. F.),
- Iridozyklitis (in 30% d. F.),
- Achillessehnen- und Fersenschmerzen (in 20% d. F).

570

Symptomatik beim Bandscheibenprolaps:

- Beginn der Symptomatik meist nach mechanischer Belastung
- Nervendehnungsschmerzen (Lasègue, Brudzinski),
- Schmerzprovokation beim Husten, Niesen, Pressen,
- Bewegungseinschränkung mit fixierter Schonhaltung,
- segmentale Beschwerden:
  - Schmerzausstrahlung,
  - Sensibilitätsstörungen,
  - Lähmungen,
- Parästhesien (Missempfindungen, Reflexabschwächungen).

571

Der M. Bechterew (Spondylitis ankylosans) ist eine chronische, progrediente, abakterielle systemische Entzündung mit bevorzugter Manifestation im Bereich der Wirbelsäule, in erster Linie der Iliosakralgelenke und der kleinen Wirbelgelenke.

Pathogenese:

Es handelt sich um eine Verknöcherung des Bindegewebes der Gelenkkapseln. Es entsteht zunächst ein Faserknochen, der dann in lamellären Knochen umgebaut wird. Neben den Wirbelgelenken verknöchern an der Wirbelsäule auch die Längsbänder. Die verknöcherten Gelenke und Bänder der Wirbelsäule übernehmen die Tragfunktion der Wirbel, es entwickelt sich eine Osteoporose der Wirbelkörper. Dies führt zur Kyphosierung der Brustwirbelsäule.

572

Ursachen für eine Kyphose:

- Angeborene Kyphose bei Fehlbildungen eines Wirbelkörpers:
  - bei Systemerkrankungen (Osteogenesis imperfecta).
- Erworbene Kyphosen:
  - M. Scheuermann,
  - Spondylitis ankylosans,
  - Rachitis,
  - Osteoporose (senile Kyphose).
- Als Gibbus:
  - Tuberkulöser Spondylitis,
  - nach Wirbelfrakturen.

573
Unter Kryotherapie versteht man die lokale Kälteanwendung in Form von Eis, tiefgekühlter Silikatmasse (Kryopack) oder Chloräthylspray (Verdunstungskälte) zur Hemmung entzündlicher Prozesse oder Hämatombildung. Sie findet außerdem Anwendung zur Schmerzbehandlung (bei Prellungen, Distorsionen, rheumatischen Erkrankungen). Kontraindikation: Kontrakturen und Spasmen der Muskulatur.
Eine Sonderform ist die Ganzkörperkältetherapie in einer speziellen Kältekammer (1-2 Minuten bei Temperaturen unter -100°C), die vor allem bei rheumatischen Erkrankungen zur Anwendung kommt.
(Bei der sog. Kryochirurgie werden Körpergewebe, als chirurgisches Verfahren, durch Kälteanwendung nekrotisiert.)

574
Bösartige Knochentumoren:
- Osteosarkom,
- Multiples Myelom,
- Ewing-Sarkom,
- Fibrosarkom,
- Chondrosarkom (Knorpelsarkom).

575
Die Beweglichkeit von Gelenken bei älteren Menschen leidet schnell wenn sie – wie bei Bettlägerigkeit – nicht bewegt werden. Im Sprunggelenk kann es zur Entwicklung einer Spitzfußstellung kommen. Vor allem am Schultergelenk kommt es bei Bewegungsarmut schnell zu Einsteifungen (kein Armtragetuch bei älteren Menschen!). Einsteifungen des Kniegelenks und Außenrotations- und Beugekontraktur der Hüfte können sich innerhalb weniger Tage entwickeln. Wichtigste Maßnahme ist die Krankengymnastik mit passiven und aktiven Bewegungsübungen.

576
Differentialdiagnose der Kniegelenkschwellung:
- Bandruptur (Kreuzbänder, Kollateralbänder),
- Meniskusriss,
- Kniegelenkerguss (serös, blutig, bakteriell),
- Gonarthrose,
- Kniegelenkentzündungen (bakteriell, abakteriell),
- Tumoren,
- Gonarthritiden:
  - Gonokokken-Gonarthritis,
  - Hämophilie-Gonarthritis (Blutergelenk),
  - syphilitische Gonarthritis,
  - rheumatische Gonarthritis u. a.

577
Eine Arthrose ist ein chronischer Prozess. Bei einer Verletzung finden sich in der Anamnese entsprechende Angaben.
Für eine traumatische Ursache spricht auch ein blutiger Erguss bei der Kniegelenkpunktion. (Diese sollten Sie allerdings in der Regel nicht selbst durchführen: sterile Bedingungen! Sorgfaltspflicht). In Zweifelsfällen

bringt die Kniegelenkspiegelung (Arthroskopie) beim Orthopäden oder Unfallchirurgen die sichere Diagnose.

578

An primären Knochentumoren erkranken häufig Kinder und Jugendliche während der Wachstumsphase.

579

Die Kyphose wird landläufig als Rundrücken oder – bei starker Ausprägung – als Buckel bezeichnet.

580

Normale Wirbelsäulenkrümmungen sind - von der Seite betrachtet - die Lordose (vorwärts gekrümmt) der Hals- und Lendenwirbelsäule und die Kyphose (rückwärts gekrümmt) der Brustwirbelsäule. Beachtet werden sollten ferner:

- Wirbelsäulenkrümmungen,
- Beckenschiefstand,
- Schulterstellung,
- Veränderungen der Kopfhaltung,
- Thoraxasymmetrien,
- lokale Schwellungen,
- Muskelatrophie.

Einige pathologische Befunde:

- Abflachung der Lumbalkrümmung mit Muskelverspannung und verminderter Beweglichkeit:
  - M. Bechterew,
  - Bandscheibenvorfall (Lasègue positiv).
- Verstärkte Lumbalkrümmung (Lumballordose):
  - Schwangerschaft,
  - Adipositas,
  - Spondylolisthesis (Wirbelgleiten).
- Verstärkte Kyphose (verstärkte Krümmung der normalen Brustkyphose):
  1. Winkelförmig (Gibbus):
     - Fraktur,
     - Tuberkulose,
     - Karzinom (Metastasen).
  2. Bogenförmig:
     - Haltungsbedingt,
     - senile Kyphose (Alterserscheinung),
     - Osteoporose,
     - M. Scheuermann.
- Laterale Verkrümmung der Wirbelsäule (Skoliose):
  - Haltungsskoliose in der Kindheit,
  - bei Beinverkürzung,
  - Poliomyelitis.

581

Bei folgenden Erkrankungen kann es zu Begleitarthritiden kommen:

- Grippe,
- Tuberkulose,
- Mumps,
- Windpocken,
- Scharlach,
- Hepatitis,
- Enteritiden (z. B. Yersinien),
- M. Crohn, Colitis ulcerosa,
- Typhus.

582

Springt ein Knochen aus einem Gelenk spricht man von Luxation. Dabei können die Bänder der Gelenkkapsel teilweise oder auch völlig zerreißen. Benachbarte Nerven, Gefäße, Sehnen und Muskeln können beschädigt sein. Erkennbar ist eine Luxation durch die Deformierung im Bereich des verletzten Gelenkes („Lücke“, tastbare Gelenkpfanne) und einer Zwangshaltung der Extremität mit federnder Bewegungseinschränkung (sog. „federnde Fixation“). Meist finden sich heftige Schmerzen und eine Schwellung.

583

Knochenmetastasen sind vorwiegend am

- proximalen Femurende,
- an den Rippen,
- an den Wirbelkörpern und
- am Becken lokalisiert.

584

Pflege bettlägerige älterer Patienten. Zu achten ist auf

- Dekubitusprophylaxe: häufiges Umlagern, Abpolstern gefährdeter Bezirke (z. B. Ferse und Steiß)
- Thromboseprophylaxe: Strümpfe, Heparin, Gymnastik
- Atemtraining: zur Prophylaxe einer Pneumonie. Dies ist eine häufige Komplikation bei bettlägerigen, immobilen alten Menschen.
- Krankengymnastik: zur Vermeidung von Kontrakturen.

585

Muskelverhärtungen sind druckschmerzhafte Verspannungszustände in einem umschriebenen Muskelareal oder in großflächigen Muskelpartien. Einseitige Dauerbelastung, Überanstrengung, Fehlbelastung z. B. auch im Zuge von Gelenkerkrankungen führen direkt zur Tonussteigerung. Eine reflektorische Spannungszunahme erfährt ein Muskel/eine Muskelgruppe bei einem lokalen Schmerzgeschehen, aber auch bei psychischer Belastung und Stress.

586

Beim Bandscheibenvorfall kommt es zur Verlagerung bzw. zum Austritt von Gewebe des Nucleus pulposus der Bandscheibe durch Risse im Anulus fibrosus. Ist der Faserring bis in die äußerste Schicht, z. B. bis zum hinteren Längsband gespaltet, quillt der Gallertkern in den Wirbelkanal vor, man spricht vom Bandscheibenvorfall (Prolaps).
Es kommt zur Kompression von Wurzeln der Rückenmarknerven (Wurzelkompressionssyndrom) mit Schmerzen, Sensibilitätsstörungen in dem betroffenen Dermatom, Abschwächung der Reflexe, evtl. Lähmungen und Atrophie der betroffenen Muskeln, Bewegungseinschränkungen der Wirbelsäule und schmerzbedingter Schonhaltung.

587

Bei der Untersuchung des Lasègue-Zeichens wird das gestreckte Bein des liegenden Patienten im Hüftgelenk angehoben. Dies führt zur Dehnung des N. ischiadicus.
Unter positivem Lasègue-Zeichen versteht man die durch die Dehnung ausgelöste, vorzeitige Schmerzäußerung des Patienten. Die Schmerzen werden in Gesäß und Oberschenkel der erkrankten Seite angegeben. Die Winkelgradstellung des Beines bei Beginn der Schmerzäußerung wird notiert (z. B: Lasègue bei 60° positiv).
Ein positives Lasègue-Zeichen findet sich z. B. beim Bandscheibenvorfall, Ischiassyndrom und bei Meningitis (Hirnhautentzündung).

588

Das Schober-Zeichen ist eine Maßzahl für die Beweglichkeit der Lendenwirbelsäule: Bei maximaler Vorwärtsneigung vergrößert sich der Abstand zwischen dem Dornfortsatz S1 und einem Punkt 10 cm weiter kranial normalerweise um 4-6 cm. Ein Normalbefund wäre also z. B. Schober: 10/16. Bei Bewegungseinschränkungen der Wirbelsäule, z. B. bei Spondylitis ankylosans (M. Bechterew), ist der Abstand verringert (Schober 10/12).

589

Der „Mennell-Handgriff" dient der Untersuchung des Iliosakralgelenkes. Als positives Mennell-Zeichen wird eine Schmerzäußerung im Iliosakralgelenk bei Druck auf beide Darmbeinschaufeln in Rückenlage (oder Überstreckung des oben liegenden Beins nach hinten in Seitenlage) bezeichnet. Es findet sich bei entzündlichen oder degenerativen Gelenkveränderungen und gilt als Frühsymptom beim M. Bechterew.

590

Als positives Trendelenburg-Zeichen wird das Absinken des Beckens (mit konsekutiver Beugung des Beins in Hüfte und Knie) auf der gesunden Seite bei Lähmung der Mm. glutei oder angeborener Hüftgelenkluxation bezeichnet.
(Beim Stehen auf dem gesunden Bein kann das Becken horizontal gehalten werden, beim Stehen auf dem kranken Bein sinkt das Becken auf der gesunden Seite ab).

591

Klinik eines Patienten mit Bandscheibenvorfall:

- Evtl. starke Schmerzen,
- Bewegungseinschränkung mit fixierter Schonhaltung,
- segmentale Beschwerden: Schmerzausstrahlung, Sensibilitätsstörungen, Lähmungen, Gefühlsstörungen (Parästhesien), Reflexabschwächung,

- Nervendehnungsschmerzen (Lasègue, Brudzinski), Schmerzprovokation beim Husten, Niesen und Pressen.

592

- Knochenmarkentzündung: Osteomyelitis,
- Hüftgelenkentzündung: Koxitis,
- Wirbelentzündung: Spondylitis,
- Kniegelenkentzündung: Gonitis.

593

Die primär chronische Polyarthritis ist eine entzündliche Allgemeinerkrankung. Sie kann nahezu alle Organe in Mitleidenschaft ziehen:

- Haut: subkutane und tendinöse Rheumaknoten an den Streckseiten,
- Herz: Myo- oder Perikarditis,
- Lunge: Pleuritis, interstitielle Fibrose,
- Magen-Darm: Mikroblutungen, Erosionen, Ulzera,
- Gefäße: Vaskulitiden,
- Gelenke: Synovitis, Muskelatrophie und Deformierungen u. a.

594

Die Arthrose ist eine degenerative Gelenkerkrankung. Sie entsteht bei einem Missverhältnis zwischen Beanspruchung und Leistungsfähigkeit einzelner Gelenkanteile (Abnutzungsschäden durch Überbeanspruchung, Stoffwechselveränderungen in den Geweben; angeborene Fehlstellungen: Hüftdysplasie, X - oder O-Beine usw). Es kommt zur chronischen Abnutzung des Gelenkknorpels bzw. der Zwischenwirbelscheiben.

595

Unter Osteoporose wird eine Erkrankung des Skelettsystems mit Verlust bzw. Verminderung von Knochensubstanz und Knochenstruktur und erhöhter Frakturanfälligkeit verstanden.

Vorbeugend gegen Osteoporose wirksam sind:

- Tägliche, den Körper belastende Tätigkeit (Anregung der Osteoblastentätigkeit),
- körperliche Aktivität, Sport und Gymnastik,
- Vitamin-, eiweiß- und kalziumreiche Kost,
- evtl. Östrogen-Gestagen-Substitution in der Postmenopause.

596

Die Monarthritis (als Begleitarthritis ohne Erregernachweis im Gelenk) ist eine typische Komplikation der Gonorrhö. Seltener ist eine eitrige Gonokokkenarthritis.
Die Differentialdiagnose arthritischer Beschwerden ist jedoch umfangreich:

- Rheumatoide Arthritis (primär chronische Polyarthritis),
- Kollagenosen: (z. B. systemischer Lupus erythematodes),
- Rheumatisches Fieber (Poststreptokokken-Erkrankung, ASL = Antistreptolysin-Titer erhöht),

- Morbus Bechterew,
- eitrige (septische) Arthritis (Erregernachweis im Gelenk),
- Infektbedingte Arthritiden (ohne Erregernachweis im Gelenk):
  - Posturethritische reaktive Arthritis:
    - Chlamydieninfektion,
    - Morbus Reiter (Urethritis, Konjunktivitis, Arthritis).
  - Postdysenterische reaktive Arthritis: Wochen nach einer infektiösen Durchfallerkrankung durch Yersinien, Salmonellen, Shigellen, Brucellose oder Campylobacter),
  - Gonokokken,
  - Borreliose oder Lyme-Arthritis (durch Zecken übertragene bakterielle Infektion mit Borrelia burgdorferi).
- Arthritis bei Colitis ulcerosa und Morbus Crohn,
- Morbus Whipple (Männer mit chronischen Durchfällen, Polyarthritis, Malabsorption),
- Morbus Behçet (Iritis, Aphthen, Erythema nodosum),
- Arthritis urica („Gichtarthritis“: Tophi, Hyperurikämie, Podagra)
- Degenerative Gelenkerkrankungen (z. B. Heberden-Arthrose),
- Polymyalgia rheumatica (alte Menschen, hohe BSG, nächtlicher Schmerz an Schulter- und Hüftgürtel)
- Löfgren-Syndrom (akuter M. Boeck; Sarkoidose). Meist junge Frauen mit der Trias: (Sprunggelenks-) Arthritis, Erythema nodosum, bihiläre Adenopathie (= beidseitige Hilumschwellung im Lungenröntgenbild).

597

Lösungsvorschlag:
Der Patient hat einen M. Bechterew (Spondylitis ankylosans).
Diagnose wird gestellt über:
Anamnese, Klinik, Röntgenaufnahme des Beckens, Labor (BSG ist beschleunigt, HLA-B 27 positiv), Szintigraphie u. a.

598

Lösungsvorschlag:
Der Patient hat eine Ischialgie (Schmerzen im Versorgungsgebiet des N. ischiadicus).

599

Lösungsvorschlag:
Es handelt sich um eine Chassaignac-Lähmung (Pronatio dolorosa, Subluxatio radii per anularis). Dies ist eine charakteristische Pseudolähmung des Unterarms bei kleinen Kindern infolge der Subluxation des Radiusköpfchens durch das Ligamentum anulare. Die Subluxation wird verursacht durch plötzliches Hochreißen der Kinder am Arm. Klinisch zeigt sich eine schmerzhafte Unterarmfixation in Pronation, die Beugung und Streckung im Ellenbogengelenk ist aufgehoben. Der Arm muss mit geeigneter Technik reponiert werden.

600

Lösungsvorschlag:

Die Patientin leidet unter einer Osteoporose in der Postmenopause.

601

Eine pathologische Fraktur (sog. Spontanfraktur) ist ein ohne Einwirkung eines adäquaten Traumas auftretender Knochenbruch bei vorgeschädigtem Knochengewebe (erhöhte Knochenbrüchigkeit), z. B. bei Osteoporose, Osteomyelitis, Knochenzysten, Knochentumoren, Knochenmetastasen, Paget-Krankheit, Enchondromen.

602

Begünstigende Faktoren für die Frakturheilung:

- Jugendliches Alter,
- ausreichender Ernährungszustand (Vitamine, Proteine, Kalzium),
- gute Blutversorgung,
- Immobilisation.

603

Ungünstige Faktoren für eine Frakturheilung:

- Schlechte Blutversorgung,
- bewegliche Frakturenden (schlechte Immobilisation),
- pathologische Frakturen (Frakturen, die durch einen Krankheitsprozess - z. B. Metastasen - an der Bruchstellen entstanden sind),
- Infektionen,
- mangelhafter Ernährungszustand (z. B. Malabsorption, Hunger),
- hohes Alter.

604

Klinik des entzündlichen Rheumatismus (primär chronische Polyarthritis):

- Beginnt meist symmetrisch an den kleinen Fingermittel- und Grundgelenken und schreitet zentripetal fort,
- in 20% der Fälle ist die Erstmanifestation eine Monarthritis eines großen Gelenkes (Knie, Schulter), evtl. ebenfalls symmetrisch,
- anfangs Bewegungsschmerz und Schwellung ohne Deformierungen, morgendliche Steifigkeit (für 1-2 Stunden),
- später Muskelatrophie der Interossealbereiche, Durchblutungsstörungen der Finger, extraartikuläre Weichteilbeteiligung (z. B. Karpaltunnelsyndrom, Gelenkergüsse, Sehnenscheidenentzündungen, Myalgien), Gelenkdeformierungen (z. B. Ulnarabweichung im Handgelenk, Schwanenhalsdeformität der langen Finger, Valgusdeformität im Knie (X-Bein, Genu valgum,) Platt - und Knickfuß, Instabilität der oberen Halswirbel),
- unspezifische Allgemeinsymptome: Abgeschlagenheit, Schweißneigung, abnorme Pigmentation an den dem Sonnenlicht am meisten ausgesetzten Stellen.

605

Als Begleitarthritis wird eine symptomatische Arthritis im Rahmen einer Allgemeininfektion verstanden.
Klinik:

- Während oder nach einer Allgemeininfektion auftretend,
- häufig bei Kindern,
- in der Regel Befall großen Gelenke (Sprunggelenk, Knie und Hüftgelenk)
- Schmerzen, Schwellungen und Bewegungseinschränkungen,
- Beschwerden klingen spontan ab,
- Prognose gut.

606

Bei Patienten mit Wirbelsäulenbeschwerden wird nach einer ausführlichen allgemeinen Anamnese u. a. noch gefragt nach:

- Bewegungseinschränkungen,
- Rücken- oder Kreuzschmerzen,
- Muskelschmerzen, Muskelkrämpfe,
- Sensibilitätsstörungen, Lähmungen,
- zurückliegende Traumen,
- berufliche und sportliche Belastungen,
- familiäre Disposition u. a.

607

Sichere Zeichen einer Luxation sind:

- Gelenkdeformierung,
- leere Gelenkpfanne,
- „federnde" Fixation (keine normale Gelenkbeweglichkeit),
- Fehlstellung.

608

Bei der Osteoporose handelt es sich um einen über das altersübliche Maß hinausgehenden pathologische Verlust an Knochensubstanz, der den organischen (Matrix) und Mineralanteil des Knochens gleichermaßen betrifft.
Osteoporose ist eine Störung im Knochenstoffwechsel. Durch verstärkten Abbau der Knochensubstanz kommt es zum Verlust von Knochenmasse, Knochenstruktur und Knochenfunktion.
Durch den damit einhergehenden Stabilitätsverlust kann es schon bei banalen Überlastungen zu Frakturen kommen.

609

Unter Ischialgie wird ein Schmerz im Versorgungsbereich des N. ischiadicus verstanden.
Ursachen: Reizung bzw. Kompression des N. ischiadicus z. B. infolge

- eines Bandscheibenvorfalls,
- von Rückenmarkstumoren,
- von Tumoren im Bereich des kleinen Beckens (Ovarien, Prostata).

Differentialdiagnostisch ist an Muskelerkrankungen, Gefäßerkrankungen und an Erkrankungen der Hüft- und Iliosakralgelenke zu denken.

610

Die Scheuermann-Krankheit (Adoleszentenkyphose, Osteochondrosis deformans juvenilis vertebralis dorsalis sive lumbalis) ist eine Form der aseptischen Kyphose (auch juvenile Kyphose, Adoleszentenkyphose) mit

unregelmäßiger Kontur der Grund- und Deckplatten einzelner Wirbelkörper, Deckplatteneinbrüchen (führen zu Schmorl-Knorpelknötchen), Keilwirbelbildung und klinisch fixiertem Rundrücken mit Haltungsinsuffizienz.
Klinik:
Scheuermann-Trias:

- Fixierte Kyphose,
- Schmorl-Knötchen und
- Keilwirbel (durch Deckplatteneinbrüche).

611
Allgemeine Klinik des entzündlichen Rheumatismus (primär chronische Polyarthritis):

- Gelenksteifigkeit,
- Entzündungszeichen: Rötung, Schwellung, Schmerz, eingeschränkte Funktion,
- Synovitis mit Gelenkfehlstellung und Muskelatrophie.

612
Degenerativ-rheumatische Gelenkerkrankungen sind alle Arten von degenerativen Gelenkerkrankungen (Arthrosen), bei denen kein immunologisch-entzündliches Geschehen ursächlich ist, sondern die sich aus einer chronischen Abnutzung des Gelenkknorpels bzw. der Zwischenwirbelscheiben ergeben.
Die chronische Abnützung des Gelenkknorpels führt sekundär zur Schädigung von Knochen und Gelenkkapsel in Form einer Degeneration.
Ist das Verhältnis zwischen Belastung und Belastbarkeit gestört, beginnt der Prozess der Degeneration, der auch durch regenerative Vorgänge nicht verhindert werden kann.

613
Beeinflussende Faktoren bei Erkrankungen des Stütz- und Bewegungsapparates:

- Nebenschilddrüse:
  Bei Hyperparathyroidismus kommt es durch das Parathormon der Nebenschilddrüsen zu einer Vermehrung der die Knochen abbauenden Zellen und zu einer negativen Knochenbilanz. Es resultieren Knochen- und Gliederschmerzen.
- Schilddrüse:
  Senkung der Kalzium- und Phosphatkonzentration (C-Zellen produzieren Kalzitonin),
- Hypophyse:
  (Überproduktion von Wachstumshormon führt bei offenen Wachstumsfugen zum Gigantismus, bei geschlossenen Wachstumsfugen zur Akromegalie, zu wenig Wachstumshormon führt zu hypophysärem Zwergwuchs),
- Nebenniere:
  Überfunktion (Cushing-Syndrom) führt zur Osteoporose,
- Vitaminmangelkrankheiten: Vitamin-D-Mangel führt zur Rachitis,
- Metabolische Störungen:
  z. B. Gicht,
- Gerinnungsstörungen:
  z. B. Blutergelenk aufgrund eines Faktorenmangels.

614

Das Rheumatische Fieber manifestiert sich an den Gelenken als akute „wandernde" Polyarthritis: Es werden bevorzugt große Gelenke befallen und die Entzündung springt von Gelenk zu Gelenk. Die betroffenen Gelenke sind überwärmt, geschwollen und stark schmerzhaft (vgl. Antwort **494**).

615

Laborparameter beim rheumatischen Fieber:

- BSG hoch,
- Leukozyten erhöht,
- C-reaktives Protein erhöht,
- Antistreptolysin-O-Titer erhöht,
- Rheumafaktor negativ.

616

Das Löfgren-Syndrom ist die akute Form der Sarkoidose. Der typische Gelenkbefund des Löfgren-Syndroms (20-40 % der Fälle) ist die (beidseitige) Arthritis der oberen Sprunggelenke bei Frauen im 3. Lebensjahrzehnt. Weitere Klinik: Stürmischer Beginn mit Fieber, Erythema nodosum, Erhöhung der Blutsenkung; im Röntgenbild beidseitige (bilaterale) Hilumlymphome.

617

Bei der Bluterkrankheit (Hämophilie) kommt es häufig zu Einblutungen in die großen Gelenke. Durch die häufigen intraartikulären Hämatome kommt es zu einer fibrösen Verschwartung der Gelenkinnenhaut und der Gelenkkapsel. Die Blutergüsse führen zu Verklebungen der Gelenkinnenhaut. Dadurch entstehen starke Bewegungseinschränkungen, Kontrakturen und Fehlstellungen.

618

Schmerzen im Bereich der Ferse bei:

- Durchblutungsstörungen,
- M. Bechterew,
- Fraktur,
- S1–Wurzelsyndrom,
- Fersensporn.

619

Von der chronischen Polyarthritis sind Frauen 4 mal häufiger betroffen als Männer.

620

Die chronische Polyarthritis wird den entzündlich-rheumatischen Gelenkerkrankungen (bzw. dem entzündlich-rheumatischen Formenkreis) zugerechnet. Es handelt sich um eine systemische Autoimmunerkrankung.

621

Zu den entzündlich-rheumatischen Gelenkerkrankungen gehören:

- Chronische Polyarthritis,
- M. Bechterew,
- Psoriasis-Arthritiden,
- rheumatologisch-immunologische Systemerkrankungen.

622

Differentialdiagnose einer Arthritis:

1. Infektiös (septische Arthritis, Gelenkempyem):
   - Direkte Infektion durch penetrierende Wunde (Punktion oder Injektion),

- fortgeleitete Infektion, v. a. septisch-metastatisch (hämatogen) bei bakteriellen Infektionskrankheiten (Gonorrhö, Sepsis), selten bei einer Tuberkulose bzw. durch Pilze, Brucellen oder Parasiten.

2. Para- oder postinfektiös ohne Nachweis lebender Erreger im Gelenk:
   - Nach bakteriellen Infektionen, z. B. Yersinien, Chlamydien, Mykoplasmen, Gonokokken, Borrelien (Lyme-Borreliose), Campylobacter, Mykobakterien, Brucellen, Streptokokken,
   - nach viralen Infektionen, z. B. Hepatitis B, Röteln, Mumps, infektiöser Mononukleose, Windpocken, Pocken, Coxsackie-Virus-Infektionen, Adenovirus-Infektionen u. a.
   - nach parasitären Infektionen, z. B. Filarien (Wuchereria bancrofti, Loa loa) u. a.
3. Arthitis bei seronegativer Spondylarthritis und verwandten Erkrankungen, z. B. Spondylitis ankylosans = M. Bechterew, Arthritis psoriatica, Arthritis bei entzündlichen Darmerkrankungen (sog. enteropathische Arthritis: Enteritis regionalis Crohn, Colitis ulcerosa, Whipple-Krankheit u. a.
4. rheumatoide Arthritis (primär chronische Polyarthritis),
5. juvenile chronische Arthritis;
6. Arthritis bei entzündlichen Bindegewebeerkrankungen und Gefäßentzündungen (systemischer Lupus erythematodes, Kollagenosen, Purpura Schoenlein-Henoch, Panarteriitis nodosa),
7. allergische Arthritis (Medikamente),
8. Arthritis in Verbindung mit Stoffwechselerkrankungen und ernährungsbedingten Störungen: Arthritis urica (Gicht), Hämochromatose, Hyperlipoproteinämien,
9. Arthritis bei endokrinen Störungen: Hyper- und Hypothyreose, Hyper- und Hypoparathyroidismus, Diabetes mellitus, Cushing-Syndrom, Akromegalie, Phäochromozytom,
10. Arthritis bei granulomatösen Erkrankungen (z. B. Sarkoidose),
11. Arthritis bei Gelenkblutungen infolge Störungen der Blutgerinnung:
    - Koagulopathien: Hämophilien (Blutergelenk),
    - Therapie mit gerinnungshemmenden Mitteln.
12. Arthritis bei Erkrankungen des hämatopoetischen Systems:
    - hämolytische Anämien (Sichelzellenanämie, Thalassämie),
    - Leukosen.
13. Neoplastische Arthritis:
    - primäre Gelenktumoren,
    - synoviale Infiltration bei bösartigen Systemerkrankungen

(Leukosen, maligne Lymphome).
14. Paraneoplastische Arthritis (bei Plasmozytom, Bronchial-, Prostata-, Mammakarzinom),
15. (post-)traumatische oder postoperative Arthritis,
16. Arthritis bei Erkrankungen des Gelenkknorpels (aktivierte Arthrosen, Chondropathia patellae, freie Gelenkkörper),
17. Arthritis bei Neuropathien (Tabes dorsalis, diabetische Neuropathie u. a.),
18. Arthritis bei Dermatosen (Akne-assoziierte Arthritis, Psoriasis-Arthropathie).

623

Diagnose einer Spondylitis ankylosans (M. Bechterew):

- Anamnese,
- Klinik,
- Labor (BSG beschleunigt, HLA-B27 positiv, Rheumafaktoren negativ),
- Röntgen-Aufnahme des Beckens,
- Szintigraphie.

624

Unter „Weichteilrheumatismus" werden extraartikuläre rheumatische Erkrankungen des gelenknahen Bewegungsapparats zusammengefasst. Hierzu zählen Tendinosen, Tendomyosen, Fibromyalgien, Bursopathien, Periarthropathien und Insertionstendinosen.

Die rheumatischen Weichteilerkrankungen manifestieren sich also an den Gelenk begleitenden Weichteilen wie Muskeln, Bänder, Sehnen und Sehnenscheiden.

625

Der Dekubitus ist eine, durch äußere Druckeinwirkung mit lokaler Ischämie hervorgerufene, trophische Störung von Geweben (v. a. Haut und Unterhaut) mit Gewebsuntergang (Nekrose), Mazeration und evtl. Infektion.
Wichtige Maßnahmen, um einen Dekubitus zu verhindern:

- Entlastung und Polsterung gefährdeter Bezirke (Steiß, Ferse),
- häufiges Umlagern.

Therapie bei bestehendem Dekubitus:

- Den Patienten nicht auf den Dekubitus legen,
- Hautpflege,
- sorgfältiges Säubern der Wunde, der Wundtaschen und –ränder,
- chirurgische Entfernung nekrotischer Bezirke (evtl. anschließende plastische Deckung),
- regelmäßiger Verbandswechsel (keine allergisierenden Salben oder Puder).

626

Arthrosen bevorzugen die Hüftgelenke (Coxarthrosen) und Kniegelenke (Gonarthrosen). Seltener sind die Wirbelsäule und die Fingergelenke befallen.

627

Der typischste Manifestationsort eines Gichtanfalles (2/3 der Fälle) ist das Großzehengrundgelenk („Podagra“).
Andere Manifestationsorte:

- Finger- oder Handgelenke („Chiragra“),
- Daumengrundgelenk,
- Kniegelenk („Gonagra“),
- oberes Sprunggelenk.

628

Eine Skoliose ist eine durch Versteifung fixierte Wirbelsäulenverbiegung in C- oder S-förmiger Seitneigung, in Kombination mit einer Drehung der einzelnen Wirbelkörper (Torsion, Torquierung) und einer Rotation, die zu einer Verdrehung des gesamten Thorax führen.
Auf der konvexen Seite der Skoliose kommt es zur Ausbildung eines Rippenbuckels, auf der konkaven wölbt sich der Thorax auf der Vorderseite vor.
Die Schwere der Skoliose wird in Winkelgraden gemessen.

629

Man palpiert die Wirbelsäule von oben nach unten und achtet auf abnorm vorstehende Dornfortsätze.

- Lage und Druckschmerzhaftigkeit der Dornfortsätze,
- Muskelhartspann (insbesondere im Bereich der oberen LWS),
- Myogelosen (Muskelverhärtungen, v. a. M. trapezius beidseits der HWS)

Zudem kann durch das sog. Schober-Zeichen das physiologische Auseinandertreten der lumbalen bzw. thorakalen Dornfortsätze beim Vornüberbeugen bestimmt werden.
Für neoplastische oder auch lokal entzündliche Prozesse sprechen:

- Schmerzen durch das Fallenlassen vom Zehen- in den Fersenstand (LWS, BWS, HWS),
- Schmerzen durch Druck auf die Schulter (LWS, BWS),
- Druckschmerz der Dornfortsätze,
- Stauchschmerz, z. B. durch einen leichten Schlag auf den Kopf.

630

Klinische Symptome der Osteoporose:

- Knochenschmerzen (dumpf, diffus, tief in der Wirbelsäule),
- Neigung zu Frakturen/Spontanfrakturen (Frakturen ohne erkennbare Ursache) besonders der Wirbelkörper und des Oberschenkelhalses, da diese hohen Belastungen ausgesetzt sind (merke: zuerst bricht der Oberschenkelhals, dann kommt der Sturz.)
- Wirbeldeformitäten (Röntgenbild: Flachwirbel = Wirbel flachen ab, Keilwirbel = Wirbel sind ventral zusammengestaucht, Fischwirbel = Deckplatten sind eingebrochen) mit Ausbildung eines Rundrücken oder Buckels (Gibbus), Kleinerwerden.

631

Therapie der Osteoporose:

- Therapie des Grundleidens,
- symptomatisch: kalziumreiche Diät, Bewegung, physikalische Therapie, Krankengymnastik, Schmerzmittel (Analgetika),
- Medikamente: Östrogene, Kalzium, Vitamin D, Kalzitonin, Biphosphonate, Fluoride, zyklische Therapie mit Parathormon (PTH) u. a.

632

Erkrankungen, die mit unproportioniertem Minderwuchs einhergehen:

- Schilddrüsenunterfunktion,
- Rachitis,
- Chondrodystrophie.

Erkrankungen, die mit proportioniertem Minderwuchs einhergehen:

- Mongolismus,
- ererbter Kleinwuchs,
- Glasknochenkrankheit (Osteogenesis imperfecta),
- hypophysärer Minderwuchs (Mangel an HGH).

633

Spätsymptome der Spondylitis ankylosans (M. Bechterew):

- Bewegungseinschränkung der Wirbelsäule (völlige Versteifung der gesamten Wirbelsäule in thorakolumbaler Hyperkyphose,
- schwere Rundbuckeleinsteifungen, bei denen der Blick nur noch auf den Boden gerichtet werden kann (heute nur noch selten),
- eingeschränkte Atembreite.

634

Differentialdiagnose bei Wirbeleinbrüchen:

- Knochenmetastasen,
- Knochentumoren,
- Osteoporose,
- M. Scheuermann,
- Wirbelkörperosteomyelitis
- Plasmozytom,
- Wirbelkörperzysten,
- Trauma,
- Marmorknochenkrankheit u. a.

635

- Anamnese und körperliche Untersuchung (Inspektion, Palpation, Perkussion, Auskultation, Funktionsprüfung),
- Schober-Zeichen positiv, Lasègue-Zeichen positiv,
- Reflexprüfung,
- Prüfung der Sensibilität (segmentale bzw. periphere Innervation),
- röntgenologische Nachweis: CT, Kernspintomographie, Myelographie.

636

Lösungsvorschlag:

Es handelt sich um ein Ewing-Knochensarkom. Das Ewing-Sarkom ist ein hochmalignes Sarkom, das vor allem zwischen dem 10. und 30. Lebensjahr auftritt und vom Knochenmark ausgeht. Es ist meist im Bereich der Diaphysen von Femur und Tibia lokalisiert.

637

Unter Osteomalazie versteht man die erhöhte Weichheit und Verbiegungstendenz der Knochen durch mangelhaften Einbau von Mineralstoffen in die normal oder überschießend gebildete Knochenmatrix (Osteoid). Ursachen der Osteomalazie können sein:

- Vitamin-D-Mangel im Rahmen einer Darmresorptionsstörung auf (das ausreichend zugeführte Vitamin D kann aus dem Darm nicht aufgenommen werden),
- gestörter Vitamin-D-Stoffwechsel (unzureichende Zufuhr, unzureichende Umwandlung durch mangelnde UV-Bestrahlung in der Haut, unzureichende Umwandlung aufgrund einer Nieren- oder Lebererkrankung).

638

Therapie eines M. Scheuermann:

- Frühzeitige Krankengymnastik, Schwimmen, Bewegungsübungen,
- schwere Formen werden bis zum Abschluss des Wachstums mit einem Korsett bzw. einem Rumpfgips versorgt,
- schwerste Kyphosen werden operativ korrigiert und gestützt.

639

Klinik der Scheuermann-Erkrankung: Im Kindes- und Jugendalter fällt die "schlechte Haltung" auf, es treten eher selten direkt an der Brustwirbelsäule Schmerzen auf, häufiger sind lumbale Ermüdungen und Lumbalgien.

Im Erwachsenenalter prägen Überlastungsbeschwerden der Muskeln und Bänder und Fehlbelastungen der kompensatorischen Hyperlordose von Hals- und Lendenwirbelsäule das Beschwerdebild. Bei Patienten mit M. Scheuermann können gehäuft Bandscheiben bedingte Beschwerden auftreten.

640

Beim Bandscheibenvorfall sind insbesondere die Segmente der Lendenwirbelsäule betroffen:

- L5/S1,
- L4/L5,
- L3/L4

Seltener sind Bandscheibenvorfälle der Halswirbelsäule: C6/C7.

641

Gicht tritt als angeborener Stoffwechseldefekt bevorzugt bei Männern auf (95% der Fälle). Gichtanfälle finden sich außerdem bei Patienten mit Erkrankungen des hämatopoetischen Systems (erhöhter Zelluntergang: z. B. bei myeloischer Leukämie, Polycythaemia vera) und bei Patienten mit Nierenfunktionsstörungen (verminderte Ausscheidung von Harnsäure).

642

Differentialdiagnose bei Verdacht auf M. Bechterew:

- Chronische Polyarthritis,
- bakterielle Spondylitiden, Sakroiliitiden,
- seronegative Spondylarthritiden (Psoriasis, Morbus Behçet, Morbus

Reiter, chronische Thorakolumbalsyndrome, Spondylosis hyperostotica).

643

„Rheuma" ist eine veraltete ungenaue Bezeichnung für Beschwerden am Bewegungsapparat mit fließenden, reißenden und ziehenden Schmerzen. Eine allgemeine Diätempfehlung für Patienten mit solchen ungenau definierten Schmerzen - die ja auf eine Vielzahl von Erkrankungen hinweisen können - kann es unseres Erachtens nicht geben.
Vielleicht ist mit „Rheuma" die rheumatoide Arthritis (primär chronische Polyarthritis) gemeint: Auch hier gibt es keine allgemein anerkannte Diätempfehlung. Manche Patienten berichten jedoch über Beschwerdelinderung unter fleischarmer Kost. Die Patienten sollen versuchsweise Fleisch durch Fisch zu ersetzen und evtl. zusätzlich Fischöl (Omega-3-Fettsäuren) zu sich nehmen. Jede einseitige Ernährung ist zu vermeiden.

644

Sehnenscheiden schützen hüllenartig die Sehnen dort, wo Sehnen über Knochenvorsprünge oder Sehnen über Sehnen reiben würden.
Durch ungewohnte Arbeit oder Überlastung der entsprechenden Muskeln erzeugt die hohe Reibungsbelastung in der Sehnenscheide eine lokale Entzündung.
Betroffen sind meist die Sehnenscheiden der

- Hand- und Fingerbeugemuskeln,
- der Daumenmuskeln und
- der Bizepsmuskeln.

645

Die sog. Schmorl-Knötchen finden sich beim Krankheitsbild des M. Scheuermann (auch: juvenile Kyphose, Adoleszentenkyphose).
Durch die zunehmende Deformierung der ventralen Bereiche der Wirbelabschlussplatten kommt es allmählich zum keilförmigen Fehlwachstum der Wirbelkörper. Durch zusätzliche Einbrüche in die Deck- und Bodenplatten wird Bandscheibenmaterial in den Wirbelkörper hineingedrückt, die sog. Schmorl-Knötchen bilden sich aus.
Der Verlust von Bandscheibenmaterial führt zur Höhenabnahme der Wirbelsäule. Die Keilbildung führt zum Rundrücken.

646

Bei der Inspektion der normalen Wirbelsäule sieht man zunächst die normale Wirbelsäulenkrümmungen - von der Seite betrachtet - die Lordose der Hals und Lendenwirbelsäule und die Kyphose der Brustwirbelsäule.

- Beim M. Scheuermann zeigt sich eine verstärkte Kyphose der unteren und mittleren BWS.
- Beim M. Bechterew ist ebenfalls eine verstärkte Kyphose der BWS zu sehen.

648

- Die Arthrose ist eine degenerative Gelenkerkrankung. Sie entsteht vorwiegend bei einem Missverhältnis zwischen Beanspruchung und Leistungsfähigkeit einzelner Gelenkanteile (z. B. Abnutzungsschäden durch Überbeanspruchung, Stoffwechselveränderungen in den Geweben; angeborene Fehlstellungen: Hüftdysplasie, X - oder O-Beine usw). Es kommt zum Untergang von Knorpelgewebe.
  Klinik:
  Spannungsgefühl und Steifigkeit in den betroffenen Gelenken, dann Anfangsschmerz, Belastungsschmerz, Dauerschmerz. Gelenkgeräusche, Gelenkinstabilität, Kontrakturen, Fehlstellungen, Muskelatrophie.
- Die Arthritis ist eine entzündliche Erkrankung des Gelenkes mit den typischen Entzündungszeichen:
  - Rötung,
  - Schwellung,
  - Schmerz,
  - Überwärmung und
  - eingeschränkte Funktion.

  Sie kann abakteriell (z. B. als seröser Gelenkerguss) oder infektiös (z. B. als Gelenkempyem) auftreten. Bei chronischem Verlauf kann es zu Destruktionen, Kontrakturen und Fehlstellungen, letztlich zum Funktionsverlust des Gelenkes kommen.

649

Beim M. Bechterew (Spondylitis ankylosans) handelt es sich um eine chronisch progrediente, abakterielle, systemische Entzündung mit bevorzugter Manifestation im Bereich der Wirbelsäule und der Iliosakralgelenke, der Schambeinfuge, der kleinen Wirbelgelenke, der Extremitätengelenke und der Sehnenansätze.

Ätiologie:

Unbekannt: genetische Disposition (häufige Verbindung mit HLA-B27).

Klinik:

Vor allem bei Männern (ca. 90%) zwischen dem 15. und 30. Lebensjahr. Beginn meist als Sakroiliitis mit morgendlicher Steifigkeit und nächtlichen Schmerzen im Bereich der Lendenwirbelsäule.

- Nicht selten auch Arthritis der Gelenke der unteren Extremitäten; bei Beteiligung des Achillessehnenansatzes quälender Fersenschmerz, häufig auch Fersensporn,
- fortschreitende Einschränkung der Beweglichkeit von Wirbelsäule und Thorax,
- im Endstadium völlige Versteifung der gesamten Wirbelsäule in thorakolumbaler Kyphose.

Diagnose:

- BSG im Schub beschleunigt,
- Rheumafaktor negativ,
- HLA-B27 bei 90% positiv,
- typische Röntgenbefunde in den einzelnen Stadien.

Therapie:
Symptomatisch mit Schmerzmitteln und entzündungshemmenden Medikamenten, lebenslange krankengymnastische Übungstherapie (wichtig!).

650
Der Gichtanfall beginnt in ca. 2/3 aller Fälle im Großzehengrundgelenk. Dieses Leitsymptom der Gicht wird als Podagra bezeichnet (vgl. auch Antwort auf Frage **627**).

651
Eine Vielzahl von Krankheitsbildern kann mit einer Knieschwellung einhergehen. Hier eine Auswahl:

- Rheumatoide Arthritis (beginnt meist an den kleinen Gelenken),
- Kollagenosen (z. B. Lupus erythematodes),
- Rheumatisches Fieber (eher in jugendlichem Alter),
- Borreliose (sog. Lyme-Arthritis: durch Zeckenbiss übertragene bakterielle Erkrankung),
- Infektiöse Arthritiden (z. B. durch Gonorrhö oder Infektion nach Kniegelenkpunktion),
- Gicht (Arthritis urica),
- aktivierte Arthrose (im „mittleren Alter“ eher weniger wahrscheinlich),
- Chondropathia patellae (degenerative Veränderung der Kniescheibe),
- Arthritiden bei chronisch entzündlichen Darmerkrankungen (M. Crohn, Colitis ulcerosa),
- Posttraumatische Beschwerden (Meniskusverletzung, Kreuzbänderverletzung) u. a.

652
Bei der Grünholzfraktur handelt es sich um eine insbesondere bei Kindern auftretende Frakturform, bei der der Knochen bricht, der den Knochen umhüllende Periostschlauch jedoch intakt bleibt.

653
Einen Knochenbruch (Fraktur) erkennt man klinisch an sicheren und unsicheren Frakturzeichen:

- Sichere Frakturzeichen:
  - Achsenabweichung,
  - Knochenreiben der Frakturenden,
  - abnorme Beweglichkeit,
  - Hautdurchspießungen durch Frakturenden.
- Unsichere Frakturzeichen:
  - Schmerz,
  - Schwellung,
  - Hämatom,
  - Funktionsausfall.

654
Meniskuszeichen:

- Steinmann 1: Rotation des Unterschenkels mit gebeugtem Kniegelenk:
  - bei Schäden des Außenmeniskus schmerzhafte Innenrotation,
  - bei Schäden des Innenmeniskus schmerzhafte Außenrotation.

- Steinmann 2: Druckschmerz am inneren Gelenkspalt, der bei Beugung des Kniegelenkes von vorne nach hinten wandert:
  – Läsion des Innenmeniskus.
- Payr-Zeichen: medialseitiger Schmerz im Schneidersitz:
  – Läsion des Innenmeniskus.
- Apley-Zeichen (bzw. Apley-Grinding-Test): Bauchlage, Knie rechtwinklig gebeugt, axialer Druck fußsohlenwärts und kräftige Rotation:
  – bei Innenmeniskus-Läsion Außenrotationsschmerz,
  – bei Außenmeniskus-Läsion Innenrotationsschmerz.
- Merke-Zeichen: Rotationsbewegung bei Einbeinstand (typischer Schmerz: vorderer innerer Gelenkspalt).

655

Sie erheben bei jedem Patienten zunächst eine ausführliche Anamnese (Trauma, Arthrose, vorangegangene Infektion, Zeckenbiss usw) und führen eine klinische Untersuchung durch. Falls Sie es gelernt haben - unter absolut sterilen Bedingungen- Punktion und mikrobiologische und biochemische Untersuchung des Ergusses (blutig??).

Wir empfehlen jedoch, den Patienten zu einem Orthopäden oder Unfallchirurgen zu schicken. Dieser wird, je nach Befund, noch eine Kniespiegelung (Arthroskopie) durchführen, um Binnenverletzungen im Knie (Menisken, Kreuzbänder) zu erkennen.

Merke: Ein Erguss – vor allem ein blutiger – muss abpunktiert werden (Knorpelschädigung).

656

Nach ca. 6 bis 10 Stunden darf keine primäre Wundnaht mehr erfolgen.

Bei bestimmten Wunden – Bisswunden, Metzgerverletzungen usw. - darf überhaupt keine Wundnaht erfolgen. Die Wunde muss dann von Anfang an offen behandelt werden.

Die Mehrzahl der Keime ist bei Eintritt in die Wunde (Infektion) noch wenig gefährlich („avirulent"). Deshalb kann die frische, glattrandige Wunde nach Ausschneidung sofort vernäht werden.

Gefährlich („virulent") werden die Erreger in einer nicht versorgten Wunde erst nach Stunden. Als Voraussetzung für den sofortigen (primären) Wundverschluss mit primärer Wundheilung gilt, dass die Wunde nicht mit virulenten Keimen besiedelt ist. Das bedeutet:

- Die Wunde darf nicht älter als 10 Stunden sein,
- sie darf nicht durch Biss erzeugt sein,
- sie darf nicht mit menschlichem oder tierischem Eiter in Berührung gekommen sein.

(Neuerdings werden diese Regeln von einigen Autoren relativiert, wir halten sie im Moment trotzdem für richtig und aktuell.)

657

Von einer komplizierten Fraktur (Bruch) wird gesprochen, wenn neben der eigentlichen Knochenverletzung gravierende Begleitverletzungen von

- Nerven und/oder
- Muskulatur und/oder
- Blutgefäßen vorliegen.

658

In der Prüfung wurde als Antwort erwartet: Prostatakarzinom mit Knochenmetastase.

Das Prostatakarzinom ist der häufigste bösartiger Tumor des Urogenitalsystems (Vorsorgeuntersuchung ab dem 40. Lebensjahr).

Die Streuung der Metastasen erfolgt auf dem Blutweg insbesondere in

- Skelett,
- Lunge,
- Leber.

Lymphogen in

- retroperitoneale,
- paraaortale und
- iliakale Lymphknoten.

(Merke: Die Prostata, ein primäres Geschlechtsorgan, darf seit In-Kraft-Treten des neuen Infektionsschutzgesetzes und Aufhebung des Gesetzes zur Bekämpfung von Geschlechtskrankheiten vom Heilpraktiker untersucht werden.)

659

- Hämatombildung,
- Schwellung und
- Funktionseinschränkung.

Diagnose:

Röntgen (Ausschluss eines Bruches).

Therapie:

Vorübergehende Ruhigstellung.

660

Ein Brillenhämatom ist ein Bluterguss im Bereich beider Ober- und Unterlider. Man findet es häufig bei Schädelbasisfrakturen.

661

Risiken von Stützverbänden:

- Druckschäden,
- Thrombosen,
- Nervenschäden,
- Hautnekrosen,
- Einsteifen ruhig gestellter Gelenke (z. B. Schultergelenk bei alten Menschen innerhalb 24 Stunden; deshalb kein Armtragetuch).

HAUT - ANATOMIE / PHYSIOLOGIE

662

Abb. 12 Die Haut (schematisch)

A Oberhaut (Epidermis)
B Lederhaut (Dermis, Korium)
C Unterhaut (Subkutis)

1 Haarschaft
2 Talgdrüse
3 M. arrector pili
4 Schweißdrüse
5 arterielles Gefäß
6 venöses Gefäß
7 Vater-Pacini-Lamellenkörperchen
8 Meissner-Tastkörperchen

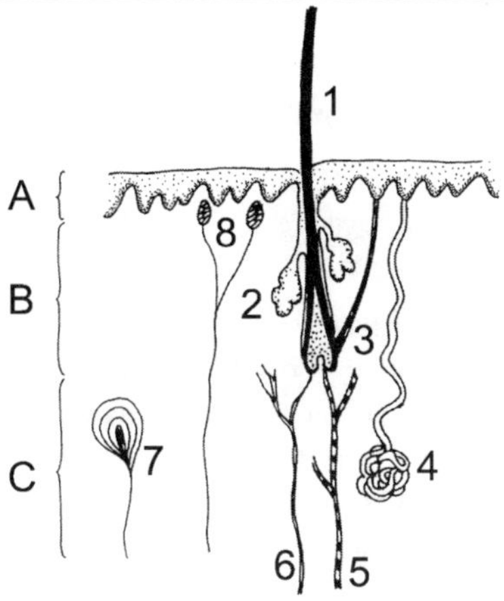

663

Die Kutis besteht aus Epidermis (Oberhaut) und Dermis (oder Korium: Lederhaut).

Die Haut besteht aus drei Schichten:

- Oberhaut (Epidermis),
- Lederhaut (Korium, Dermis),
- Unterhaut.

Epidermis und Dermis werden zusammen auch als Kutis bezeichnet. Einige Autoren sprechen von nur zwei Hautschichten: Epidermis und Dermis. Sie grenzen die Subkutis als besondere Form des Bindegewebes von der Haut ab.

664

Hautdrüsen:

- Talgdrüsen
- Apokrine Drüsen
- Ekkrine Drüsen

665

Die Schichten der Lederhaut (Dermis, Korium):

- Stratum papillare (Papillarschicht),
- Stratum reticulare (Geflechtschicht).

666

Die Melanozyten finden sich in der Basalschicht der Epidermis.

667
Die Epidermis besteht aus einem mehrschichtigen verhornten Plattenepithel.

668
Die Haarfarbe hängt von der Aktivität und der Anzahl der Melanozyten in der Haarzwiebel ab. Diese bilden das Kopfhaarpigment.

669
Hautanhangsgebilde:

- Nägel,
- Haarfollikel (als Haarfollikel wird das Haar selbst zusammen mit seiner Wurzel, der Talgdrüse und dem Musculus arrector pili, der das Haar aufstellt, bezeichnet).
- Hautdrüsen:
  - Apokrine Drüsen,
  - Talgdrüsen,
  - ekkrine Schweißdrüsen.

670
Das Korium (auch Dermis) ist das unter der Epidermis gelegene Bindegewebe, das sich in die Tiefe bis zum subkutanen Fettgewebe erstreckt. Seine Hauptkomponenten sind Bindegewebszellen (Fibroblasten, Histiozyten, Mastzellen, Makrophagen) und Bindegewebsfasern (Kollagenfasern, Retikulinfasern, elastische Fasern), die in eine gelartige Grundsubstanz eingebettet sind. Die epithelialen Anhangsgebilde – Schweißdrüsen, Haare, Nägel, Talgdrüsen – sind in die Dermis eingebettet, sie enthält ferner Nerven, nervale Rezeptoren (Meissner-Tastkörperchen als Druckrezeptoren), Gefäße und glatte Muskelfasern.

671
Funktionen der Haut:

- Schutzfunktion:
  (gegen mechanische, biologische, chemische, physikalische und thermische Einflüsse).
- Austauschfunktion:
  Wärmeabgabe zur Aufrechterhaltung der Körpertemperatur (Wärmestrom durch Verdunstung von Schweiß).
- Reizaufnahme:
  Tastsinn (Meissner-Tastkörperchen), Temperatursinn (freie Nervenendigungen), Schmerzsinn (Schmerzrezeptoren für verschiedene Reize). Geringe Reize erzeugen Juckreiz, starke Reize erzeugen Schmerzen.
- Stoffwechselfunktion:
  z. B. Vitamin-D2-Synthese, Cholesterinsynthese, Umbau von Kohlenhydraten in Fette und umgekehrt.

672
Die Subkutis dient als verschiebliche Verbindung zu Muskeln und Muskelfaszien und zu Knochen und Knochenhaut. Sie isoliert das Körperinnere gegen thermische Einflüsse und hat metabolische Funktionen im Fett- und Kohlenhydratstoffwechsel. An ihrer Oberfläche liegen die Vater-Pacini-Lamellenkörperchen zur Wahrnehmung von Vibrationsempfindungen.

Sie wird von Blutgefäßen durchzogen und versorgt die Epidermis.

673

Die Hautfarbe wird bestimmt durch:
- Melanin (wird von den Melanozyten gebildet),
- Karotin (ein Pigment der Unterhaut und der Dermis),
- Blutkapillaren der Dermis (aufgrund der Durchblutung der Haut kann man Rückschlüsse auf die Sauerstoffsättigung des Blutes ziehen, z. B. Zyanose bei Sauerstoffmangel).

674

Der von den Talgdrüsen produzierte Talg ist ein gelbliches dünnflüssiges Gemisch aus Triglyzeriden, Fettsäuren und Wachsen. Er dient der Einfettung der Hautoberfläche und der Haare.
Bei verminderter Talgproduktion werden Haut und Haare trocken: Sebostase. Die vermehrte Talgproduktion heißt Seborrhö.

675

Apokrine Drüsen kommen beim Mensch im
- Anogenitalbereich,
- am Nabel,
- in den Achselhöhlen,
- um die Mamillenregion und
- im Gehörgang vor.

Sie sezernieren ein Sekret, das vornehmlich Fette enthält. Die Sekretion ist hormonabhängig. Das Sekret ist geruchlos. Der typische „apokrine Schweißgeruch“, z. B. der Achselhöhlen, entsteht erst durch bakterielle Zersetzung des Sekrets an der Hautoberfläche. Die Funktion der apokrinen Drüsen beim Menschen ist unbekannt. Bei Tieren spielen sie eine Rolle beim Sexualverhalten.

676

Die Injektion erfolgt bei der intrakutanen Injektion unter die Epidermis in die Dermis (auch: Lederhaut oder Korium).

677

Die Schichten der Epidermis:
- Stratum corneum (Hornschicht),
- Stratum lucidum (Glanzschicht, nur an Hand- und Fußsohlen ausgeprägt),
- Stratum granulosum (Körnerzellenschicht),
- Stratum spinosum (Stachelzellschicht),
- Stratum basale (Basalzellschicht).

678

Die Haut besteht aus drei Schichten:
- Oberhaut (Epidermis),
- Lederhaut (Korium, Dermis),
- Unterhaut (Subkutis).

679

Als Hautflora bezeichnet man die auf der Haut zu findende Bakterienbesiedlung. Unterschieden werden eine
- residente Hautflora (Standortflora), bestehend v. a. aus Vertretern der Gattungen Staphylococcus (z. B. Staphylococcus epidermidis), Micrococcus, Corynebacteri-

um sowie Propionibacterium (in tieferen Hautschichten) und eine
- transiente Hautflora (Anflugflora) große Variabilität, u. a. Staphylococcus aureus, Bacillus-, Pseudomonas-, Enterobacteriaceae-Arten.

680

Die Epidermis ist ein mehrschichtiges verhornendes Plattenepithel der Haut. Sie ist ein Proliferationsgewebe, d. h. sie unterliegt einer dauernden Erneuerung. Die Zellteilungen erfolgen normalerweise nur im Stratum basale aus sog. Keratinozyten. Eine Tochterzelle bleibt basal erhalten und teilt sich nach 20 Tagen erneut. Die andere wandert unter Veränderung ihrer Struktur (Stachelzelle, Körnerzelle, Hornzelle) zur Hautoberfläche, wo sie als Hornschuppe abgeschilfert wird. In der Basalschicht finden sich auch die sog. Melanozyten, die das dunkle Hautpigment Melanin synthetisieren und an die Keratinozyten abgeben. Die Ernährung der Epidermis erfolgt von kutanen Gefäßen aus. Gefäße dringen nicht in die Epidermis ein.

HAUT - PATHOLOGIE

681

Kleine strichförmige Lippen und ein Tabaksbeutelmund sind typisch für das Krankheitsbild der Sklerodermie.

682

Wirkungen von Kortikosteroiden (Glukokortikoiden, Kortisol) auf die Haut:

- Juckreiz hemmend (antipruriginös),
- antiallergisch,
- antiexsudativ,
- antientzündlich,
- antiproliferativ.

683

Die Haut betreffende Nebenwirkungen von Kortikosteroiden (Glukokortikoide, Kortisol) sind:

- Haarausfall,
- Hirsutismus,
- Stammfettsucht,
- Abnahme der Hautdicke,
- verzögerte Wundheilung,
- Bildung von Teleangiektasien,
- Striae und Purpura,
- Hyperpigmentierungen,
- vermehrte Infektionsneigung des Hautorgans u. a.

684

Die Condylomata acuminata (Feig- oder Feuchtwarzen) sind benigne Epitheliome (Tumore aus Epithelzellen) viraler Genese mit fast ausschließlicher Lokalisation am Genitale und Anus.

685

Condylomata acuminata (Feig- oder Feuchtwarzen):

- Erreger: Papillomavirus,
- Übertragungsweg: Geschlechtsverkehr (Schmierinfektion),
- Inkubationszeit: 4 Wochen bis zu mehreren Monaten.

686

Symptomatik bei Sonnenbrand:

- leichte Rötung durch Erwärmung,
- hellrotes UV-Erythem (Entzündung) an scharf auf das Bestrahlungsgebiet begrenzten Arealen,
- bei intensiver Exposition und bei Hellhäutigen Blasenbildung (Verbrennung 2. Grades),
- Allgemeinsymptome wie Fieber, Schüttelfrost, Kreislaufkollaps sind möglich,
- Melaninneubildung führt zu Pigmentierung.

687

Letztlich kann ein allergischer Schock durch eine unüberschaubare Vielzahl von Substanzen ausgelöst werden (dosisunabhängig). Hier einige Beispiele:

- Salicylate,
- Insektengifte,
- Lokalanästhetika,
- Allergenextrakte,
- Antibiotika und andere v. a. intravenös verabreichte Medikamente,
- Jod und jodhaltige Verbindungen,
- Serum u. a.

688

Nachweismethoden für Pilzerkrankungen:

- Nativpräparat (nicht gefärbtes oder fixiertes Präparat),
- gefärbtes Präparat,
- Pilzkultur,
- „Wood-Licht“ (fluoreszierendes Aufleuchten in gefiltertem ultravioletten Licht).

689

Blasenbildende Erkrankungen der Haut:

- Allergisch bedingt:
  - photoallergische Reaktion,
  - allergische Kontaktdermatitis,
  - Arzneimittelreaktion (bullös).
- Insekten:
  - durch Stichreaktion.
- Toxisch:
  - Brennnessel, Laugen- und Säureverätzung,
  - Erfrierung II. Grades, Verbrühung.
- Mikroorganismen:
  - Varizellen, Zoster,
  - Herpes simplex,
  - Impetigo.
- Autoimmundermatosen:
  - Pemphigus vulgaris.
- Genetisch bedingt,
- andere Ursachen.

690

Pyodermien (sog. Grind- oder Eiterausschläge) sind Infektionen Haut und der Hautanhangsgebilde (Haare, Nägel, Schweißdrüsen). Sie werden meist durch Staphylo- oder Streptokokken verursacht. Beispiele:

- Impetigo contagiosa,
- Follikulitis,
- Furunkel,
- Karbunkel,
- Acne vulgaris.

691

Mit Bädern und unterschiedlichen Badezusätzen lässt sich die Haut in sehr unterschiedlicher Weise beeinflussen, z. B. fetten, ölen, austrocknen oder desinfizieren.
Wirkstoffe, wie z. B. Chemotherapeutika lassen sich im Badewasser lösen oder suspendieren (rasche und sichere Totalbehandlung).
Manche Patienten werden auch länger in einer Badewanne gelagert („Wasserbett“), etwa bei ausgedehnten Blasenbildungen.

692

Mit einer Narbenbildung ist zu rechnen wenn die Dermis (Lederhaut) mit betroffen ist.

693

Das Medusenhaupt (Caput medusae) ist eine um den Nabel herum gelegene (paraumbilikale) Venenerweiterung in der Bauchdecke mit deutlichem Hervortreten der Venen bei Behinderung des Blutabflusses der Pfortader. Die Venenerweiterung ist sichtbarer Ausdruck eines Umgehungskreislaufs von der Pfortader zur V. cava inferior bei Pfortaderstauung (z. B. bei Leberzirrhose, Budd-Chiari-Syndrom = Abflussstörung im Bereich der Vv. hepaticae, Pfortaderthrombose).

694

Als Dermographismus (‚Hautschrift') wird eine, nach mechanischer Reizung der Haut (z. B. durch Bestreichen mit einem Stift oder Spatel) auftretende, sichtbare Hautreaktion bezeichnet. Es werden unterschieden:

- Roter Dermographismus (Rötung infolge Vasodilatation),
- weißer Dermographismus, bei atopischer Konstitution und Sonnenbrand aufgrund einer neurovegetativen Dysregulation (Abblassen infolge Vasokonstriktion),
- urtikarieller Dermographismus: Bildung einer Quaddelleiste wenige Minuten nach mechanischer Reizung der Haut (bei bis zu 50% der Normalpersonen ohne Krankheitswert; zusammen mit Juckreiz als symptomatischer urtikarieller Dermographismus; synonym mit Urticaria factitia).

695

Hautdehnungsstreifen (Striae distensae, Striae cutis atrophicae, Striae rubrae) sind zunächst blau-rötliche, später gelblich-weiße Streifen besonders an Bauch, Hüften und Mammae. Ursache für diese Streifen ist eine Schädigung der elastischen Fasern, meist unter dem Einfluss von Glukokortikoiden (Kortikoidbehandlung, Cushing-Syndrom) aber auch bei Infektionskrankheiten, Operationen, Adipositas, in der Pubertät und Schwangerschaft (Striae gravidarum).

696

Die Pustel ist ein mit Eiter gefülltes Bläschen.
Bei einem Bläschen handelt es sich um einen mit Flüssigkeit gefüllten Hohlraum in der Haut, die Füllung einer Pustel besteht aus Eiter.

697

Einige Viruserkrankungen die mit Hautveränderungen einhergehen:

- Herpes simplex,
- Kondylome,
- Molluscum contagiosum (Dellwarzen),
- Warzen,
- Herpes zoster,
- Röteln,
- Masern.

698

Impetigo contagiosa ist der Begriff für Blasen bildende Infektionen der Haut mit

- Staphylococcus aureus,
- Streptokokken der Gruppe A (selten B, C, G).

(Die Impetigo contagiosa ist die häufigste Hautinfektion bei Kindern, nach den §§ 24 und 34 des Infektionsschutzgesetzes besteht für diese Krankheit Behandlungsverbot für den Heilpraktiker.)

699

Das Erysipel (Wundrose) ist eine akute bakterielle Entzündung des Koriums, welche sich über die Lymphspalten ausbreitet.

Erreger:

Meist beta-hämolysierende Streptokokken der Gruppe A.

Klinik:

- Hohes Fieber, Schüttelfrost,
- schmerzhafte, scharf begrenzte, ödematöse Rötung mit flammenförmigen Ausläufern und zentraler Rückbildungstendenz an der Eintrittspforte der Erreger,
- Schwellung der regionalen Lymphknoten (Lymphadenitis) und streifenförmige Erytheme entlang der Lymphbahnen (Lymphangitis),
- bisweilen mit Blasen, Einblutungen oder Nekrose einhergehend,
- evtl. Vordringen in die Subkutis (phlegmonöses Erysipel),
- Leukozytose, erhöhte BKS.

Komplikationen:

- Rezidivneigung,
- Sepsis,
- Verstopfung der Lymphbahnen mit Schwellung (Elephantiasis) insbesondere an den Lippen, Beinen, Genitalbereich,
- Sinusthrombose,
- Glomerulonephritis.

Therapie:

- Hochlagern der Extremität,
- Antibiotikum,
- Bettruhe.

700

Klinik des Hautmilzbrands:

- Juckendes rotes Knötchen mit schwarzem Zentrum, das sich zu einem Bläschen mit seröser oder serös-blutiger Flüssigkeit entwickelt,
- Lokalisation der Hauterscheinungen meist am Kopf, an Unterarm oder Hand,
- nach Austrocknung des Bläschens entsteht ein schwarzer Schorf mit Ödem in der Umgebung (Milzbrandkarbunkel und Milzbrandödem),
- bei gutartigem Verlauf bleibt die Erkrankung lokal begrenzt und (fast) ohne Fieber.

Komplikationen:

- Septische Ausbreitung mit Fieber,
- Schüttelfrost,
- Kopf- und Gliederschmerzen,
- blutiger Durchfall,
- Hautblutungen,
- Bluterbrechen,
- Milzschwellung,
- Kreislaufstörungen,
- Meningitis,
- Atemlähmung,
- (Tod).

701

Der Erreger des Milzbrands ist Bacillus anthracis.

Die Inkubationszeit beträgt 1-3 Tage (gelegentlich wenige Stunden).

(Behandlungsverbot für den Heilpraktiker.)

702
Die Hauterscheinungen bei Impetigo contagiosa sind besonders im Gesicht, an den Händen und im Nacken lokalisiert.

703
Bei bestehenden offenen Dermatosen kann die Herpes-Infektion sich mit rascher Aussaat dicht angeordneter Bläschen auf ekzematisierter Haut zeigen. Die Blasen können bis linsengroß werden. Charakteristisch sind dann hohes Fieber und Kopfschmerzen.
Infektionen des Auges führen zu Keratokonjunktivitis herpetica (auch Herpes Kornea simplex): ziliare Injektionen, Hypersensibilität, Bildung von Hornhautgeschwüren, nach Abheilung Hornhauttrübung, Rezidive sind häufig.
Bei Immundefekten (z. B. AIDS) verläuft die Herpes-Erkrankung schwer als Herpes simplex vegetans: Nekrosen, schmerzhafte Infiltrationen, ulzeröse Veränderungen (meist im Anogenitalbereich oder Gesicht).
Der septische Verlauf kann zum Befall innerer Organe führen (z. B. Enzephalitis).

704
Ein Erythem ist eine entzündliche Rötung der Haut, bedingt durch eine Hyperämie.
Das Erythema migrans, die sog. Wanderröte, ist ein durch Zeckenbiss und Infektion mit Borrelien hervorgerufenes, meist von der Bissstelle zentrifugal fortschreitendes Erythem. Das Erythem zeigt sich im typischen Falle als hellroter, langsam wachsender Ring mit zentraler Abblassung und kann beachtliche Ausmaße annehmen. Das Erythema migrans ist das Leitsymptom der Lyme-Borreliose.

705
Klinik der atopischen Dermatitis:
Beginn bereits im Alter von 3-4 Monaten mit Milchschorf an Kopfhaut und Wangen:

- Symmetrische Erytheme mit matter Hautoberfläche,
- in der akuten Phase mit Bläschen und nässenden Läsionen,
- papulöse und erosive Läsionen,
- Abtrocknung unter Krusten- und Schuppenbildung,
- bevorzugt Befall der Streckseiten der Extremitäten, kraniokaudale Ausbreitung,
- nach 1-2 Jahren oft Spontanheilung,
- später überwiegen die Zeichen der chronischen Entzündung mit Knötchenbildung und Lichenifikation (= verstärktes Hervortreten des Hautreliefs) durch Infiltration und Hautverdickung.

Bei späterem Auftreten der Erkrankung:

- Bevorzugter Befall der Beugeseiten der Extremitäten (Ellenbeuge, Kniekehle), Hals („dirty neck“), im Gebiet um den Mund (perioral),
- periorbital (Dennie-Morgansches Zeichen, typische Unterlidfalte),

- Blässe zentraler Gesichtsbereiche (periorale Blässe),
- weißer Dermographismus,
- Reduktion der lateralen Augenbrauen (Hertoghe-Zeichen),
- typische Haaransatzlinie: fehlender Schläfenwinkel,
- Glanznägel: durch Reiben und Kratzen glatt polierte Fingernägel,
- unerträglicher Juckreiz (führt oft zur Schlaflosigkeit),
- Neigung zu Sekundärinfektionen mit Bakterien (Staphylokokken), Pilzen, Viren (Herpes-Viren, Ekzema herpeticatum).

706

Komplikationen der Wundrose (Erysipel):

- Phlegmonöse Einschmelzungen, Nekrosebildung
- Rezidivbildung und Entwicklung eines chronischen Erysipels. Die häufigen Entzündungen führen zur Verödung der Lymphbahnen, so dass Lymphödeme entstehen (Extremfall: Elephantiasis).
- bei Lokalisation im Rachen: Gefahr des Glottisödems,
- Bakteriämie und Sepsis mit Organabsiedelungen: Glomerulonephritis, Pneumonie, Myokarditis.

707

Unter Pedikulose wird der Befall der Haut mit Läusen verstanden.

Klinik

Bei allen Läuseerkrankungen finden sich juckende Bissstellen am Körper.

- Kopflaus:
  Nach Ansiedlung kommt es im befallenen Bereich zu Rötung, Bläschen, Pusteln, Blasenbildung mit Nässen, Schuppen und Krusten. Schließlich wird der Kopf von einer Krustenmasse überzogen. Die Lauseier (= Nissen) wandern mit dem wachsenden Haar von der Kopfhaut weg und sind als weißliche Gebilde an den Haaren festgeklebt zu erkennen.
- Kleiderlaus:
  Sie verbreitet das Fleckfieber und das Rückfallfieber und macht sich vor allem durch starken Juckreiz bemerkbar. Erstes klinisches Zeichen sind umschriebene Einblutungen an der Haut. An den Stichstellen können sich Papeln entwickeln, es kommt zu Kratzeffekten.
- Filzlaus:
  Sie kommt vornehmlich im Bereich der Schambehaarung (durch Geschlechtsverkehr übertragen), aber auch an anderen behaarten Körperstellen vor. Zu sehen sind kleine Papeln, Krusten und Kratzeffekte auf der Haut. Typisch sind eigentümlich grau-blaue Hautflecken, sog. „taches bleues“.

Es besteht nach § 34 IfSG Behandlungsverbot für den Heilpraktiker.

708

Sekundäreffloreszenzen:

- Squama (Schuppe),
- Pustula (mit Eiter gefülltes Bläschen),
- Crusta (Kruste),
- Rhagade (Schrunde),
- Cicatrix (Narbe),
- Excoriatio (Abschürfung),
- Ulcus (Geschwür),
- Erosio (oberflächlicher Epidermisverlust).

709

Einige Hauterkrankungen, die mit Juckreiz (Pruritus) einhergehen:

- Scabies und andere Epizoonosen,
- endogenes Ekzem,
- allergisch bedingte Kontaktdermatitis,
- Urtikaria,
- Lichen ruber planus,
- Arzneimittelexantheme,
- Dermatitis herpetiformis Duhring,
- Kontakt mit Histaminliberatoren,
- zu starke Austrocknung der Haut u. a.

710

Die Gelbfärbung beim Ikterus wird durch Bilirubin hervorgerufen, der Juckreiz wird durch Anstieg der Gallensäuren im Blut und Ablagerung in die Haut hervorgerufen. Die Gelbfärbung bei hämolytische Anämien (prähepatischer Ikterus) geht deshalb nicht mit Juckreiz einher, da die Galle von der Leber normal in den Darm abgegeben wird. Bei Hepatitiden (intrahepatischer Ikterus) oder Verschlussikterus (posthepatischer Ikterus) gelangen Gallensäuren zusammen mit Bilirubin ins Blut und verursachen Juckreiz. Eine Korrelation zwischen Höhe der Gallensäurespiegel und Ausmaß des Juckreizes konnte nicht nachgewiesen werden. Deshalb wird ein von Gallensalzen unabhängiger, Juckreiz auslösender Stoff diskutiert. (Möglicherweise handelt es sich um einen Opiat-Agonist. Dies würde auch die gute Juckreiz stillende Wirkung von Naloxon bei Cholestase erklären.)

711

Eine Follikulitis ist eine Entzündung der Haarfollikel, die am ganzen Körper - mit Ausnahme von Hand- und Fußsohlen - auftreten kann.
Infektionen der Hautanhangsgebilde sind zunächst lokal begrenzte Entzündungen an der Oberfläche, können sich jedoch auch in die Tiefe ausbreiten.

Klinik:

- Halbkugelige, stecknadelkopfgroße Pusteln mit schmalem entzündlichem Randsaum,
- lokalisierte Ödeme mit Papelbildung.

Therapie:

- Intensive Körperreinigung mit Wasser und Seife,
- häufiger Wäschewechsel,
- Wärmeanwendungen beschleunigen Spontanperforation.

712

Die Gürtelrose (Herpes zoster) ist ein auf ein oder mehrere Dermatome begrenzter, meist einseitiger Bläschenausschlag (in Gruppen stehende Bläschen auf gerötetem Grund).

713

Die Onychomykose ist eine Entzündung der Nägel durch Pilze.
Klinik je nach Pilzart:
Bei Dermatophyten beginnt die Erkrankung am vorderen freien Nagelrand. Hefepilzerkrankungen erfolgen hauptsächlich über eine Paronychie (Nagelfalzentzündung) und beginnen proximal.

- Die Hornstruktur wird unter Bildung einer weißen, krümeligen Masse aufgelockert,
- die Nagelplatte hebt sich vom Nagelbett (ideales Nest für Bakterien und Schimmelpilze),
- der Nagel splittert holzartig auf und wird unregelmäßig dick.

714

Anamnesefragen im Hinblick auf eine Allergie:

- Seit welchem Zeitpunkt haben Sie die Beschwerden?
- Sind die Beschwerden saisonal oder ganzjährig?
- Gibt es eine familiäre Disposition?
- Zu welchem Zeitpunkt treten Ihre Beschwerden bevorzugt auf (nachts, tagsüber usw.)?
- Reagieren Sie auf bestimmte Nahrungsmittel allergisch?
- Welchen Beruf üben Sie aus?
- Welchen Arbeitsstoffen (z. B. chemische Stoffe) sind Sie ausgesetzt?
- Haben Sie Kontakt zu Tieren?
- Sind andere Personen von den gleichen Symptomen betroffen?
- Sind schon irgendwelche Teste durchgeführt worden?

715

- Allergologische Verfahren:
  - Epikutantest: Hauttestung zum Nachweis einer allergischen Kontaktsensibilisierung. Die potentiell allergene Substanz wird verdünnt in geeigneter Trägersubstanz unter Okklusion (Verschluss) für 48 Stunden auf gesunder Haut (Rücken, Oberarm) fixiert. Die lokale Hautreaktion wird nach Abnahme des Testpflasters in vorgeschriebenen zeitlichen Abständen beurteilt.
  - Intrakutan-Test: Hauttestung, bei der durch intrakutane Applikation von Antigenen der Nachweis einer Allergie geführt wird. Im positiven Falle kommt es zur Auslösung einer urtikariellen Reaktion (Jucken, Erythem, Quaddelbildung) am Testort.
  - Konjunktivaler oder nasaler Provokationstest: Verfahren zur Prüfung der klinischen Aktualität einer in der Hauttestung ermittelten Allergie vom Soforttyp. Allergenlösung wird nasal oder konjunktival appliziert. Bei positivem Ausfall kommt es innerhalb von 15 Min. nach Träu-

felung in den äußeren Augenwinkel zu Juckreiz, Fremdkörpergefühl, Tränenfluss, Lidödem, konjunktivaler Injektion bzw. zur Rhinitis.
  - Prick-, Reibe-Test: Internationales Standardverfahren zur Diagnose einer Allergie vom Typ I. Nach Aufbringen eines Tropfens allergenhaltiger Lösung Eindrücken eines stumpfen Impfstempels oder Einstechen einer Testlanzette in die Epidermis ohne Blutung, meist auf der Innenseite des Unterarms; Beurteilung nach 15-20 Minuten im Vergleich zu einer Positiv- (0,1%ige Histaminlösung) und Negativkontrolle (Glyzerin-Kochsalzlösung).
- Nachweis von Erregern:
  - durch kulturelle Anzüchtung,
  - Wood-Licht (fluoreszierendes Aufleuchten bestimmter Erreger),
  - Mikroskopie.
- Immunologische Verfahren (ELISA- und RAST-Test),
- Biopsie und Dermatohistologie u. a.

716

Behandlungsmöglichkeiten bei Hautkrankheiten:

- Pinselungen (Öle, Schüttelmixturen, Tinkturen),
- Salben,
- Puder,
- Pflaster,
- Okklusivverband,
- Pasten,
- Bäder,
- feuchte Umschläge,
- sonstiges: z. B. Röntgenweichstrahltherapie, UV-Strahlen (evtl. mit Teervorbehandlung), operative Therapie (Exzision).

717

Ein Nävus (Mal, Muttermal) ist eine angeborene oder später auftretende Fehlbildung der Haut mit scharfer Begrenzung.
Es gibt sehr viele unterschiedliche Nävusformen, teilweise im Hautniveau liegend oder auch erhaben.
Nävi sind gutartig, zeigen jedoch eine Disposition zur Entartung.
Daher müssen sie beobachtet und bei Veränderungen entfernt werden.

718

Ein Melanom ist ein hochgradig bösartiger Tumor der Haut, der von den Melanin bildenden Zellen (Melanozyten) ausgeht. Da Melanozyten nicht im Zellverband wachsen, sondern sich nach der Zellteilung in Einzelzellen trennen, metastasiert das Melanom frühzeitig auf dem Lymph- und Blutweg in alle Organsysteme.

719

Hauptrisikofaktoren für das Entstehen eines Melanoms:

- Sonnenexposition und helle Haut (insbesondere Sonnenbrände),
- Gesamtzahl atypischer Nävi (Nävus = Mal, Muttermal),
- Gesamtzahl der Nävi am Körper.

720

- Pigmentnävi:
  - Kongenitaler Nävus,
  - banaler Nävus,
  - atypischer Nävus.
- Andere Neubildungen (pigmentiert):
  - Seborrhoische Keratose,
  - Angiokeratom,
  - Naevus bleu.
- Gutartige nichtpigmentierte Neubildungen der Haut.

721

Ätiologie der Candida-Mykose (Soor):

- Feuchtes Milieu,
- Antibiotikabehandlung,
- Gravidität,
- Östrogentherapie (Pille),
- Diabetes mellitus,
- Zytostatika, Glukokortikoide (und andere Immunsuppressiva),
- Immunschwäche durch konsumierende Erkrankungen (Malignome, Leukämie, AIDS),
- Schädigung des Säureschutzmantels,
- Intertrigo (Wundsein).

722

Warzen (Verrucae) sind meist viral ausgelöste, benigne Hyperplasien der Epidermis mit Akanthose (erhöhte Anzahl von Keratinozyten) und Hyperkeratose (Verdickung der Hornschicht der Haut). Unterschieden werden z. B.

- Verrucae vulgares: gewöhnliche Warzen, sog. Stachelwarzen; v. a. an den Händen vorkommende bis erbsengroße, halbkugelige, harte Knötchen mit rauer Oberfläche; an den Fußsohlen als
  - Dornwarzen oder
  - Mosaikwarzen.

  Erreger ist das Papillomavirus, Inkubationszeit: 6 Wochen bis 20 Monate, Vorkommen insbesondere bei Kindern und Jugendlichen.
- Verrucae planae juveniles (plane Warzen): flache, epidermale, durch Papillomavirus ausgelöste Papeln von 3-4 mm Durchmesser, oft in großer Zahl bei Jugendlichen, v. a. im Gesicht und an den Handrücken, bei Kindern häufig spontane Rückbildung.
- Verrucae seborrhoicae (seborrhoische Keratose, Verrucae seniles, Alterswarzen): meist erst ab dem 5. Dezennium entstehende hellbraune bis braunschwarze, papilläre, fettige, wie auf die Haut aufgesteckte, rundliche bis ovale, meist in großer Zahl auftretende Neubildungen, linsen- bis bohnengroß, gelegentlich auch größer, evtl. leichter Juckreiz.

723

Bösartige Neubildungen der Haut:

- Malignes Melanom,
- Plattenepithelkarzinom,
- Basaliom (semimaligne).

724

Das Erysipel wird in der Regel durch beta-hämolysierende Streptokokken der Gruppe A ausgelöst.

725

Das Erythrasma ist eine bakterielle Infektionskrankheit der Haut.
Erreger:
Corynebacterium minutissimum
Klinik:

- Besonders bei Männern,
- scharf begrenzte, polyzyklische, rötlich-braune, leicht schuppende Flecken,
- Prädilektionsstellen: im Bereich von Leiste, Oberschenkelinnenseite (Anliegeseiten des Skrotums), Axillen, Zwischenzehenfalten, perianal u. submammär.

726

Erscheinungsbilder der Psoriasis:

- Psoriasis erythrodermica: generalisierte Ausbreitung der Psoriasis mit Erythrodermie und starker Schuppung.
- Psoriasis pustulosa:
  Sonderform mit Pustelbildung.
- Psoriasis arthropathica:
  mit Beteiligung des Bewegungsapparates (ca. 5% der Patienten).
- Psoriasis intertriginosa:
  Variante der Psoriasis mit Befall im Bereich der Gelenkbeugen (Psoriasis inversa) sowie perianal, inguinal, submammär, interdigital und im Nabelbereich.
- Nach Form und Gestalt der Psoriasis-Herde werden noch unterschieden:
  - Psoriasis punctata (punktförmig),
  - Psoriasis guttata (tropfenartig),
  - Psoriasis nummularis (münzengroß),
  - Psoriasis anularis (ringförmig),
  - Psoriasis gyrata (girlandenartig),
  - Psoriasis geographica (landkartenähnlich).

727

Die Diagnose einer Gürtelrose (Herpes zoster) wird i. d. R. klinisch gestellt, also durch Anamnese und klinische Untersuchung. Einzelfällen vorbehalten bleibt der direkte Virusnachweis (Tzanck-Test, Elektronenmikroskopie) und der serologische Antikörpernachweis.

728

Warzen werden meist durch Virusinfektionen ausgelöst.
Das wichtigste Warzenvirus ist das humane Papillomavirus (HPV).
(Papillomaviren werden in mehr als 60 Typen unterteilt.)

729

Ein Abszess ist eine Eiteransammlung in einer nicht vorgebildeten Höhle, sondern in durch Gewebseinschmelzung entstandenem Hohlraum. Häufig wird dieser später von einer bindegewebigen Abszessmembran umgeben. (Eine Eiteransammlung in einer vorgebildeten Höhle heißt Empyem, z. B. Kniegelenkempyem.)

730

Ein Quincke-Ödem (Angioödem) ist eine allergische Sofortreaktion mit Ödembildung.

731

Eine gefürchtete Komplikation des Quincke-Ödems ist die Erstickungsgefahr bei Befall des Larynx.

732

Klinik des Quincke-Ödems:
schmerzhafte, mehrere Tage anhaltende subkutane, ödematös-prall elastische Schwellung von Haut und Schleimhaut, insbesondere in Regionen mit lockerem Bindegewebe wie Gesicht, Augenlider und Genitalbereich.

733

Eine Phlegmone ist eine diffuse, sich infiltrativ ausbreitende Entzündung des interstitiellen Bindegewebes mit lokalen und allgemeinen Entzündungszeichen.
Erreger:

- Hämolysierende Streptokokken,
- Staphylokokken,
- selten anaerobe Keime.

734

Eine Follikulitis ist eine meist durch Staphylococcus aureus verursachte Entzündung des Haarfollikels. Sie zeigt sich als gerötetes, schmerzhaftes Knötchen mit zentraler, von einem Haar durchbohrter Pustel. (Seltene Erreger auch: Klebsiellen, Escherichia coli, Proteus.)

735

Die Erkrankung beginnt bereits im Säuglingsalter.

- Gelblich-fettige Schuppen mit Einrissen an der Kopfhaut,
- ziegelrote, kleieförmige Schuppen an der Haut,
- landkartenartige Herde durch Effloreszenzen,
- selten generalisierte Ausbreitung.

736

Effloreszenzen (sog. Hautblüten) sind Formen pathologischer Hautveränderungen.
Es werden unterschieden:

1. Primäre Effloreszenzen (unmittelbar durch die Erkrankung verursacht):
   - Macula (Fleck),
   - Papula (Knötchen),
   - Tuber (mehr oberflächliche Knoten von Haselnussgröße und darüber),
   - Nodus (tieferer Knoten von Haselnussgröße u. darüber),
   - Tumor (Knolle, Geschwulst),
   - Urtica (Quaddel),
   - Vesicula (Bläschen),
   - Bulla (Blase),
   - Pustula (Eiterbläschen),
   - Cystis (Zyste).
2. Sekundäre Effloreszenzen (entwickeln sich im Anschluss an primäre Effloreszenzen):
   - Squama (Schuppe),
   - Crusta (Kruste),
   - Erosio (Erosion),
   - Excoriatio (Abschürfung),

- Rhagade,
- Fissura (Schrunde),
- Ulcus (Geschwür),
- Cicatrix (Narbe),
- Atrophia (Hautschwund).

737

Einige internistische Erkrankungen, die mit Juckreiz einhergehen:

- Chronische Nierenleiden (Urämie),
- cholestatische Lebererkrankungen,
- Gallenwegerkrankungen,
- Leukämien,
- Karzinome, Lymphome,
- Diabetes mellitus,
- Myxödem,
- Eisenmangelanämie,
- HIV-Infektion,
- intestinale Parasitosen,
- psychische Erkrankungen (Wahnvorstellungen und Phobien, bei denen sich die Patienten vorstellen, von irgendwelchen kleinen Lebewesen befallen zu sein, sog. Dermatozoenwahn).
- Schwangerschaft,
- Medikamente.

Am häufigsten tritt Juckreiz bei chronisch terminaler Niereninsuffizienz, also der Urämie, auf. 85 % bis 90 % der Hämodialyse-Patienten leiden unter lokalisiertem oder generalisiertem Pruritus. Kranke mit primärer biliärer Zirrhose weisen in 80 % Juckreiz auf, in 60 % schon als initiales Leitsymptom bei Diagnosestellung. Eine Polycythaemia vera geht in jedem zweiten Fall mit Jucken einher, ein Morbus Hodgkin in jedem dritten Fall. Auch Eisenmangel ist eine häufige Ursache von Pruritus. Zu den Juckreiz-induzierenden Medikamenten gehören Opiate und Hydroxyäthylstärke (HES, eine Plasmaersatzlösung).

738

Eine vermehrte Talgdrüsenproduktion findet sich u. a. bei folgenden Erkrankungen:

- Acne vulgaris,
- seborrhoischem Ekzem,
- M. Parkinson (sog. „Salbengesicht“),
- Medikamentennebenwirkung.

739

Therapieansätze beim endogenen Ekzem (Neurodermitis):

- Eliminierung aller irritierenden Faktoren, Baumwollbekleidung, geeignete Waschsyndets,
- Rückfettung der Haut mit Pflegesalben,
- Glukokortikoid- und teerhaltige Externa,
- nicht-steroidale Zytokin-Hemmer (Pimecrolimus, Tacrolimus),
- Hydrotherapie (Öl- und Teerbäder),
- Nachtkerzenöl, Gamma-Linolensäure-Gabe,
- UV-Bestrahlung,
- Klimatherapie (Gebirgs- oder Meeresklima),
- bei Überempfindlichkeit gegen bestimmte Nahrungsmittel entsprechende Diät. Eliminationsdiät bringt Therapieerfolg in 5-10% der Fälle),
- Psychotherapie,

- eine unüberschaubare Vielzahl „naturheilkundlicher“ oder alternativer Therapieansätze.

In akuten Schüben:

- Kurzfristig lokale Glukokortikoidsalben,
- Immunsuppressiva (z. B.Cyclosporin) in schweren Fällen,
- Teerpräparate,
- medikamentös: Antihistaminika, Glukokortikoide, evtl. Benzodiazepine,
- antibiotische Salben bei Sekundärinfektionen, bei schweren Infektionen auch systemisch.

740

Hautveränderungen bei Diabetes mellitus:

- Juckreiz (Pruritus), Ekzeme,
- Candida-Infektionen,
- Durchblutungsstörungen und Wundheilungsstörungen (z. B. diabetische Gangrän),
- Furunkulose, Erysipel, Phlegmone,
- Necrobiosis lipoidica (selten): zur Nekrose führende granulomatöse Entzündung mit Anreicherung von Lipiden im mittleren Korium meist an den Unterschenkelstreckseiten.

741

Kollagenosen sind zu den rheumatischen Erkrankungen zählende systemisch-entzündliche Autoimmunkrankheiten des Bindegewebes bzw. interstitieller Fasern.

Zu den Kollagenosen zählen:

- Systemischer und chronischer Lupus erythematodes,
- progressive systemische Sklerodermie,
- Sharp-Syndrom,
- Dermatomyositis,
- Polymyositis,
- Panarteriitis nodosa.

Im weiteren Sinne gehört auch die primär chronische Polyarthritis (rheumatoide Arthritis) zu den Kollagenosen.

742

Ekzem (sog. Juckflechte) ist die Bezeichnung für eine nicht ansteckende Entzündungsreaktion der Haut, die mit Juckreiz einhergeht:

Man unterscheidet:

- Allergisches Kontaktekzem/ Kontaktdermatitis,
- toxisches Kontaktekzem,
- endogenes Ekzem (Neurodermitis),
- seborrhoisch-mikrobielles Ekzem.

743

Ölbäder werden insbesondere von älteren Personen (Talgdrüsenaktivität geht zurück) und von Atopikern (Neurodermitis) verwendet. Sie dienen der Rückfettung der Haut.

744

Differentialdiagnose einer Hautblässe:

- Konstitution,
- Anämie,
- gefäßbedingt,
- Durchblutungsstörungen,
- Ödem,

- Myxödem,
- pigmentbedingt,
- Albinismus (angeboren),
- Vitiligo (Scheckhaut),
- Pilzerkrankungen (Tinea),
- Schock, Synkope
- Phäochromozytom („blasser Hochdruck“).

745
Kleinflächige Hautblutungen finden sich bei
- Koagulopathien (Gerinnungsstörungen; z. B. Hämophilie),
- Thrombopathien (Störungen der Thrombozytenzahl oder –funktion; z. B. idiopathische thrombozytopenische Purpura = ITP),
- Vasopathien (Gefäßerkrankungen).

746
Differentialdiagnose einer braunen Hautverfärbung:
- Morbus Addison,
- Disposition,
- Sonnenbestrahlung,
- Schwangerschaft,
- Morbus Recklinghausen (Café-au-lait-Flecken),
- Medikamente (orale Kontrazeptiva),
- terminale Niereninsuffizienz.

747
Das endogene Ekzem (atopisches Ekzem, Neurodermitis atopica) ist eine juckende, chronische Entzündung der Haut. Die Disposition zu dieser Erkrankung wird vererbt (positive Familienanamnese). Häufig Neigung zu weiteren allergischen Erkrankungen wie Heuschnupfen, Asthma bronchiale, Pollenallergie und allergischer Konjunktivitis. Neben der erblichen Komponente spielen nervale und psychische Faktoren eine Rolle (Stress, vegetative Dystonie).

748
Effloreszenzen („Hautblüten“) sind mit freiem Auge sichtbare, pathologische Hautveränderungen.

749
Hautveränderungen bei Lebererkrankungen:
- Ikterus (Gelbsucht),
- Spider naevus (Naevus araneus, Sternnävus, Spinnennävus): arterielle Gefäßneubildung mit zentralem stecknadelkopfgroßem, evtl. pulsierendem Gefäßknötchen und davon ausstrahlenden radiären feinen Gefäßreisern.
- Pruritus (Juckreiz; durch Anstieg von Gallensäuren),
- Palmar- und Plantarerythem,
- Lacklippen und Lackzunge,
- Weißnägel,
- Caput medusae (sog. Medusenhaupt): Venenerweiterung in der Bauchdecke mit deutlicher Venenzeichnung bei Behinderung des Blutabflusses innerhalb der Bauchhöhle
- Verlust oder Verminderung der Geschlechtsbehaarung (z. B. „Bauchglatze“; durch verminderten Östrogenabbau in der Leber).

750

Kokardenförmig heißt soviel wie schießscheibenartig, rund, münzförmig: meist mehrere konzentrische ringförmige Hauterscheinungen. Auftreten z. B beim Erythema exsudativum multiforme, einer akuten allergischen Reaktion mit typischen Hautveränderungen.

751

Basaliome setzten keine Metastasen. Als wichtiger Unterschied zu anderen Hautkarzinomen metastasiert das Basaliom nicht („semimaligner Tumor"). Durch infiltratives Wachstum mit stärkster Zerstörung des Gewebes kann das Basaliom die Patienten stark entstellen bzw. auch einmal tödlich verlaufen.

752

Die Differentialdiagnose des Haarausfalls ist sehr umfangreich. Unter vielen anderen Ursachen sind zu nennen:

- Endokrine Ursachen:
  - Hyper- und Hypothyreose,
  - Cushing-Syndrom,
  - psychische Faktoren („Stress").
- Ernährungsstörungen:
  - Eiweißmangel,
  - Eisenmangel,
  - Malabsorption,
  - Vitamin-A- bzw. Vitamin-B-Mangel u. a.
- Infektionen:
  - Typhus abdominalis,
  - schwere Allgemeininfektionen.
- Nebenwirkungen therapeutischer Maßnahmen:
  - Gerinnungshemmende Medikamente (Cumarin, Heparin, Androgene, Glukokortikoide),
  - Chemotherapie,
  - Strahlentherapie.
- Vergiftungen:
  - z. B. Thallium, Blei, Arsen.
- Dermatologische Ursachen:
  - Lues,
  - Mykosen,
  - Neurodermitis,
  - Alopecia areata.

Die Behandlungsmethode muss sich also immer nach der Ursache richten. Eine Behandlungsmethode für „den Haarausfall" gibt es also nicht.

753

Verbrennungen werden eingeteilt entsprechend ihrer Tiefenausdehnung in Epidermis und Kutis:

- Verbrennung 1. Grades (epidermal): Lokale Rötung und Schwellung, Schmerz,
- Verbrennung 2. Grades (dermal): zusätzliche Blasenbildung („Brandblase"),
- Verbrennung 3. Grades (subdermal): Zerstörung von Epidermis und Kutis mit lederartiger Nekrose (Verkohlung; schmerzfreie Wunde).

754
Lösungsvorschlag:
Es handelt sich um das Krankheitsbild eines endogenen (atopischen) Ekzems (Neurodermitis).

755
Lösungsvorschlag:
Psoriasis vulgaris (Schuppenflechte).

756
Lösungsvorschlag:
Herpes-simplex-Infektion (Herpes labialis).
Erreger: Herpes-simplex-Virus.
Auslösende Faktoren können sein: Fieber, Stress, UV-Bestrahlung, Menstruation u. a.

757
Lösungsvorschlag:
Es handelt sich um das Krankheitsbild eines Lupus erythematodes (LE), einer Autoimmunerkrankung mit unterschiedlichen Auslösemechanismen und Organmanifestationen.
Das schmetterlingsförmige Erythem im Gesicht ist eine typische Hautmanifestation des Lupus erythematodes.
Außerdem finden sich bei den Patienten neurologische Symptome, Arthritiden, Nierenbeteiligung, Endokarditis und Lymphknotenschwellungen.
Typisch im akuten Stadium sind Myalgien (Muskelschmerzen) und Arthralgien (Gelenkschmerzen).

758
Impetigo contagiosa ist die Bezeichnung für Blasen bildende Pyodermien. Unterschieden werden

1. eine kleinblasige Form (Impetigo vulgaris, Grindflechte) und
2. eine großblasige Form (Impetigo bullosa, Pemphigus neonatorum).

Die kleinblasige Form ist die häufigste Hautinfektion bei Kindern durch betahämolysierende Streptokokken der Gruppe A und Staphylokokken.
Klinik:
Im Gesicht, an Kopf und Extremitäten lokalisierte rötliche Flecken, auf denen sich Bläschen, Pusteln, Erosionen und honiggelbe bis braune Krusten bilden. Sie entstehen oft auf vorgeschädigter Haut und bei mangelnder Körperpflege, endemisches Auftreten ist möglich.
Komplikationen: regionäre Lymphadenitis, postinfektiöse Nephritis;
Merke: Behandlungsverbot für den Heilpraktiker (§§ 24 und 34 IfSG).

759
Das Erysipel (Wundrose)ist eine akute Entzündung des Koriums, meist durch beta-hämolysierende Streptokokken der Gruppe A. Komplikationen:

- Einschmelzungen, Nekrosenbildung,
- Rezidivneigung mit geringeren Allgemeinerscheinungen,
- Obliteration der Lymphbahnen mit Schwellung (Elephantiasis) und Hautverdickung (Pachyder-

mie) besonders an den Beinen, Lippen und im Genitalbereich,

- Glottisödem (bei Lokalisation im Nasen-Rachen-Raum),
- Sinusthrombose,
- Sepsis (Organabsiedlung: Pneumonie, Myokarditis),
- Glomerulonephritis.

760

Die Urtikaria (Nesselsucht, Quaddelsucht) ist eine flüchtige, stark juckende, schubweise aufschießende Quaddeleruption (häufig in Kombination mit einem Angioödem). Durch Freisetzung von Histamin und ähnlichen Substanzen kommt es zu Erweiterung der postkapillären Venolen und erhöhter Durchlässigkeit der Kapillaren. Daraus resultiert ein Ödem. Ursachen:

- Immunologisch (anaphylaktisch, IgE-vermittelt oder Immunkomplex-Typ):
  - Nahrungsmittelallergene,
  - Inhalationsallergene,
  - Medikamente,
  - parasitäre Antigene,
  - mikrobielle Antigene.
- Pseudoimmunologisch (nicht-immunologische Intoleranzreaktion durch Histamin-Liberatoren):
  - Histaminliberatoren: (z. B. Röntgenkontrastmittel, Anästhetika),
  - Nahrungsmittel (z. B. Hummer),
  - bakterielle Toxine,
  - Salicylate.
- Physikalisch:
  - Druck,
  - Kälte, Wärme,
  - Licht,
  - körperliche Anstrengung.

761

Die Primäreffloreszenzen:

- Makula (Fleck),
- Papula (Knötchen),
- Urtika (Quaddel),
- Vesikula (Bläschen), Bulla (Blase),
- Zyste (abgegrenzter Hohlraum).

762

Kriterien lichtempfindlicher Haut:

- Sommersprossen,
- blasser Teint,
- blaue Augen,
- rote Haare.

763

Brech- oder Spaltnägel können durch äußere Ursachen entstehen wie z. B. längeres Eintauchen in heißes Waschwasser. Sie können aber auch ein Hinweis auf Ernährungsstörungen bzw. Vitamin- oder Eisenmangel sein.

764

Arzneimittelexantheme kommen als unerwünschte Arzneimittelwirkungen an Haut und Schleimhäuten vor. Sie treten in der Regel bei erstmaliger Medikamenteneinnahme, meist zwischen dem 7. und 12. Behandlungstag auf. Meist liegt eine Arzneimittelallergie vor. Es zeigen sich makulöse (fleckige) bzw. makulopapulöse (fleckig-knotige) bzw. ödematöse Exantheme am ganzen Körper.

765

Auslöser von Arzneimittelexanthemen:

- Antibiotika (Penicilline, Sulfonamide u. a.),
- Psychopharmaka (Barbiturate),
- Sulfonylharnstoffe (zur Behandlung eines Diabetes mellitus),
- nichtsteroidale Antirheumatika (Pyrazolonderivate) u. a.

766

Unter Hyperhidrose wird eine generalisierte oder lokale Steigerung der Schweißsekretion verstanden. Physiologisch dient vermehrtes Schwitzen der Wärmeregulation und kommt während des Klimakteriums vor. Ursachen einer pathologischen Hyperhidrose sind z. B.

- hormonelle Erkrankungen: Hyperthyreose, Phäochromozytom,
- neurologische Erkrankungen: bei Schädigung des Sympathikus,
- medikamentös bedingt: Parasympathomimetika, Glukokortikoide, Salicylsäure u. a.,
- psychische Belastung: Angst, Schmerz, Stress,
- konstitutionell bedingt: emotionelle oder genuine Hyperhidrose.

767

Ursachen umschriebenen Haarausfalls:

- Entzündliche Haarbodenveränderungen: z. B. Pyodermien, Ekzeme,
- physikalische Einflüsse: Verbrennungen, Röntgenstrahlen, besondere Haartrachten, Scheuern (bei Neurodermitis), Druck (z. B. Tragen von Lasten),
- Autoimmunerkrankung (?): Alopecia areata u. a.

768

Schwangerschaftsbedingte Hautveränderungen:

- Pigmentierungen,
- Schwangerschaftsstreifen (Striae gravidarum),
- Gefäßveränderungen,
- Zahnfleischverdickung,
- Stimulierung des Haarwachstums.

769

Ultraviolette Strahlung (UV-Strahlung) kann Plattenepithelkarzinome, Basaliome und Melanome auslösen.

770

Klinische Zeichen die für ein Erysipel (Wundrosc) sprechen sind

- hohes Fieber,
- Schüttelfrost,
- schmerzhafte, scharf begrenzte, ödematöse Rötung mit flammenförmigen Ausläufern,
- Schwellung der regionalen Lymphknoten,
- Leukozytose, erhöhte BKS.

771

Psoriasis (Schuppenflechte):

1) Beide Geschlechter sind gleichermaßen betroffen.
2) Die Erkrankung zeigt sich hauptsächlich im Erwachsenenalter. Bei zwei Drittel der Erkrankten tritt die Krankheit zwischen dem 16. und

20. Lebensjahr das erste Mal in Erscheinung, dann immer wieder Aufflackern des Krankheitsbildes in wechselnder Ausprägung.
3) Besserung im Sommer, Rückfälle im Herbst und Winter.

772

Rosazea ist eine chronisch verlaufende Hauterkrankung im Gesicht unklarer Ursache. Sie beginnt meist im 5. Lebensjahrzehnt.
Klinik:

- zunächst fleckförmige Rötungen,
- Teleangiektasien,
- kleinlamellöse Schuppung,
- später Schübe von Papeln und Pusteln.

773

Effloreszenzen bei Psoriasis:
Scharf begrenzte, leicht erhabene, plattenartige, rundlich-gerötete Herde mit silber-weiß-glänzenden Schuppen. Die Schuppen treten beim Kratzen deutlicher hervor („Kerzenfleckphänomen"). Darunter liegt eine dünne Epidermis („letztes Häutchen"), nach deren Entfernung tritt eine punktförmige Blutung auf („Auspitz-Phänomen").

774

Ursachen für einen diffusen Haarausfall:

- Mangelkrankheiten:
  Kalzium-, Eisenmangel, Fehl- oder Unterernährung,
- endokrin-metabolische Ursachen:
  Schilddrüsenfehlfunktionen, Hepatopathie, Klimakterium, Diabetes mellitus, Alopecia androgenetica,
- akute und chronische Infektionskrankheiten:
  hochfieberhafte Erkrankung (z. B. Typhus, Grippe), Tuberkulose,
- nichtinfektiöse konsumierende Allgemeinerkrankungen:
  Blutkrankheiten, Dermatomyositis, Tumoren,
- chemische Verbindungen und Medikamente:
  Schwermetallverbindungen (Arsen, Blei, Thallium), Antikoagulantien, Zytostatika, Pflanzentoxine (Mimosin, Colchicin).

775

Das Krankheitsbild der Psoriasis zeigen zwei verschiedene Altersgipfel: Findet sich eine familiäre Häufung, beginnt die Erkrankung meist im 2. Lebensjahrzehnt, evtl. nach fieberhaften Infekten (Angina, Masern u. a.) und Traumen.
Ist die Familienanamnese leer, beginnt die Erkrankung in der Regel nach dem 50. Lebensjahr.

776

Das Rhinophym (Knollennase, Pfundnase) ist eine fast ausschließlich bei Männern vorkommende knollenförmige Wucherung im Nasenbereich aufgrund einer Hyperplasie von Talgdrüsen und Bindegewebe (Sonderform der Rosazea).

777

Prädilektionsstellen der Psoriasis:

- Streckseiten der Extremitäten (Ellenbogen, Knie),
- behaarter Kopf,
- Bauchnabel,
- Perianalgegend.

Psoriasisherde können bei starker Ausprägung jedoch auch am ganzen Körper auftreten.

778

Die Psoriasis-Arthropathie ist eine Komplikation der Psoriasis mit Beteiligung des Bewegungsapparates und der Gelenke (ca. 5% der Fälle).

Klinik:

- Die Gelenkbeteiligung ist asymmetrisch und betrifft einzelne oder zahlreiche Gelenke,
- Gelenke entzündlich verändert: Rötung, Schwellung, Schmerz,
- an den Fingern und Zehen häufig strahlenartiger Befall,
- Wirbelsäule und die Iliosakralgelenke sind in 20% mit befallen,
- die chronische Form ist gekennzeichnet durch unregelmäßige Schübe mit relativ langen Remissionen.

779

Therapie der Psoriasis:

- Allgemeinmaßnahmen: Ausschalten der Provokationsfaktoren: Meiden von Reibung , Druck, Verletzung und chemischer Reizung, Schutz vor Hautkrankheiten, Infektionskrankheiten, Stress,
- Keratolyse durch Salizylsäure und Harnstoffzubereitungen (10-20%) in fetten Salben oder als Ölhauben am Kopf; Schmierseifenbäder für große Körperherde,
- Entzündungshemmung durch Glukokortikoide, Einsatz von Teerpräparaten und Dithranol (Vorsicht Nierenreizung), Calcipotriol zur lokalen Hemmung der Zellproliferation,
- Systemisch: orale Retinoide (Vitamin A-Säure), bei ganz schweren Fällen Immunsuppressiva (z. B. Cyclosporin),
- UV-Phototherapie, auch in Verbindung mit oralen Photochemotherapeutika,
- Klimatherapie (z. B. am Toten Meer).

780

Der M. Raynaud ist eine anfallsweise symmetrisch auftretende Durchblutungsstörung der Finger oder Zehen, die durch schmerzhafte periphere Gefäßspasmen zustande kommt. Meist sind mehrere Finger oder Zehen betroffen:

- Anfangs werden die Finger durch den arteriellen Gefäßspasmus weiß und steif,
- danach entwickelt sich eine venöse Hyperämie, so dass sich die Finger zyanotisch dunkelblau-rot verfärben. Mit Abklingen dieses Zustandes kommt es zu einer
- reaktiven arteriellen Hyperämie, die durch den hellroten Farbton

erkennbar ist. Dauer und Häufigkeit der Anfälle sind verschieden.

- Bei lang andauernder und häufiger Symptomatik kann es zu trophischen Veränderungen im Bereich der Endphalangen kommen:
  - Atrophische Veränderungen am Knochen führen zu konischer Verkürzung der Finger,
  - evtl. Nekrosen, die unter Narbenbildung abheilen,
  - evtl. dystrophische Nagelveränderungen.

781

Die Acne vulgaris ist eine meist in der Pubertät auftretende, gelegentlich bis zum 30. Lebensjahr anhaltende Hautkrankheit, bei der es zur Verstopfung der Talgdrüsen mit den typischen Effloreszenzen kommt. Ursachen: Zusammenwirken von

- genetischer Disposition,
- Seborrhö,
- bestimmten Bakterien (Propionibacterium),
- hormonellen Einflüssen,
- einer Immunreaktion auf Entzündungsreize.

782

Vom Lupus erythematodes (LE) sind insbesondere junge Frauen betroffen.

783

Abschätzung der Ausdehnung der Verbrennung beim Erwachsenen anhand der Neuner-Regel:

- Handflächen je ca. 1%,
- Kopf und Hals ca. 9%,
- Arm je ca. 9%,
- Thoraxrück- und -vorderseite je ca. 18%,
- Gesäß und Oberschenkel je ca. 9%,
- Unterschenkel mit Fuß je ca. 9%.

Beim Kind (5 Jahre):

- Kopf und Hals ca. 14%,
- Arm je ca. 9%,
- Thoraxrück- und -vorderseite je ca. 18%,
- Gesäß- und Oberschenkel je ca. 8%,
- Unterschenkel mit Fuß je ca. 8%.

Säugling:

- Kopf und Hals ca. 18%,
- Arm je ca. 9%,
- Thoraxrück- und -vorderseite je ca. 18%,
- Gesäß und Oberschenkel je ca. 7%,
- Unterschenkel mit Fuß je ca. 7%.

784

- Eine Emulsion ist eine Mischung von Öl in Wasser (W/Ö),
- eine Tinktur ist eine alkoholische Lösung,
- eine Paste ist eine Salbe mit Puderzusatz.

785

- Systemische Glukokortikoidtherapie: z. B. Autoimmunerkrankungen und allergisches Exanthem,
- Antihistaminika: z. B. bei Urtikaria,
- Salicylsäure-Anwendungen: löst die Hornschicht auf (z. B. bei Psoriasis),
- Schwefel-Anwendungen: bei seborrhoischem Ekzem und Akne,
- Farbstoffe: z. B. bei Mykosen,
- Antibiotika: z. B. bei bakteriellen Hauterkrankungen,
- Antimykotika: Pilzerkrankungen der Haut,
- Teerpräparate (mineralische oder pflanzliche Teerprodukte): Juckreiz stillend, austrocknend,
- Zytostatika: z. B. bei tumorösen Erkrankungen, Autoimmunerkrankungen.

786

Bei der Lentigo maligna (Melanosis circumscripta praeblastomatosa Dubreuilh) findet sich ein horizontal in der Epidermis wachsender, mehrere Zentimeter großer, rundlicher, ungleichmäßig pigmentierter, scharf abgegrenzter, langsam größer werdender Fleck.

Die Krankheit tritt im Alter an lichtexponierten Körperstellen (meist im Gesicht) auf. Sie ist eine Präkanzerose, da sie nach vielen Jahren in ein Lentigo-maligna-Melanom übergeht. Therapeutisch sollte schon bei Verdacht eine vollständige Exzision und histologische Untersuchung des suspekten Hautbezirkes durchgeführt werden.

787

Klinik des Plattenepithelkarzinoms (auch: Spinaliom):

- Lokalisation:
  - auf veränderter Haut (Narben, Lupus erythematodes, Strahlenschäden, Ekzem),
  - im Bereich sonnenexponierter Haut (im unteren Teil des Gesichts),
  - im Bereich der Schleimhäute (Schleimhaut = Tunica mucosa = die das Innere von Hohlorganen auskleidende Schicht), z. B. Zungenkarzinom: Zungengrund oder Zungenspitze (oft auf dem Boden von Leukoplakien = Krebsvorstufen),
  - an den Übergangsschleimhäuten (Lippen, Penis, Vulva, Anal- und Perianalkarzinom),
- zunächst wenig auffällig: fest und breit aufsitzende, hautfarbene bis gelbbräunliche Hyperkeratose, wenig erhabene Plaques (plattenartige Hautveränderung),
- später: Entzündungsreaktion mit schnell wachsendem, nicht schmerzhaften Tumor, leicht verletzlich, evtl. geschwürig zerfallen, manchmal lassen sich gelbliche Hornmassen entleeren.

788

Ätiologie des Plattenepithelkarzinoms:

- Sonnenexposition:
  Plattenepithelkarzinome sind in sonnenreichen Gebieten häufiger als in sonnenarmen.
- Genetische Faktoren:
  Gefährdet sind nordische und irische Rassen: Menschen mit wenig pigmentierter Haut, mit blonden und rötlichen Haaren und blauen bis blaugrünen Augen („Kelten").
- Krebsauslösende Giftstoffe („kanzerogene Noxen"): UV-Licht, Röntgenstrahlen, Lippenkarzinom bei Pfeifenrauchern, Peniskarzinom bei Vorhautverengung (erschwerte Reinigung mit Ansammlung von karzinogenem Smegma) industrielle Schadstoffe (Teer, Mineralöle, Arsen).
- Veränderte oder vorgeschädigte Haut.

789

Präkanzerosen („Krebsvorstufen") sind Hautveränderungen, die sich erfahrungsgemäß nach einer mehr oder weniger langen Latenz zu bösartigen Tumoren entwickeln (z. B. Leukoplakien).

790

Die Keratosis senilis ist eine degenerative Hautveränderung mit krustenähnlicher Hornauflagerung an sonnenexponierten Arealen älterer Menschen.

Klinik:

- Die Hautveränderung findet sich häufig an Stirn, Nasenrücken, Glatze,
- gelbliche, kleine, besser tast- als sichtbare, multiple Hornauflagerungen,
- evtl. lassen sich die Auflagerungen mechanisch ablösen (bluten dann meist), wachsen jedoch nach, vergrößern sich bis zu unregelmäßighöckerigen, fast warzenähnlichen Strukturen,
- umschriebenes Längenwachstum führt zum sog. Cornu cutaneum (Hauthorn)
- Präkanzerose: kann nach jahrelangem Bestehen in ein Plattenepithelkarzinom übergehen.

791

Ätiologie der Keratosis senilis:

- Übermäßige Sonnenbestrahlung,
- Röntgenbestrahlung,
- wiederholte Teerapplikationen,
- Arsenmedikation (früher oral bei Psoriasis, Kachexie, Anämie, asthenischen Jugendlichen, Verwendung im Weinbau und als Schädlingsbekämpfungsmittel).

GYNÄKOLOGIE, UROLOGIE

792
Der Gelbkörper (Corpus luteum) entsteht nach dem Eisprung (Ovulation) im Ovar aus dem gesprungenen Graaf-Follikel.

793
Der Gelbkörper produziert unter Einfluss des LH-Hormons aus dem Hypophysenvorderlappen hauptsächlich das Gelbkörperhormon Progesteron.

794
Für den Temperaturanstieg in der zweiten Zyklushälfte ist das Hormon Progesteron verantwortlich. Progesteron wird nach dem Eisprung vom Gelbkörper (Corpus luteum), der sich aus dem Graff-Follikel entwickelt, gebildet.

795
Die Östrogene der Frau werden unter der Wirkung von FSH aus der Hypophyse im Graaf-Follikel des Ovars gebildet.

796
Die männliche Geschlechtshormon heißen Androgene.

797
Das wichtigste männliche Geschlechtshormon (Androgen) ist das Testosteron.

798
Androgene werden hauptsächlich in den Leydig-Zwischenzellen des Hodens gebildet. Außerdem in der Nebenniere und in kleiner Menge auch im Ovar.

799
Als weiblicher Adnexe werden die Eierstöcke und die Eileiter verstanden. (Als männlicher Adnexe werden Prostata und Bläschendrüsen, im weiteren Sinne auch Hoden, Nebenhoden und Samenleiter verstanden; weniger gebräuchlich.)

800
Die Harnblase hat ein Fassungsvermögen von über 400 ml.
Bei einer Füllung von ca. 200 ml tritt Harndrang auf, der ab etwa 400 ml sehr heftig wird. Die maximale Kapazität, bei der der Harndrang nicht mehr zu unterdrücken ist abhängig vom „Training“.

801

Der häufigste Tumor der Frau ist das Mammakarzinom (gefolgt von Kolon- und Rektumtumoren, Uteruskarzinomen und Leukämien und Lymphomen). Das Mammakarzinom ist für ca. 26% aller Krebsneuerkrankungen bei Frauen verantwortlich. Jährlich erkranken über 46 000 Frauen an Brustkrebs (davon 19 000 im Alter unter 60 Jahren).

802

Ja. Als Heilpraktiker dürfen Sie – seit In-Kraft-Treten des neuen Infektionsschutzgesetzes - sowohl die primären, als auch die sekundären Geschlechtsmerkmale untersuchen.

803

Nach dem Hebammengesetz ist dem Heilpraktiker die Geburtshilfe (außer in Notfällen) untersagt.

804

Die durchschnittliche Dauer einer normalen Schwangerschaft beträgt etwa 40 Wochen (ab dem ersten Tag der letzten Menstruation).
Als Schwangerschaft wird der Zustand der Frau von der Konzeption (Empfängnis) bis zum Eintritt der Geburt bezeichnet.
Die Schwangerschaftsdauer (Tragezeit) wird entweder vom Tag der Empfängnis an gerechnet (post conceptionem, p.c.) oder vom Zeitpunkt des ersten Tages der letzten Regel an (post menstruationem, p.m).
Post menstruationem:
Zeit vom ersten Tag der letzten Regel bis zum Tag der Geburt, etwa 280 Tage (40 Wochen, 10 Lunarmonate).
Post conceptionem:
tatsächliche oder echte Schwangerschaft; Zeit von der Konzeption bis zum Geburtstermin: 263-273 Tage (durchschnittlich 266 Tage = 38 Wochen = 9 1/2 Lunarmonate zu 28 Tagen).

805

Als Fetus wird die ungeborene Leibesfrucht ab der achten vollendeten Woche nach der Befruchtung bis zur Geburt bezeichnet.

Vom ersten Tag der letzten Menstruation an gemessen (post menstruationem) dauert die Fetalperiode ab dem 70. vollendeten Tag (bzw. der 10. vollendeten Woche) bis zur Geburt. Rechnet man vom Zeitpunkt der Befruchtung ab (post conceptionem) so dauert die Fetalperiode ab der 8 vollendeten Woche bis zur Geburt.
Während der Fetalzeit differenzieren sich die während der Embryonalperiode gebildeten Organe und werden funktionell aktiv (Fetogenese).
Die Organogenese, das Wachstum und die Differenzierung von Zellen zu Organanlagen geschieht während der Embryonalperiode.

Nach der juristischen Definition des § 8 des Embryonenschutzgesetzes gilt als Embryo „die bereits befruchtete, entwicklungsfähige menschliche Eizelle vom Zeitpunkt der Kernverschmelzung an ...“ Die Embryonalperiode geht demnach vom Tag der Befruchtung (post conceptionem) bis zur vollendeten 8 Woche der Schwangerschaft (bzw. bis zur vollendeten 10. Woche der Schwangerschaft post menstruationem, p.m).

806

Infiziert sich eine nicht immune Schwangere während der ersten 3 Monate ihrer Schwangerschaft mit dem Rötelnvirus, so kann dies zu einer schweren Schädigung des Embryos im Mutterleib führen, der sog. Röteln-embryopathie. Durch eine Röteln-impfung nicht immuner Frauen vor der Schwangerschaft kann diese Embryopathie vermieden werden.

807

Lösungsvorschlag: Es handelt sich um ein Vena-cava-Kompressionssyndrom (auch: Vena-cava-inferior-Syndrom, Rückenlage-Schock-Syndrom, aorto-kavales Kompressionssyndrom). Infolge einer Kompression der Vena cava inferior durch den Uterus (besonders in Rückenlage der Schwangeren) kommt es zu einer Verminderung des venösen Rück-stroms zum rechten Herzen und zur Ausbildung einer Schocksymptomatik. Stimmt die Diagnose, so muss es bei der Patientin zu einer schnellen Befundbesserung kommen, wenn man sie auf die linke Seite lagert.

808

Lösungsvorschlag: Es handelt sich um einen beginnenden Kreislaufschock aufgrund einer Eileiterruptur bei Extrauteringravidität (EU).

809

Extrauteringravidität (EU ektope Gravidität, Eileiterschwangerschaft):

Definition:

Implantation des befruchteten Eies außerhalb der Gebärmutterhöhle.

Epidemiologie:

Vorkommen 1:100 Entbindungen.

Formen:

- Tubargravidität (Eileiterschwanger-schaft), über 90% der Fälle,
- Ovarialgravidität,
- Peritonealgravidität (Bauchhöhlen-schwangerschaft),
- Zervixgravidität.

Ätiologie:

- Mechanisches Hindernis des Ei-transportes (z. B. durch entzünd-liche Verwachsungen oder Divertikel) als Zustand nach Adnexitis oder Salpingitis,
- Intrauterinpessar,
- hormonelle Dysfunktion.

Klinik:

- Implantation im ampullären Teil des Eileiters (häufiger) → Tuba-rabort:
  - 6-8 Wochen Amenorrhoe, dann schwache vaginale Blutung,
  - ziehende, meist einseitige Unterbauchschmerzen, druck-schmerzhafte Adnexregion,
- Implantation im isthmischen Teil des Eileiters → Tubar-ruptur:
  - lebensbedrohliche arterielle Blutung,

- plötzlich einsetzende starke Unterbauchschmerzen, akutes Abdomen,
- Schock.

Therapie:
Laparoskopische (selten Laparotomie = Eröffnung der Bauchhöhle erforderlich) Eröffnung der Tubenwand (Salpingotomie) oder Entfernung des Eileiters (Salpingektomie) einschließlich der Extrauteringravidität.

810

Lösungsvorschlag:
Zyklus-abhängige Schmerzen sind verdächtig auf eine Endometriose.

811

Bei Endometriose befindet sich Schleimhaut, die ähnlich aufgebaut ist wie die Gebärmutterschleimhaut (Endometrium), außerhalb der Gebärmutterhöhle (innere Geschlechtsorgane, kleines Becken, selten: Darm, Haut, Lunge u. a). Diese Schleimhautinseln werden während des Zyklus der Frau regelmäßig unter Blutungen abgestoßen. Etwa 10% aller Frauen im gebärfähigen Alter sind von dieser chronischen Krankheit betroffen.
Klinik:

- Hauptsymptom ist die schmerzhafte Regelblutung.

Weitere Beschwerden sind von Ausmaß und Ort des Auftretens der Endometriose abhängig:

- Sterilität und Eileiterschwangerschaften bei Endometriose der Eileiter,
- Kreuzschmerzen sowie Schmerzen beim Geschlechtsverkehr (Dyspareunie) bei Endometrioseherden in der freien Bauchhöhle,
- Blut im Urin bzw. Blutauflagerungen auf dem Stuhl bei Blasen- oder Enddarmendometriose.

Mit Erreichen der Wechseljahre verschwinden die Beschwerden völlig.

812

Ja. Die Prostata ist ein primäres männliches Geschlechtsorgan. Seit In-Kraft-Treten des Infektionsschutzgesetzes ist den Heilpraktikern auch die Untersuchung der primären Geschlechtsorgane erlaubt.

813

Das Prostatakarzinom hat das Bronchialkarzinom als häufigsten Tumor des Mannes abgelöst. Das Prostatakarzinom ist verantwortlich für 18,7 % der bösartigen Neubildungen beim Mann, ca. 31.500 Männer erkranken jährlich daran. (Lungenkrebs ist verantwortlich für ca. 16,6 % bösartiger Neuerkrankungen beim Mann, ca. 27 900 Neuerkrankungen jährlich).

814

Der Tumormarker für das Prostatakarzinom ist das prostataspezifische Antigen (PSA). PSA wird vor allem von den Epithelzellen der Prostatadrüsen sezerniert und dient als Screening-Parameter zur Früherkennung von Prostatakarzinomen. Referenzbereich für das Gesamt-PSA (tPSA) im Serum: < 2,5 ng/ml, maximal (je nach Alter) 4,0 ng/ml. Der Laborwert ist erhöht bei Prostatakarzinom, benigner Prostatahyperplasie und bei Prostatitis. Bei Verdacht auf ein Prostatakarzinom empfiehlt sich zusätzlich zur Bestimmung des Gesamt-PSA noch die Bestimmung des freien PSA (fPSA), da der Quotient fPSA/tPSA (Norm: < 0,15) spezifischer auf ein Prostatakarzinom hinweist.

815

Ja. Etwa 1 % der Mammakarzinome entwickelt sich bei Männern. Ein Knoten im Gebiet der Brust ist deshalb auch beim Mann so lange tumorverdächtig bis das Gegenteil bewiesen ist.

816

Neben den Standardanamnesefragen (Jetzige Anamnese, Eigenanamnese, Familienanamnese, sozioökonomisch-psychologische Anamnese, gynäkologische Anamnese, Medikamente und Genussmittel, allgemeine Organübersicht usw. noch gezielte Frage: Knoten in der Brust?

- Leidet die Patientin unter einer fortgeschrittenen Mastopathie (Knötchen oder Zystenbildung der Brüste)?
- Hormonersatztherapie? (Diese erhöht das Brustkrebsrisiko).
- Sekretion aus der Mamille?
- Plötzlich aufgetretene Asymmetrie der Mammae oder der Mamillen bemerkt?
- Vergrößerte Lymphknoten in der Achselhöhle bemerkt?
- Vorangegangenes Karzinom der anderen Brust?
- Brustkrebs bei Mutter oder Schwester im Alter unter 40. Jahren (als Anhalt für genetisch bedingte Karzinome; Risiko zwei- bis dreifach erhöht)?
- Zeitpunkt der ersten Regelblutung (Menarche) und evtl. der letzten Regelblutung (Menopause). Ein früher Beginn der Menstruation bzw. eine späte Menopause erhöhen das Brustkrebsrisiko.
- Zeitpunkt der Geburt der Kinder: Frauen die bei Geburt ihres ersten Kindes älter als 30 Jahre alt waren, sind häufiger betroffen. Frauen die keine Kinder haben (Nullipara) haben ein höheres Risiko.

817

Klinische Symptome bei Mammakarzinom:

- Leitsymptom ist der derbe, schmerzlose Knoten (wenig verschieblich, schlecht abgrenzbar),
- tastbare Lymphknoten (axillär und supraklavikulär),
- Malignitätszeichen:
  - Ungleiche Mammae, Asymmetrie beim Heben/Senken der Arme,
  - Einziehung der Haut oder der Mamille,
  - Apfelsinenhaut (peau d´orange),
  - blutige oder seröse Sekretion aus der Mamille,
  - Ulzera und knotige Verhärtung der Haut (Panzerkrebs),
  - Hautrötung, ekzematöse Veränderungen der Mamille.

818

Die Apfelsinenhaut (auch: Orangenschalenhaut, peau d´orange) ist eine Grobporigkeit der Haut mit vergrößerten Follikelöffnungen. Diese Hautveränderung im subkutanen Fettgewebe findet sich im Rahmen einer Zellulitis vor allem in der Gluteal- und Oberschenkelregion übergewichtiger Frauen, kann aber – im Gebiet der Brust – auch Zeichen eines Mammakarzinoms sein, mit subkutanem Ödem und Proliferation des Bindegewebes.

819

50 % der Mammakarzinome entwickeln sich im oberen äußeren Quadranten der Brust, ca. 20 % in der Umgebung der Mamille.

820

Die Metastasierung des Mammakarzinoms kann lymphogen und hämatogen erfolgen.

Die lymphogene Metastasierung erfolgt über die axillären, supra- und infraklavikulären parasternalen und zervikalen Lymphknoten.

Die Thoraxwand, die Pleurahöhle und die Lunge können lymphogen oder per continuitatem befallen werden.

Die Tendenz zur hämatogenen Metastasierung ist beim Mammakarzinom sehr hoch.

Vorwiegend finden sich Metastasen:

- Im Knochensystem,
- in der Lunge oder Pleura,
- im Hirn,
- in den Ovarien.

821

Der Patient ist ein Mann.

Das Seminom ist ein vom Keimgewebe ausgehender bösartiger Tumor des Hodens. Er ist der häufigste Hodentumor beim Mann.

822

Phimose ist der Fachterminus für die Verengung der Penisvorhaut. Die Verengung der Penisvorhaut ist bis zum 3. Lebensjahr physiologisch, da Vorhaut (Preputium penis) und Eichel (Glans penis) bis zu diesem Alter miteinander verklebt sind. Bis zur Pubertät muss sich diese Verklebung aber vollständig gelöst haben.

Phimosen können auch im Rahmen anderer Erkrankungen erworben werden (z. B. Entzündungen der Eichel, Lichen sclerosus et atrophicus, Diabetes mellitus oder als Narbenstenose nach verfrühtem Lösungsversuch im Kleinkindesalter). Therapie der Wahl: Zirkumzision („Beschneidung“).

823

Hodenkrebse treten im Gegensatz zu anderen Krebsarten schon im frühen Lebensalter auf: Das mittlere Erkrankungsalter für alle Hodenkrebse liegt unter 35 Jahren. Damit weicht die Altersverteilung der Hodentumoren deutlich von anderen Tumorarten ab.

824

Die verschiedenen Krebsarten des Hoden gehören mit weniger als 2 % zu den eher seltenen bösartigen Neubildungen beim Mann.

825

Lösungsvorschlag:

Die Behandlung der Gonorrhö ist dem Heilpraktiker nach § 24 des Infektionsschutzgesetzes verboten (Verbot der Behandlung sexuell übertragbarer Krankheiten). Sie müssen den Patienten über die rechtliche Lage aufklären und Ihn an einen Arzt verweisen.

826

Lösungsvorschlag:

Es handelt sich um eine Hodentorsion (DD: Orchitis, Epididymitis).

827

Bei einer Hodentorsion dreht sich infolge einer abnormen Beweglichkeit der Hoden (selten: beide Hoden) und der Samenstrang um die Längsachse. Die Drehung hat zur Folge, dass der Blutfluss teilweise oder ganz unterbrochen wird. Klinisch zeigt sich das Krankheitsbild als plötzliche, meist einseitige starke Skrotalschmerzen mit Ausstrahlung in Leiste (Inguinalregion) und Unterbauch mit rascher Schwellung, Ödembildung und evtl. Rötung einer Hodensackhälfte. Eine abdominelle Zusatzsymptomatik mit Übelkeit und Erbrechen kann vorhanden sein. Außerdem findet sich eine starke Druckempfindlichkeit des verdrehten Hodens mit Schmerzverstärkung bei Anheben des Hodens (Prehn-Zeichen negativ), der Kremasterreflex fehlt.

Therapie: Detorsion des Hodens innerhalb von 4-6 Stunden., evtl. äußerlich manuell, meist jedoch operativ (beidseitige Orchidopexie). Notfall!

828

Das Prehn-Zeichen dient der Unterscheidung zwischen Orchitis/ Epididymitis und Hodentorsion: Kommt es beim Anheben des Skrotums zu einer Schmerzverstärkung (negatives Prehn-Zeichen) handelt es sich um eine Hodentorsion, kommt es zu einer Abnahme des Schmerzes (positives Prehn-Zeichen) so handelt es sich um eine Orchitis oder Epididymitis. (Das Verfahren ist ungenau, man sollte sich nicht darauf verlassen. Heute gilt die Doppleruntersuchung der A. testicularis als Methode mit der besten Aussagekraft, im Zweifelsfall: operative Freilegung.)

829

Bei 97% der männlichen Neugeborenen sind die Hoden bei der Geburt im Hodensack. Bei weiteren 2 % wandern die Hoden innerhalb der ersten Lebensmonate spontan in den Hodensack. Nur bei ca. 1 % bleibt die regelrechte Wanderung der Hoden aus. Das Krankheitsbild wird als Hodenhochstand (Maldescensus testis, Hodendystopie, Kryptorchismus) bezeichnet.

830

Wenn die Parotitis epidemica (auch: Mumps, Ziegenpeter, Wochentölpel) nach der Pubertät auftritt kann es als Komplikation zu einer Orchitis mit der Gefahr der Sterilität kommen.
Nach § 34 besteht für den Heilpraktiker für Mumps Behandlungsverbot.

831

Durch den verstärkten Druck und die erhöhte Temperatur kommt es zum Schwund der Spermatogonien („Ursamenzellen") schon in ersten Lebensjahren. Dies hat eine spätere Unfruchtbarkeit (Infertilität) zur Folge. Zusätzlich führt die Fehllage des Hodens zu einem erhöhten Risiko maligner Entartung, also zu Hodentumoren.

832

Lösungsvorschlag:
Es handelt sich evtl. um ein Prostatakarzinom. Prostatakarzinome metastasieren zunächst in die regionalen Lymphknoten und streuen dann hämatogen vor allem in das Skelett (Becken, Lendenwirbelsäule).
Bei 25% der Prostatakarzinom-Patienten sind Metastasenschmerzen („Lumbago", „Ischias") erstes Symptom. Chronische Lumbalgien bei älteren Männern sind deshalb immer verdächtig auf ein Prostatakarzinom. Zur Abklärung dienen

- die rektal-digitale Untersuchung (80 % der Tumoren sind rektal tastbar),
- der Tumormarker PSA (prostataspezifisches Antigen),
- Prostatabiopsie mit Histologie,

evt. Sonografie, Urogramm, CT und Skelettszintigraphie u. a.

833

Lösungsvorschlag: Es handelt sich um eine benigne Prostatahyperplasie (BPH; veraltet: Prostataadenom).
Die Prostatahyperplasie ist eine gutartige Vermehrung von Epithel, Bindegewebe und glatter Muskulatur der Prostata (Adenomyofibromatose), die bei praktisch allen Männern über 50 Jahren (Beginn mit Mitte 30) nachgewiesen werden kann, jedoch nur bei einem kleinen Teil durch Verschluss der Harnröhre symptomatisch wird.
Die Prostatahyperplasie ist die häufigste und wichtigste Störung der Blasenentleerung.

834

Komplikationen der Prostatahyperplasie (BPH):
Die Prostatahyperplasie an sich ist harmlos, Krankheiten verursacht die Rückwirkung auf Harnwege und Nierenfunktion:

- Restharnbildung,
- aufsteigende Harnwegsentzündungen,
- Blasensteine,
- akute und chronische Pyelonephritis mit drohender Niereninsuffizienz,
- Urosepsis (lebensbedrohlich),
- akuter Harnverhalt.

835

Ja, die Prostata kann bei der körperlichen Untersuchung rektal-digital palpiert werden.

836

Lösungsvorschlag: Geschildert wird die typische Trias des sog. Reiter-Syndroms:

- Sterile Arthritis (besonders an Fuß- und Kniegelenken),
- Urethritis (oder Zervizitis) und Balanitis (Erythem und Erosionen an der Glans penis),
- Konjunktivitis.

Die Krankheit beginnt oft mit hohem Fieber, zusätzlich zur oben genannten Symptomatik kommt es noch zu knotig-eitrigen Exanthemen und Verhornungsstörungen (Parakeratosen) besonders Handinnenflächen und Fußsohlen, Nagelveränderungen und Ablösung der Nagelplatte vom Nagelbett, bisweilen geht dem Krankheitsbild eine Darmentzündung (Enteritis) voraus.

LABORDIAGNOSTIK

837

Routinemäßig werden im Urin untersucht:

Urinstatus (Teststreifen oder Stix-Methode):

- Nitrit,
- pH,
- Eiweiß,
- Glukose,
- Keton,
- Urobilinogen,
- Bilirubin,
- Erythrozyten,
- Hämoglobin,
- Leukozyten,
- spezifisches Gewicht.

Urinsediment:

- Zellen:
  - Leukozyten, Erythrozyten, Epithelien,
  - Harnzylinder,
  - Harnkristalle.
- Verschiedenes: Schleim, Spermien, Trichomonaden, Hefen, Bakterien, Verunreinigungen.

838

„Kleines“ Blutbild

- Hämoglobin (HB),
- Erythrozytenzahl,
- Hämatokrit (HKT),
- Erythrozytenindizes:
  - Mittleres korpuskuläres Erythrozytenvolumen (MCV),
  - mittleres korpuskuläres Hämoglobin (MCH),
  - mittlere korpuskuläre Hämoglobinkonzentration (MCHC).
- Leukozytenzahl,
- Thrombozytenzahl.

„Großes“ Blutbild

- Kleines Blutbild und zusätzlich
- Differenzierung der Leukozyten (auch „Blutausstrich“, Differentialblutbild).

Informationen aus dem Differentialblutbild:

Das Differentialblutbild zeigt die Morphologie der Blutkörperchen und macht Phänomene sichtbar, die nicht allein durch Zählung oder Messung quantitativ erfassbar sind.

So kommen Formvarianten der Erythrozyten („Sichelzellen“, „Kugelzellen“ usw.) zur Darstellung und Besonderheiten der Thrombozyten.

Im Vordergrund stehen jedoch die Leukozyten, welche in ihren Eigenarten differenzierbar werden und deren zahlenmäßigen Anteile ermittelt werden können.

Leukozytenarten und Reifestadien werden ermittelt (Myeloblasten, Promyelozyten, Myelozyten, Metamyelozyten oder Jugendliche, Stabkernige, Segmentkernige; Eosinophile, Basophile, Monozyten, Lymphozyten).

Die prozentualen Anteile dieser Leukozytenarten und Reifestadien helfen Krankheiten zu differenzieren, zu definieren und prognostisch zu werten.

839

Normalwerte:

- Blutungszeit: 120 - 300 s (Lanzettenverletzung).
- Blutgerinnungszeit: 180 - 660 s (Lanzettenverletzung).
- PTZ („Quick"): 70 - 125%.

840

Marcumar® ist ein Medikament zur Herabsetzung der Blutgerinnung („orale Antikoagulanzien-Behandlung"). Der therapeutische Bereich der Medikation wird durch die Thromboplastinzeit (bestimmt als „Quickwert" oder besser als INR = International normalized ratio) überwacht.

841

Thromboplastinzeit („Quick", INR) und partielle Thromboplastinzeit sind Laborparameter zur Kontrolle der Blutgerinnungsparameter. Sie werden untersucht

- vor jedem operativen Eingriff,
- als globaler Suchtest bei Blutungsneigungen („hämorrhagischer Diathese") zur Erkennung von Störungen im Gerinnungssystem (Koagulopathien),
- als Kontrolle bei Einnahme von gerinnungshemmenden Substanzen.

842

Die Blutungszeit ist die Zeit zwischen einer Stichinzision mit einer Lanzette und dem Blutungsstillstand (primäre Hämostase).

Sie dient als globaler Suchtest bei Verdacht auf Störung der Thrombozytenfunktion oder der Blutgerinnung. Zwei verschiedene Vorgehensweisen:

1. Eintauchen der blutenden Fingerbeere in ein Wasserglas, bis der sich bildende Blutfaden abreißt,
2. Stich in Fingerbeere oder Ohrläppchen, Abtupfen des Bluts bis zum Auftreten von Fibrinfäden.

843

Die genannten Blutgerinnungsfaktoren werden mit der partiellen Thromboplastinzeit (PTT) überprüft.

844

Die Gerinnungsfaktoren II, VII, IX und X sind Vitamin-K-abhängig.

845

Mit der Thromboplastinzeit werden die Gerinnungsfaktoren des exogenen Systems (VII, X, V, II und I) überprüft.

846

Als Hämostase wird der Prozess zur Beendigung einer Blutung bezeichnet. Unter primärer Hämostase wird die Aggregation der Thrombozyten und die Kontraktion der betroffenen Gefäßabschnitte (sog. Blutstillung) bezeichnet. Ein Laborwert für die primäre Hämostase ist die Blutungszeit: die Zeit zwischen Gefäßverletzung und erstem, durch Thrombo-

und erstem, durch Thrombozyten vermitteltem, noch nicht stabilem Wundverschluss.
Unter sekundärer Hämostase wird der Ablauf der Blutgerinnung bis zur Fibrinbildung verstanden.

847

Zur Anforderung der partiellen Thromboplastinzeit wird Plasma aus Zitrat-Vollblut benötigt.

848

Screening bei Blutgerinnungsstörungen

- Blutungszeit:
  Suchmethode zur Feststellung von Störungen im Gerinnungssystem u./o. der Thrombozytenfunktion.
- PTT
  (partielle Thromboplastinzeit):
  Untersucht die Aktivität des endogenen Systems der Blutgerinnung mit den Faktoren II, V, VIII, IX, X, XI, XII und seiner Inhibitoren (Antithrombin III, Heparin, Fibrinogen bzw. Fibrinspaltprodukte).
- Quick oder INR
  (Thromboplastinzeit, Prothrombinzeit):
  Untersucht die Aktivität der Faktoren VII, X, V, II und I im Plasma.

Zusätzliche Untersuchungen:

- Antithrombin III (AT III),
- Fibrinogen,
- Plasminogen, Antiplasmin,
- einzelne Gerinnungsfaktoren: z. B. VIII, IX, (V, VII, X, XI),
- Protein S, Protein C.

Zum Ausschluss einer Blutstillungsstörung durch Thrombozytopathien/-penien: Bestimmung der Thrombozytenzahl und der Blutungszeit.

849

Normalwerte für die Harnsäure im Serum:
Männer: bis 7,0 mg/dl
Frauen: bis 6,5 mg/dl

850

Der pH-Wert des frischen Harns schwankt bei Gesunden in weiten Grenzen zwischen 4,5 und 8. Meist liegt er zwischen pH 5 und 6.
Bei über den Tag anhaltenden alkalischen Werten (pH 7-8) des frischen Harns ist an einen Harnwegsinfekt zu denken.

851

Der Normwert der Monozyten beträgt 2-8% der weißen Blutkörperchen (Leukozyten) im Differentialblutbild.
Erniedrigt ist die Monozytenzahl (Monozytopenie)

- beim malignen Verlauf von Infektionskrankheiten (z. B. Miliar-Tbc),
- bei lymphatischer Leukämie.

Erhöht ist die Monozytenzahl (Monozytose) bei

- vielen Infektionskrankheiten (z. B. Mononukleose, akute Virushepatitis, Mumps, Listeriose, Windpocken, Rückfallfieber, Lues, Tbc, Endocarditis lenta, Brucellose, Malaria, Paratyphus),
- beim M. Hodgkin,
- bei Agranulozytose,

- als reaktive Veränderung bei Entzündungen („monozytäre Überwindungsphase").

852

Sinnvolle Laboruntersuchungen bei Verdacht auf Veränderung der Thrombozytenzahl oder –funktion wären zunächst:

- Thrombozytenzählung:
  gibt Auskunft über die Thrombozytenfunktion,
- Blutungszeit:
  gibt Auskunft über die Thrombozytenfunktion,
- großes Blutbild:
  allgemeiner Überblick über die Blutzellen, zur Ursachenabklärung und zur Differentialdiagnose.

Je nach Verdacht Zusatzuntersuchungen:

- Knochenmarkpunktion mit Knochenmarkhistologie und Knochenmarkzytologie (bei V. a. CML, akute Leukämie),
- Thrombozytenantikörper,
- Infektionsserologie (bei jugendlicher ITP: Hepatitis A/B, EBV, CMV, HIV, Masern, Röteln),
- Folsäure und Vitamin B12,
- Leberwerte (Gamma-GT, GPT, CHE),
- Gesamteiweiß, Eiweiß- und Immunelektrophorese, (Thrombopenie bei monoklonaler Gammopathie und polyklonaler Hypergammaglobulinämie,
- Urinstatus,
- Rheumaserologie (Thrombopenie bei Kollagenosen u. Ä.),
- Hämolyseparameter u. a.

853

Die Normalwerte für Leukozyten können von Labor zu Labor divergieren (unterschiedliche Messmethoden):
Leukozyten: 4 000-10 000 /µl

854

Zur Untersuchung des Harnsediments wird frischer Harn verwendet.
Es werden ca. 10 ml Mittelstrahlurin mindestens 3 Minuten bei 1000-3000 Umdrehungen pro Minute zentrifugiert.
Der Überstand wird bis auf einen geringen Rest („Bodensatz" des Zentrifugenröhrchens) verworfen.
Ein Tropfen des „Bodensatzes" wird auf einem Objektträger mit einem Deckglas bedeckt. Es wird zunächst mit 80facher Übersicht, dann mit 400facher Vergrößerung mikroskopiert.
Die Angaben beziehen sich auf Zahlen von Zellen (z. B. Erythrozyten, Leukozyten) pro 10 Gesichtsfelder. Es sollten mindestens 20 Gesichtsfelder betrachtet werden.
Zu Befunden und Aussagekraft:
Folgende Objekte können im Urinsediment gesehen werden:

1) Zellen:
   - Erythrozyten,
   - Leukozyten,
   - Epithelzellen,
   - ovale Fettkörperchen.

2) Zylinder:
   - Hyaline Zylinder,
   - Epithelzylinder,
   - Wachszylinder,
   - granulierte Zylinder,
   - Erythrozytenzylinder,
   - Hämoglobinzylinder,
   - Leukozytenzylinder,
   - gemischte zelluläre Zylinder,
   - Fett-Zylinder.
3) Sonstige Bestandteile:
   - Fett,
   - Schleim,
   - Harnkristalle,
   - Hefe,
   - Bakterien,
   - Spermien,
   - Trichomonaden.

Pathologische Befunde des Harnsediments:

Erythrozyten:

Normalbefund: 0-3 Erythrozyten /µl (entspricht 1 Erythrozyt pro Gesichtsfeld bei 400facher Vergrößerung). Mehr Erythrozyten pro Gesichtsfeld finden sich bei einer Vielzahl von Erkrankungen z. B. bei Blasenentzündung, Blasenpapillom, Nieren- und Harnleitersteinen, Glomerulonephritis, Pyelonephritis, Glomerulosklerose, Tumoren der Niere und ableitenden Harnwege. Auch bei Herzinsuffizienz. (Merke: durch Verunreinigung auch häufig bei Menstruation: deshalb keine Urinuntersuchungen während der Menstruation.)

Leukozyten:

(Normalbefund 1-2 Leukozyten pro Gesichtsfeld). Vermehrung bei entzündlichen Prozessen z. B. Zystitis, Urethritis, Harnwegsinfekt, Pyelitis, Pyelonephritis, Prostatitis, chronische Nephrolithiasis, Nieren- und Blasentuberkulose.
(Merke: auch bei Appendizitis evtl. Leukozyten und Erythrozyten im Urin. Appendizitis ist eine wichtige Differentialdiagnose zum Harnleiterstein.)

Bakterien:

Kommen im normalen Urin nicht vor. Deuten auf Verunreinigung bei der Probenentnahme bzw. auf einen Harnwegsinfekt, eine Pyelitis oder Pyelonephritis hin.

Trichomonaden:

Kommen in normalem Urin nicht vor. (Protozoenerkrankung).

Zylinder:

- Leukozytenzylinder und Erythrozytenzylinder bei: Pyelonephritis,
- Epithelzylinder bei: Pyelonephritis, akuter Niereninsuffizienz, Nephritiden,
- hyaline Zylinder vermehrt bei: Herzinsuffizienz, Fieber, Nierenerkrankungen,
- granulierte Zylinder bei: Nierenerkrankungen, Fieber und Herzinsuffizienz,
- Nierenepithelien bei: Nephritis, Pyelonephritis, Amyloidose, nephrotischem Syndrom, akuter Niereninsuffizienz.

855

Die Normalwerte können von Labor zu Labor divergieren (unterschiedliche Messmethoden):

Hämatokrit:

Männer: 40 - 52%,

Frauen: 37 - 47%.

856

Die Normalwerte können von Labor zu Labor divergieren (unterschiedliche Messmethoden):

Hämoglobin:

Männer: 13 - 17 g/dl,

Frauen: 12 - 16 g/dl.

857

Normalwerte der Blutsenkung:

Männer :	1. Std.	3 - 8 mmHg,
	2. Std.	5 - 18 mmHg.
Frauen :	1. Std.	6 - 11 mmHg,
	2. Std.	6 - 20 mmHg.

858

Die Normalwerte können von Labor zu Labor divergieren (unterschiedliche Messmethoden):

Granulozyten:

Neutrophile	55 - 70%,
segmentkernige	50 - 70%,
stabkernige	3 - 5%,
übersegmentierte	vereinzelt,
eosinophile	2 - 4%,
basophile	0 - 1%,
Lymphozyten:	25 - 40%,
Monozyten:	2 - 6%.

859

Im Urin können sich folgende Zylinder finden:

- Hyaline Zylinder,
- Epithelzylinder,
- Wachszylinder,
- Granulierte Zylinder,
- Erythrozytenzylinder,
- Hämoglobinzylinder,
- Leukozytenzylinder,
- gemischte zelluläre Zylinder,
- Fett-Zylinder.

860

Kapillarblut wird am Ohrläppchen oder auf der Fingerkuppe entnommen, dazu wird mit einer kleinen sterilen Lanzette eine Verletzung gesetzt.
Arterielles Blut ist nur für einige wenige Sonderuntersuchungen nötig und wird vom Heilpraktiker normalerweise überhaupt nicht abgenommen.
Arterielles Blut kann z. B. aus der A. femoralis (Leiste) abgenommen werden.

861

Der häufigste Erreger von Harnwegsinfekten, E. coli, und die meisten anderen harnpathogenen Keime, reduzieren das im Harn vorhandene Nitrat zu Nitrit.
Wird Nitrit im Urin nachgewiesen deutet dies auf Nitrit bildende pathogene Bakterien - und damit auf einen Harnwegsinfekt oder eine infektiöse Nierenerkrankung hin.

862

Unter definierten Bedingungen ist das spezifische Gewicht des Harns ein Parameter für die Konzentrationsfähigkeit der Nieren. Normwerte im Spontanurin: 1001-1040.

(Im 12-stündigen Durstversuch nach Volhard sollte das spezifische Gewicht auf mindestens 1026 ansteigen. Dieser Durstversuch sollte heute nicht mehr durchgeführt werden, er wird aber ab und zu noch abgefragt.)

863

Inspektion des Urins:

Ist das Harnvolumen groß, ist die Farbe fast wasserhell, im Durstzustand ist der Harn sehr konzentriert und dunkelbernsteinfarben.

- Konstant wasserhelle Harnfarbe bei Diabetes insipidus,
- strohgelber Harn bei chronischer Niereninsuffizienz,
- roter Urin bei Hämaturie, Hämoglobinurie, Porphyrinurie und bestimmten Medikamenten,
- brauner Harn bei Bilirubinurie und Urobilinogenurie,
- schwarz-brauner Harn bei massiver Hämolyse,
- weißlicher Urin („Milchpisser") bei Phosphaturie (Phosphate fallen im alkalischen Bereich aus),
- Ziegelmehl-Urin (Uraturie): Natriumurat fällt in saurem Harn aus und bedingt eine rosa Trübung sowie ein ziegelrotes Sediment.

864

Befindet sich direktes konjugiertes Bilirubin im Urin so fällt die sog. „Schüttelprobe" positiv aus: In dem durch das direkte Bilirubin bierbraun gefärbten Urin bildet sich beim Schütteln ein gelber Schüttelschaum.

Diese einfache Schüttelprobe unterscheidet zuverlässig den hämolytischen, prähepatischen Ikterus (indirektes unkonjugiertes Bilirubin: kein Schüttelschaum) vom intra- bzw. posthepatischen Ikterus (direktes konjugiertes Bilirubin: Schüttelschaum).

865

Ursachen für eine Eiweißvermehrung im Urin:

Renal-bedingte Proteinurien:

- Nephrose,
- Glomerulonephritis,
- Pyelonephritis,
- Zystenniere,
- Phenacetin-Nephropathie,
- Gichtniere.

Pathologisch-extrarenale Proteinurien:

- Koliken,
- Infarkte,
- Herzinsuffizienz (Stauungsalbuminurie),
- fieberhafte Zustände,

Benigne-extrarenale Zustände:

- bei Orthostase, Lordose, körperlicher Belastung (Sport), emotionalem Stress,
- Unterkühlung, Überhitzung, Schwangerschaft.

Gutartige Proteinurien bei Nierengesunden werden bevorzugt im Alter bis 30 Jahre beobachtet (90% der Proteinurien dieser Altersgruppe).

866

Der Terminus „Blutbild" ist etwas ungenau. Unterschieden werden ein

- rotes Blutbild,
- kleines Blutbild,
- großes Blutbild.

Rotes Blutbild:

- Hämoglobin (Hb),
- Erythrozytenzahl (Ery),
- Hämatokrit (Hkt),
- Erythrozytenindizes:
  - Mittleres korpuskuläres Erythrozytenvolumen (MCV),
  - mittleres korpuskuläres Hämoglobin (MCH oder Hb_E),
  - mittlere korpuskuläre Hämoglobinkonzentration (MCHC).

Kleines Blutbild:

- Rotes Blutbild und zusätzlich
  - Leukozytenzahl,
  - Thrombozytenzahl.

Großes Blutbild

- Kleines Blutbild und zusätzlich Differenzierung der Leukozyten (auch: "Blutausstrich", Differentialblutbild.

867

Bei Verdacht auf Nierenerkrankungen wird der Urin und einige Blutwerte untersucht:

Harnanalyse mit Teststreifen:

Der Harn- oder Urinstatus (Harnanalyse mit Trockenchemie-Teststreifen) gibt Auskunft über das Vorkommen von

- Nitrit,
- pH,
- Eiweiß,
- Glukose,
- Keton,
- Urobilinogen,
- Bilirubin,
- Erythrozyten,
- Hämoglobin und
- Leukozyten im Urin.

Harnsediment:

Im Harnsediment kann man unter dem Mikroskop

- Zellen,
- Zellformationen (Zylinder),
- Bakterien,
- Trichomonaden und
- Kristalle (Salze) differenzieren.

Aufgrund der großen Fortschritte in der Trockenchemie (Urinstix) gerät das Harnsediment mehr und mehr ins Hintertreffen.

Blutuntersuchungen:

Zu den harnpflichtigen Stoffen, die häufig zu diagnostischen Zwecken laborchemisch bestimmt werden, gehören:

- Kreatinin:
  entsteht im Muskel durch Abbau von Kreatinphosphat, weitgehend nahrungsunabhängig, korreliert am besten mit der Nierenfunktion. Der Kreatininwert im Blut steigt jedoch erst an, wenn etwa 50% der Nierenleistung ausgefallen sind.

- Harnstoff:
  Endprodukt des Eiweißstoffwechsels. Eiweißzufuhr (Nahrung) erhöht die Harnstoffwerte. Erst wenn 75% der Nierenfunktion ausgefallen sind, steigt der Harnstoffwert an.
- Harnsäure:
  Erhöhte Harnsäurewerte finden sich bei Zellzerfall und Gicht (Hyperurikämie). Für die Nierenfunktion ist der Harnsäurewert im Allgemeinen wenig aussagekräftig.

Merke: Auch bei nur leichtem Anstieg von Kreatinin und/oder Harnstoff sind schon mindestens 50% der Nierenfunktion ausgefallen.(Ein geringgradiger Ausfall der Nierenfunktion zeigt sich bei der Untersuchung der sog. Kreatinin-Clearance: zur Bestimmung benötigt man den Wert von Kreatinin in Plasma und Urin und das Harnvolumen in 24 Stunden.)

868

Das spezifische Gewicht des Harns liegt im Spontanurin zwischen 1000 und 1040.

Ist das Harnvolumen groß, die Harnfarbe fast wasserhell so sinkt das spezifische Gewicht auf Werte um 1001. Im Durstzustand ist der Urin dunkelbernsteinfarben und erreicht ein hohes spezifisches Gewicht (maximal 1040). (Klassische Ausnahme: Patient mit Diabetes mellitus. Trotz großer Harnmenge und heller Harnfarbe ist das spezifische Gewicht des Harns erhöht z. B. 1028)

869

Gemeint sind bei dieser Frage wohl die roten Blutkörperchen (Erythrozyten).

Die Normalwerte der roten Blutkörperchen variieren je nach Bestimmungsmethode von Labor zu Labor:
männlich: 4,3 - 5,7 Millionen/µl,
weiblich: 3,9 - 5,3 Millionen/µl.

Es könnte auch der Anteil der korpuskulären Blutbestandteile am Blut gemeint sein (Blut = korpuskuläre Bestandteile + Plasma). Hierfür wäre das Maß der Hämatokrit (der im Prinzip dem Anteil der roten Blutkörperchen im Blut entspricht: Thrombozyten und Leukozyten sind volumenmäßig zu vernachlässigen).

Normalwerte für den Hämatokrit:
männlich: 0,4 - 0,52 (40% - 52%),
weiblich: 0,35- 0,47 (35% - 47%).

870

Einige Laborparameter mit entsprechenden Krankheitsbildern:

- Hämoglobin und rote Blutkörperchen erniedrigt: Anämie,
- Erythrozyten erhöht: Polyglobulie oder Polycythaemia rubra vera,
- Leukozyten erhöht (Leukozytose): z. B. bakterielle Entzündung,
- Leukopenie bzw. fehlenden Leukozyten: Agranulozytose,
- Amylase und Lipase erhöht: Pankreatitis,
- Creatinkinase (CK-MB), GOT, LDH, Troponin erhöht: Herzinfarkt,

- T3/T4 erhöht, TSH vermindert: Hyperthyreose,
- T3/T4 vermindert, TSH erhöht: Hypothyreose,
- Kreatinin, Harnstoff u. Harnsäure erhöht: Niereninsuffizienz,
- Harnsäure erhöht: Gicht,
- Blutzucker erhöht: Diabetes mellitus,
- Blutzucker erniedrigt: Hypoglykämie,
- Cholesterin und Triglyzeride erhöht: Fettstoffwechselstörung,
- GPT, Gamma-GT- erhöht, CHE(Cholinesterase) vermindert: Leberschaden,
- Bilirubin erhöht: Ikterus.

871

a) Ursachen für eine Erythrozyturie: Harnröhrenpolyp, Prostataadenom oder -karzinom, Blasenkatheter (oder anderer Fremdkörper), Verunreinigung durch Menstruation. Papillom, Zystitis, akute Glomerulonephritis, Ureter- oder Nierenstein, chronische Nephritis, Nephrosklerose, Nierenkarzinom, Nierentrauma, Niereninfarkt, hämorrhagische Diathese, auch: subakute bakterielle Endokarditis u. a.

b) Eine Erythrozyturie ist immer ein sehr ernst zu nehmender Befund. Die Ursachen sind zwar vielfältig, es gilt jedoch: Jede Blutung muss solange als Symptom eines Blasen-, Prostata-, Ureter- oder Nierenkarzinoms gewertet werden, bis das Gegenteil bewiesen ist. Deshalb muss die Diagnose, notfalls auch mit hohem diagnostischem Aufwand, erzwungen werden.

- Anamnese,
- 2-Gläser-Probe: Urin wird beim Wasserlassen (Miktion) in zwei Gläsern aufgefangen: Wenn nur die erste Probe blutig ist, spricht dies für einen blutenden Befund in der Harnröhre, anderenfalls muss die Blutung in der Blase oder oberhalb (kranial) der Blase liegen (Unterscheidung einer initialen, terminalen oder totalen Hämaturie);
- Mikroskopische Sedimentanalyse (welche anderen geformten Elemente außer Erythrozyten? Gleichzeitige Zylinder sprechen für Nephritis, fehlende Zylinder, aber reichlich Leukozyten und saurer pH sind verdächtig auf Tuberkulose);
- Gerinnungsstatus (Quick, Thrombozyten: Hinweis für hämorrhagische Diathese?);
- Urethrozystoskopie (aufschlussreichste Einzeluntersuchung: Harnröhrenläsion, Polyp, Blasentumor, -steine, -divertikel, Seitendiagnose bei prävesikaler Blutungsquelle);
- Sonographie (Nierentumor, Aufstau, Stein, Zystennieren),

- Röntgenuntersuchungen:
  - Ausscheidungsurogramm: (Konkrement, Tumor, Tbc, Papillennekrose, Zystennieren, Abflussverhältnisse),
  - Retrogrades Urogramm,
  - Nierenangiographie (DD: Tumor, Zyste, Gefäßprozess),
  - Nierenbiopsie
  - operative Freilegung

872

1-4% der im Differentialblutbild ausgezählten Leukozyten sind Eosinophile.

873

Die BSG oder Blutkörperchensenkungsgeschwindigkeit ist ein unspezifischer Suchtest, der orientierend Hinweise auf das Bestehen einer Krankheit gibt.

Normalwerte:

Männer: 3 - 8 mm nach der 1. Stunde,
5 - 18 mm nach der 2. Stunde.
Frauen: 6 - 11 mm nach der 1. Stunde,
6 - 20 mm nach der 2 Stunde.

Krankheiten mit einer extremen BSG-Erhöhung (über 100 mm nach der 1. Stunde):

- Multiples Myelom (Plasmozytom),
- Makroglobulinämie (M. Waldenström),
- Rheumatisches Fieber,
- Hypernephrom (Nierentumor),
- Kollagenosen,
- M. Hodgkin (Lymphogranulomatose),
- Peritonitis (Bauchfellentzündung),
- Sepsis,
- Nephrotisches Syndrom u. a.

BSG-Erniedrigung findet sich bei:

- Polyglobulie,
- Polycythaemia vera,
- Sichelzellanämie.

Stark beschleunigte BSG (über 50 mm nach der 1. Stunde):

- Nach Herz- und anderen Infarkten,
- chronische Leberkrankheit,
- primär chronische Polyarthritis,
- Malignome; Tumor mit Metastasen,
- akute bakterielle Infektionen,
- Nekrosen,
- hämolytische Anämie.

Mäßig beschleunigte BSG (bis 50 mm nach der 1. Stunde):

- Entzündliche Erkrankungen wie Pyelonephritis, Cholezystitis, Lues, Tuberkulose, Thrombophlebitis,
- Myxödem,
- akute Sarkoidose (Löfgren-Syndrom),
- Schwangerschaft nach der 8. Woche,
- postoperativ, Magengeschwür,
- Varikose u. a.

Merke: Das Verhalten der BSG ist ein Zusammenwirken verschiedener Serumbestandteile und wird mitbestimmt durch die Masse der Erythrozyten. Mit zunehmendem Lebensalter steigt ihr Wert an und liegt bei Frauen generell höher. Nicht selten finden sich pathologisch erhöhte (reversible) BSG-Werte, ohne dass ein klinisches Korrelat gefunden wird. Dies sollte bei der Beurteilung der Aussagekraft der BSG berücksichtigt werden.

874

Das CRP oder C-reaktive Protein ist ein sog. Akute-Phase-Protein. Dieser Laborwert steigt bei bakteriellen und nichtinfektiösen entzündlichen, nekrotischen Prozessen im Körper innerhalb von 18-24 Stunden bis zum 1000fachen seines Normalwertes an (Referenzbereich unter 5 mg/l).
Von Leukozyten produzierte Botenstoffe wie Interleukin-6 regen die CRP-Bildung in der Leber an. Der diagnostische Wert entspricht in etwa dem der Blutsenkung (BSG), jedoch ist CRP weniger störanfällig, reagiert schneller und ist genauer.
Eine Beeinflussung durch erythrozytä re Faktoren und Schwangerschaft besteht nicht. Ferner reagiert CRP schneller im Beginn einer Erkrankung und normalisiert sich auch nach deren Beendigung schneller (ca. 2 Wochen) als die BSG (4 Wochen).
Insbesondere für:

- Bakterielle Infekte,
- Nekrosen und
- zur postoperativen Verlaufskontrolle

ist CRP heute der dominierende Marker. Ein normaler CRP-Wert schließt eine systemische bakterielle Infektion praktisch aus. Akute unkomplizierte Virusinfektionen zeigen keinen CRP-Anstieg (hier findet sich ein Anstieg von Neopterin).
CRP wird auch als Prognosefaktor für kardiovaskuläre Erkrankungen angesehen. Schon mehrere Jahre vor einem kardiovaskulären Ereignis zeigen sich erhöhte CRP-Werte.

875

<u>Linksverschiebung</u> im Blutbild:
Wenn man die verschiedenen Reifestadien der neutrophilen Granulozyten tabellarisch auf der Abszisse und die Häufigkeit des Vorkommens auf der Ordinate anordnet, so ergibt sich beim Gesunden eine „Normalverteilung“, eine Normkurve der Häufigkeitsverteilung.
Von einer Linksverschiebung spricht man, wenn Frühformen der neutrophilen Granulozyten (Stabkernige u. a) im Differentialblutbild verstärkt auftreten. Die Normalkurve der Häufigkeitsverteilung verschiebt sich nach links, daher der Name Linksverschiebung.
Eine Linksverschiebung findet man bei

- vielen Infektionskrankheiten,
- Entzündungen,
- Eiterungen.

876

1) <u>Ketonkörper</u> finden sich physiologisch nur während einer Fastendiät (Null-Diät).
2) <u>Bilirubin</u> ist normalerweise im Urin nicht nachweisbar.
3) <u>Urobilinogen</u> kommt normalerweise im Harn vor. Eine Steigerung oder eine Verminderung der norma-

len Urobilinogenausscheidung spricht für verschiedene Krankheitsbilder (z. B. gestörte Leberfunktion oder gesteigerter Hämoglobinabbau).

877

Der Normwert der Monozyten beträgt 2 -8% der weißen Blutkörperchen im Differentialblutbild.

878

Eine Leukozytose findet sich:

- Bei akuten Infektionen,
- bei Gewebszerfall (z. B. Herzinfarkt, Tumorzerfall),
- bei komatösen Zuständen,
- bei Vergiftungen (Pilze, CO),
- nach Milzentfernung,
- als Reaktion auf Reize (Stress, nach körperlicher Belastung usw.),
- bei Leukosen (Leukämien).

Eine Leukopenie findet sich:

- Bei bestimmten bakteriellen Infektionskrankheiten: Typhus, Brucellose, Miliartuberkulose,
- bei Viruserkrankungen: Grippe, Masern, Röteln, Mumps, Poliomyelitis,
- nach Zytostatika und Röntgenbestrahlung,
- bei toxischer oder allergischer Knochenmarksschädigung durch verschiedene Krankheiten (Sepsis, Peritonitis, Tuberkulose, Pneumonie, Diphtherie oder als Medikamentennebenwirkung),
- als Begleitsymptom bei Eisen-, Vitamin-B12- oder Folsäuremangel.

879

a) Eine Eosinopenie findet sich:

- Bei prognostisch ungünstig verlaufenden Krankheiten,
- auf dem Höhepunkt schwerer Infektionen.

b) Eine Eosinophilie findet sich:

- Bei Wurmbefall,
- bei allergischen Krankheitsbildern (Heuschnupfen, Asthma, Rhinitis allergica),
- bei anaphylaktischen Zuständen,
- bei Scharlach,
- bei Lymphogranulomatose (M. Hodgkin),
- nach überstandenem Infekt („Morgenröte der Genesung“),
- nach bestimmten Medikamenten.

880

a) Zylinder bestehen aus Proteinen, die in den Nierentubuli bzw. Sammelrohren ausgefallen sind.
In einem Zylinder können Zellen bzw. Zellreste eingelagert sein. Sie haben walzen- bzw. bandförmiges Aussehen. Man findet sie in erster Linie (aber nicht ausschließlich) bei entzündlichen Erkrankungen im Bereich der Niere (Nephritis, Pyelonephritis, Glomerulonephritis).

b) Erythrozytenzylinder und Leukozytenzylinder bei Pyelonephritis, Epithelzylinder bei Pyelonephritis, akuter Niereninsuffizienz und Nephritiden,

Hyaline Zylinder vermehrt bei Herzinsuffizienz, Fieber, Nierenerkrankungen,
Granulierte Zylinder bei Nierenerkrankungen, Fieber und Herzinsuffizienz.

881

Die Bestimmung der Blutsenkungsgeschwindigkeit:
In eine 2 ml-Spritze werden 0,4 ml 3,8%ige Natriumzitratlösung (evtl. auch EDTA) als Gerinnungshemmer und anschließend 1,6 ml Venenblut aufgezogen und durch Kippen (kein Schütteln) gemischt.
Die Blutprobe wird in einem mit einer Millimetergraduierung versehenen Glas- oder Kunststoffröhrchen bis zur Höhe von 200 mm aufgezogen. In senkrechter Position des Röhrchens wird die Sedimentation des Erythrozyten in mm/Std. nach einer und nach zwei Stunden abgelesen (Methode nach Westergren).

882

Der Harn- oder Urinstatus (Harnanalyse mit Trockenchemie-Teststreifen) weist folgende Bestandteile nach:

- Nitrit,
- pH,
- Eiweiß,
- Glukose,
- Keton,
- Urobilinogen,
- Bilirubin,
- Erythrozyten und Hämoglobin,
- Leukozyten
- spezifisches Gewicht.

Daraus lassen sich differentialdiagnostische Überlegungen zu Erkrankungen verschiedener Organsysteme ableiten:

- Bei Erkrankungen der Niere und des Urogenitaltraktes finden sich Nitrit, Leukozyten und eventuell Eiweiß und eine Verschiebung des pH-Wertes im Urin.
- Bei Diabetes mellitus finden sich Glukose und evtl. Keton im Urin (ketoazidotisches Koma).
- Bei Erkrankungen der Leber ist Urobilinogen und Bilirubin nachweisbar.
- Bei Blutungen im Urogenitaltrakt finden sich Erythrozyten und Hämoglobin.

883

a) Beim Harnstreifen-Schnelltest wird ein Trockenchemie-Teststreifen kurz (maximal 1 sec) in den Harn eingetaucht. Nach 30-60 Sekunden vergleicht man die Testfelder mit einer genormten Farbskala des Herstellers. Man gewinnt z. B. Informationen über folgende Bestandteile im Harn: Nitrit, pH, Eiweiß, Glucose, Keton, Urobilinogen, Bilirubin, Blut, Leukozyten und spezifisches Gewicht.
b) Bei einer Urinkultur (Uricult®, Urifect®, Urotube® u. a) wird ein Nährboden in den steril gewonnenen Urin eingetaucht bzw. der Nährboden mit Urin vollständig benetzt und bei ca. 37° C inkubiert

(„bebrütet"). Nach der Bebrütung wird die auf dem Nährboden gewachsene Keimzahl durch Vergleich mit einer Testtafel ermittelt. Zudem können durch die zwei unterschiedlichen Nährböden des Trägers oft gram-positive von gram-negativen Keimen unterschieden werden. Werte unter 1000 /ml Keime sind ohne pathologische Bedeutung (Verunreinigung), Werte von 10 000 /ml bis 100 000/ml sind grenzwertig und damit zweifelhaft (Kontrolle). Bei Werten größer 100 000 /ml liegt eine pathologische Bakteriurie (z.B eine Harnwegsinfekt) vor.

c) Über 100 000 Keime pro ml sind sicher pathologisch.

884

Freie Harnsäuren fallen in stark saurem Urin (pH kleiner als 5,5) in Form von Kristallen aus (gelbliche Färbung unter dem Mikroskop).
Urate sind Salze der Harnsäure. Natriumurat fällt ebenfalls in saurem Harn aus und bedingt eine rosa Trübung des Urins (Ziegelmehlurin). Uraturie findet sich außerdem gelegentlich bei schweren Hämolysen (hämolytischen Anämien).

885

Der Harnkonzentrationstest (12-stündiger Durstversuch nach Volhard, Messung des spezifischen Harngewichts) macht Aussagen über die Konzentrationsfähigkeit der Nieren.

886

Normalwerte für Bilirubin im Serum:
Bilirubin gesamt:
kleiner 1 mg/dl (kleiner 17 µmol/l),
Bilirubin direkt:
kleiner 0,3 mg/dl (kleiner 5,1 µmol/l)

887

Normalwerte:
Natrium: 135 - 150 mmol/l,
Kalium: 3,5 - 5,5 mmol/l,
Kalzium: 2,0 - 2,75 mmol/l.

888

Gesamteiweiß wird in g/l angegeben.
Normalwert: 62–80 g/l (6,2-8 g/dl).

889

Zur Bestimmung des spezifischen Uringewichts wird der (Mittelstrahl-)Urin 24 Stunden gesammelt (24-Stunden-Sammelurin;
Norm: 1015-1025).

890

Ausscheidung von Urobilinogen im Urin:
Die vermehrte Ausscheidung von Urobilinogen im Urin ist ein Befund, der in zweierlei Hinsicht Verdacht erwecken muss:

1. Gestörte Leberfunktion:
   - Primäre Lebererkrankung,
   - sekundär infolge einer Leberbeteiligung bei anderen Erkrankungen.
2. Gesteigerter Hämoglobinabbau:
   - Infolge einer primär hämolytischen Erkrankung,
   - sekundär bei anderen Erkrankungen.

Zu 1.

Vermehrung von Urobilinogen im Urin infolge Einschränkung der Funktionskapazität der Leber:

- Schwerste Virushepatitiden,
- chronische Hepatitis und Leberzirrhose,
- toxische Leberschäden (Pilze, Alkohol usw.),
- Stauungsleber,
- Hypoxie der Leber (z. B. Anämie, CO-Vergiftung),
- Lebertumoren,
- inkomplette Gallengangverschlüsse (mit Parenchymschäden).

Merke:

Gerade bei der Virushepatitis, der häufigsten meldepflichtigen Infektionskrankheit, ist eine Urobilinogenurie sehr oft anzutreffen, während das eigentliche Leitsymptom, der Ikterus, in der Mehrzahl der Fälle fehlt.

Vermehrung von Urobilinogen im Urin infolge Umgehung der Leber:

- Leberzirrhose mit portaler Hypertension,
- Pfortaderthrombose,
- Verschluss der V. hepatica.

zu 2.

Vermehrung von Urobilinogen im Urin infolge Überlastung der Funktionskapazität der Leber:

Vermehrter <u>Hämoglobinabbau</u> bei:

- Hämolytischer Anämie,
- perniziöser Anämie,
- intravasaler Hämolyse (Intoxikationen, Transfusionszwischenfälle),
- Polyzythämie,
- Resorption großer Blutextravasate,
- vermehrte Urobilinogenbildung im Darm bei erheblicher Obstipation, Enterocolitis, Ileus, verstärkten Gärungsprozessen,
- vermehrte Urobilinogenbildung und -resorption bei Infektionen der Gallenwege (z. B. Cholangitis).

891

Eine Monozytose wird eine Vermehrung der Monozyten im Differentialblutbild bezeichnet. Eine Monozytose findet sich bei vielen Infektionskrankheiten, z. B:

- Mononukleose,
- akute Virushepatitis,
- Mumps,
- Listeriose,
- Windpocken,
- Rückfallfieber,
- Lues,
- Tbc,
- Brucellose,
- Malaria,
- Paratyphus,
- Endocarditis lenta

und bei einigen nicht-infektiösen Erkrankungen wie

- Lymphogranulomatose (M. Hodgkin),
- Agranulozytose,
- und als reaktive Veränderung bei Entzündungen.

892

Der Erreger der Syphilis wird entweder durch mikroskopischen Nachweis (Dunkelfeldmikroskopie) der Treponemen oder durch Bestimmung der Antikörper nachgewiesen. Die Verfahren im Einzelnen:

- TPHA (Treponema-pallidum-Hämagglutinationstest) als Suchreaktion,
- FTA Fluoreszenz-Treponema-Antikörper-Absorptions-Test) als Bestätigungsreaktion,
- VDRL (Veneral Disease-Research-Laboratory-Test) als Kriterium für die Aktivität des Prozesses.

Merke: 1) Die Syphilis darf vom Heilpraktiker nicht behandelt werden (Meldepflicht für Erregernachweis nach § 7 und sexuell übertragbare Krankheit); 2) auf künstlichen Nährböden lassen sich Treponemen bis heute nur äußerst schwierig anzüchten; 3) der Wassermann-Test ist veraltet.

893

Man nimmt 0,4 ml einer 3,8%igen Natriumzitratlösung.

894

Nitrit gilt als indirekter Nachweis Nitrit bildender Bakterien im Urin. Der häufigste Erreger von Harnwegsinfekten, E. coli, und die meisten anderen pathogenen Keime im Urogenitaltrakt reduzieren das im Harn vorhandene Nitrat zu Nitrit.

895

Pathologische Beschleunigung der Blutsenkung:

- Mäßige Beschleunigung: bis 50 mm nach der 1.Stunde,
- starke Beschleunigung: über 50 mm nach der 1. Stunde,
- sehr starke Beschleunigung: über 100 mm nach der 1. Stunde.

896

Glukose im Urin kann hindeuten auf:

- Diabetes mellitus,
- Glukosurie bei Nierenschäden,
- signifikant erniedrigte Nierenschwelle für Glukose (renale Glukosurie),
- alimentäre Glukosurie (auch beim Nierengesunden nach kohlenhydratreichen Mahlzeiten oder Glukosebelastung).

897

Die Leukämie ist eine bösartige Erkrankung der weißen Blutzellen. Die Erythrozyten (roten Blutzellen) sind deshalb im Differentialblutbild normalerweise ohne Besonderheiten.

898

Normalwert der Thrombozyten im Blut:

150-400 G/l (SI-Einheiten) oder
150 000-350 000 pro µl (mm^3).

899

Normalerweise ist die Harnfarbe hell- bis dunkelgelb. Dies ist bedingt durch die im Urin gelösten Farbstoffe wie Urobilin, Urochrome, Uroerythrin und Koproporphyrin.

900
Im Differentialblutbild zeigt sich während und nach einer bakteriellen Infektion eine typische Verschiebung innerhalb der Anzahl der weißen Blutzellen (Leukozyten). Unterschieden werden eine
- neutrophile Kampfphase: (Rückgang der Lymphozyten, reaktive Linksverschiebung mit mehr als 5% Stabkernigen und Verschwinden der Eosinophilen),
- monozytäre Überwindungsphase: Linksverschiebung ist rückläufig, Vermehrung der Monozyten,
- lymphozytäre Heilphase: Wiederkehr der Eosinophilen und Anstieg der Lymphozyten.

901
Im Harnsediment kann man unter dem Mikroskop Zellen, Zellformationen, Bakterien, Trichomonaden und Kristalle (Salze) differenzieren.
- Bei Zystitis könnte man z. B. finden: Plattenepithelien, Erythrozyten, Leukozyten, Bakterien, Trichomonaden.
- Bei Nephritis: Nierenepithelien, Erythrozyten, Leukozyten, Bakterien, Zylinder (Zylinder bestehen aus Proteinen, die in den Nierentubuli bzw. Sammelrohren ausgefallen sind. In einem Zylinder können Zellen bzw. Zellreste eingelagert sein. Sie haben walzen- bzw. bandförmiges Aussehen. Man findet sie in erster Linie - aber nicht ausschließlich - bei entzündlichen Erkrankungen im Bereich der Niere: Nephritis, Pyelonephritis, Glomerulonephritis. Es werden hyaline, granulierte, Erythrozyten-, Hämoglobin- , Leukozyten-, Epithel-, Fett- und Wachszylinder unterschieden.
- Der Begriff Nephrose ist veraltet („degenerative Nierenerkrankungen") und wird heute klinisch allenfalls noch zur Bezeichnung des nephrotischen Syndroms verwendet. Im Sediment finden sich dann Fettzylinder (Lipidurie).

902
Azeton ist ein Ketonkörper. Ketonkörper finden sich bei folgenden Krankheiten oder Zuständen im Urin:
- Stoffwechseldekompensation bei Diabetes mellitus,
- Hungerzustände (z. B. Null-Diät),
- Hyperemesis gravidarum (Schwangerschaftserbrechen),
- azetonämisches Erbrechen bei Kleinkindern,
- fieberhafte Zustände.

(Bei gesteigertem Fettabbau = Lipolyse werden Ketonkörper vermehrt gebildet. Insulinmangel führt zum gesteigerten Fettabbau und damit zur Ketonurie. Keton im Urin ist deshalb ein wichtiger Wert zur Kontrolle der Blutzuckereinstellung beim jugendlichen und erwachsenen Diabetiker. Es darf kein Keton im Urin sein).

903

Der Orale-Glukose-Toleranz-Test ist ein Testverfahren zur Bestimmung des Blutzuckers zunächst nüchtern und dann nach „Belastung" des Organismus mit einer definierten Menge Glukose (75 bzw. 100 g) nach (30), 60 und 120 Minuten. Am Ende des Tests zusätzlich Harnuntersuchung auf Glukose.

Bewertung: Durch die Zuckerbelastung lässt sich beim Glukose-Toleranztest ein latenter („noch versteckter") Diabetes mellitus nachweisen. (Der entscheidende Wert für die Diagnose Diabetes mellitus ist heute jedoch der Nüchternblutzucker nach 8-stündiger Nahrungskarenz („einfach, ausreichend, kostengünstig!"). Bei einer leichten Erhöhung (≥ 110 < 126 mg/dl) spricht man von einer gestörten Glukose-Homöostase oder IFG (impaired fasting glucose). Diese stellt einen Risikofaktor für die zukünftige Entwicklung eines Diabetes mellitus und für Herz-Kreislauferkrankungen dar.)

904

Als Qualitätskontrolle der Blutzuckereinstellung („Blutzuckergedächtnis") wird der HbA_{1c}-Wert bestimmt: HbA_{1c} ist eine der drei Fraktionen der Glykohämoglobine (HbA_{1a}, HbA_{1b}, HbA_{1c}). Die Bildung dieser Glykohämoglobine geschieht in Abhängigkeit von der Höhe des Blutzuckers. Bei Patienten mit Diabetes mellitus steigt der Anteil des HbA_{1c} proportional zum Blutzucker während der vorausgegangenen 6-12Wochen auf Werte bis 12% an. Die Bestimmung des HbA_{1c} bietet sich somit zur Verlaufskontrolle der Blutzuckereinstellung an (sog. Blutzuckergedächtnis). Ziel einer antidiabetischen Therapie ist ein HbA_{1c} von unter 6,5%.

905

Nein, Zucker im Urin muss nicht immer Hinweis auf eine Krankheit sein.

In der Regel kann man davon ausgehen, dass Glukose (Zucker) im Urin pathologisch ist. Es gibt jedoch auch eine sog. alimentäre Glukosurie, die auch bei Nierengesunden ohne Diabetes mellitus nach kohlenhydratreichen Mahlzeiten oder unter Glukosebelastung auftritt.

906

Normalwerte für die Fette im Blutserum:

Triglyzeride:
bis 180 mg/dl,
Gesamtcholesterin:
Risiko > 200 mg/dl,
LDL-Cholesterin:
Risiko > 150 mg/dl,
HDL-Cholesterin:
Risiko < 40 mg/dl.

907

Zu einer Basophilie (Anstieg der basophilen Granulozyten im Differentialblutbild) kommt es z. B. bei:

- chronisch myeloischer Leukämie,
- schweren Anämieformen,
- hämolytischem Ikterus,

- Lymphogranulomatose (M. Hodgkin; manchmal, nicht immer),
- Krankheiten mit erhöhten Blutfettwerten: Myxödem, Diabetes mellitus, nephrotisches Syndrom.

908

Basisprogramm bei Bluthochdruck:

- Natrium, Kalium (z. B. hypokaliämische Hypertonie bei Morbus Cushing),
- Kreatinin (Nierenschäden),
- Blutzucker (Atherosklerose, weiterer Risikofaktor),
- Cholesterin (Atherosklerose),
- Triglyzeride (Atherosklerose),
- evtl. Harnsäure und Kalzium,
- Urinstatus (Proteinurie?, Glukose?),
- ggf. Phäochromozytom-Screening (Katecholamine).

909

Laborparameter für die Syntheseleistung der Leberzelle sind z. B.

- CHE (Cholinesterase),
- Albumin,
- Quick (Gerinnungsfaktoren I, II, V, VII, X),
- Haptoglobin,
- Transferrin u. a.

910

Laborparameter für die Integrität der Leberzelle sind z. B.

- GPT,
- GOT,
- LDH.

911

Ein Anstieg der Harnsäure im Blut (Hyperurikämie) erhöht das Risiko für Gichtanfall und Nierensteine (Harnsäuresteine der Niere). Normwerte für Harnsäure: 2,6-7 mg/dl.

912

Der MCH (oder Hb_E) ist z. B. bei Folsäure- und Vitamin-B12-Mangel erhöht. Zellteilungs- bzw. Kernreifungsstörungen führen bei Folsäure- und Vitamin-B12-Mangel zu einer hyperchromen und makrozytären Anämie („megaloblastäre Anämie"). Der Hämoglobingehalt des Einzelerythrozyten ist erhöht (hyperchrom).

913

Das spezifische Uringewicht ist erniedrigt z. B. bei Diabetes insipidus und in der polyurischen Phase nach einem akuten Nierenversagen sowie evtl. bei Niereninsuffizienz. Bei diesen Erkrankungen ist die Niere nicht in der Lage, den Primärharn ausreichend zu konzentrieren.

Das spezifische Uringewicht ist erhöht bei Diabetes mellitus (Glukose im Urin), bei Krankheiten, die mit einer Proteinurie einhergehen und bei Dehydratation („Entwässerung, Austrocknung") des Patienten.

914

- Hämoglobinurie: freies Hämoglobin erscheint im Harn, wenn ein Erythrozytenzerfall im Blutgefäß, in der Niere oder im Urin stattgefunden hat. Nach Zentrifugieren des Harns bleibt die Harnfarbe unverändert, der Schleudersatz enthält unter dem Mikroskop keine Erythrozyten.
- Hämaturie: frisches Blut erscheint im Harn (Erythrozyten). Nach Zentrifugieren des Harns sedimentieren die Erythrozyten, der Harn entfärbt sich, der Schleudersatz enthält unter dem Mikroskop Erythrozyten.

915

Normwerte:

Blutzucker: nüchtern	70 - 120 mg/dl,
Kreatinin:	0,7 - 1,5 mg/dl,
Harnstoff:	11 - 55 mg/dl.

916

Laborveränderungen bei einer Gallenblasenentzündung. Evtl.

- BSG und Leukozyten erhöht,
- alkalische Phosphatase (AP) erhöht,
- Gamma-GT erhöht,
- LAP erhöht,
- leicht erhöhte Transaminasen,
- direktes (konjugiertes) Bilirubin erhöht,
- Urobilinogen und Bilirubin im Urin erhöht u. a.

917

Normalwerte für:
Amylase bis 140 U/l,
Lipase 30 - 180 U/l.

918

Normalwerte beim Oralen-Glukose-Toleranz-Test:

Glukose nüchtern	70 - 120 mg/dl,
Glukose n. 1 Stunde	< 200 mg/dl,
Glukose n. 2 Stunden	< 140 mg/dl.

919

Normalwerte der Herzenzyme:

CK	männlich:	10 - 80 U/l,
	weiblich:	10 - 70 U/l,
CK-MB		< 10 U/l,
GOT	männlich:	6 - 18 U/l,
	weiblich:	6 - 16 U/l,
LDH		140 - 290 U/l.

920

Krankheitsbilder, die mit mäßig beschleunigter Blutsenkung (BSG) einhergehen:

- Entzündliche Erkrankungen wie Nierenbeckenentzündung, Gallenblasenentzündung, Lues, Tuberkulose, oberflächliche Venenentzündung,
- Myxödem,
- akute Sarkoidose,
- Schwangerschaft nach der 8. Woche,
- postoperativ,
- Magengeschwür,
- Varikosis.

921

Krankheitsbedingte Veränderungen der Blutsenkungsgeschwindigkeit:

- Nekrosen: starke Beschleunigung,
- Magengeschwür: mäßige Beschleunigung,
- Kollagenosen: sehr starke Beschleunigung,
- Plasmozytom: sehr starke Beschleunigung,
- Tuberkulose: mäßige Beschleunigung,
- akute bakterielle Infektionen: starke Beschleunigung.

922

Im Mikroskop sind pro Gesichtsfeld 1-4 Leukozyten physiologisch (Objektiv 40 : 1).

923

Einsatzgebiete für die Blutsenkungsreaktion:

- Als unspezifische Suchreaktion, welche orientierend Hinweise auf das Bestehen einer Erkrankung gibt,
- als Verlaufskontrolle (z. B. bei rheumatischen Erkrankungen).

924

Harnfarbe und korrespondierende Erkrankungen:

1) Klar, farblos:
   z. B. Diabetes insipidus, polyurisches Nierenversagen,
2) hellgelb:
   z. B. Diabetes mellitus mit Glukosurie,
3) milchig trüb:
   durch Leukozyturie,
4) braunrot trüb:
   rotbrauner Bodensatz nach längerem Stehen bei Hämaturie,
5) braunrot:
   durch Hämoglobinurie oder Myoglobinurie,
6) ziegelrot:
   durch vermehrte Ausscheidung von Urobilinogen,
7) strohgelb:
   bei chronischer Niereninsuffizienz,
8) rot:
   Hämaturie, Hämoglobinurie, Porphyrinurie, Medikamente, Nahrungsmittel,
9) schwarz-braun:
   hämorrhagische Nephritis, maligne Melanome.

925

Das spezifische Gewicht sollte nach 12-stündigem Dürsten mindestens 1026 betragen. (Merke: Obwohl immer wieder nach dem Durstversuch nach Volhard gefragt wird: Dieses Verfahren zur Überprüfung der Nierenfunktion ist veraltet und nicht ungefährlich.)

926

Stuhltest auf okkultes Blut: Vor der Untersuchung sollte der Patient 2 Tage <u>kein</u> rohes Fleisch bzw. Blutwurst essen. Auch Zahnfleisch- oder Nasenbluten kann zu falsch positiven Ergebnissen führen. Er sollte für den Zeitraum der Untersuchung außerdem

nicht mehr als 500 mg Vitamin C täglich zu sich nehmen.
An drei aufeinander folgenden Tagen werden dann auf drei speziellen „Löschpapierbriefchen“ kleine Stuhlproben aufgebracht. Der Test wird ausgewertet. Dazu wird auf die auf dem Löschpapier angetrocknete Stuhlprobe ein chemisches Reagenz („Entwicklerlösung“) getropft. Verfärbt sich das Testfeld charakteristisch blau, so ist damit Blut im Stuhl nachgewiesen.

927

Ursachen für Blut im Stuhl:

- Hämorrhoiden,
- Dickdarmpolypen,
- bösartige Tumoren im Magen-Darm-Trakt,
- Divertikel im Darm,
- Einrisse im Analbereich (Fissuren),
- entzündliche Dickdarmerkrankungen (M. Crohn, Colitis ulcerosa),
- stärkere Blutungen aus dem oberen Magen-Darm-Trakt.

928

Labor bei V. a. akuten Herzinfarkt:

- CK (Creatinkinase) und CK-MB (herzmuskelspezifische CK), früher Anstieg,
- GOT (Verlaufskontrolle und Spätdiagnose),
- LDH (Verlaufskontrolle und Spätdiagnose),
- Troponin (früher Anstieg).

Ggf. weitere Untersuchungen: Natrium, Kalium, Myoglobin, großes Blutbild, Glukose, Kalzium, Magnesium, Kreatinin, Entzündungsparameter (BSG, Leukozyten, CRP), Quick und PTT, ggf. weitere Gerinnungsparameter (Lyse).
Diese Untersuchungen sollten natürlich in der Klinik durchgeführt werden. Es handelt sich beim Herzinfarkt um einen Notfall. Notarzt rufen.

929

Komische Frage. Wir haben sie mal so beantwortet:

- Makroskopische Untersuchung (Farbe, Geruch, Schüttelprobe),
- Teststreifenuntersuchung,
- mikroskopische Untersuchung (Sediment).

930

Zur Bestimmung des spezifischen Gewichtes bedient man sich eines geeichten Urometers (bzw. des Urinstreifentests). Das Urometer ist ein Glaskörper mit Skaleneinteilung von 1000-1040 am oberen und einem Gewicht am unteren Ende. Es wird in eine auf Zimmertemperatur abgekühlte Harnprobe getaucht. Das Gewicht zieht den Urometer im Harn soweit nach unten, bis sein Eigengewicht dem des verdrängten Harns entspricht. Die Eintauchtiefe der Skala markiert das spezifische Gewicht.
Normalwert: 1001-1040.

931

Normwert für Harnsäure ca:
2,6 - 7 mg/dl.
Merke: Gefahr eines Gichtanfalles bei ca. 9 mg/dl.

932

Laboruntersuchungen bei Kohlenhydratstoffwechselstörung:

- Oraler Glukosetoleranztest,
- Glukose im Serum (Tagesprofil, Nüchternwert nicht ausreichend),
- Säure-Basen-Haushalt,
- Kreatinin, Urinstix (Nierenschäden),
- Mikroalbuminurie (Frühschaden an der Niere),
- Hb-A1 (Langzeitblutzuckereinstellung in den letzten 6-12 Wochen).

Weitere Untersuchungen:

- ICA (Inselzellantikörper), ICSA (Inselzelloberflächenantikörper), IAA (Insulinautoantikörper),
- C-Peptid,
- Insulin,
- HLA-Typisierung,
- Natrium, Kalium,
- Gesamteiweiß,
- kleines Blutbild (Exsikkose: HKT erhöht, unspezifische Leukozytose),
- Leberwerte (GPT, Gamma-GT: erhöht bei diabetischer Fettleber).

933

Eine Einschränkung der Konzentrationsfähigkeit findet sich bei fortgeschrittenen chronischen Nephropathien:

- Pyelonephritis,
- interstitielle Nephritis,
- Diabetes insipidus,
- in der polyurischen Phase des akuten Nierenversagens.

934

Bei einer Hämoglobinurie enthält der Harn freies Hämoglobin. Eine Myoglobinurie ist meist auf eine Muskelverletzung oder eine Muskelnekrose zurückzuführen. Ursachen:

- Schwere hämolytische Anämien,
- schwere Vergiftungen,
- schwere Infektionskrankheiten,
- Verbrennungen,
- intensive körperliche Anstrengung (auch Training im Sport),
- Herzinfarkt,
- Muskelverletzungen, progressive Muskelerkrankungen.

935

Eine Verminderung der Thrombozyten wird Thrombo(zyto)penie genannt.

936

Phosphatasen sind Enzyme. Die alkalische Phosphatase (AP) kommt v. a. in Leber, Knochen, Dünndarmschleimhaut und Gallenwegepithelien vor.

Sie ist erhöht bei Knochenerkrankungen und Knochenmetastasen mit gesteigerter Aktivität der Osteoblasten, bei Leber- und Gallenwegerkrankungen, vor allem beim Verschlussikterus.

937

Urin sollte vor der Untersuchung überhaupt nicht „gelagert“, sondern sofort untersucht werden. Bei + 4° C kann man den zu untersuchenden Urin maximal 24 Stunden im Kühlschrank stehen lassen, dann ist er für Untersuchungszwecke unbrauchbar.

938

Harnsäure ist das Endprodukt des Purinstoffwechsels im menschlichen Körper.
Purin ist das Ausgangsmaterial für die Synthese der Nukleinsäuren RNS und DNS.
Ein Anstieg der Harnsäure führt zu den Krankheitsbildern der Hyperurikämie und Gicht.

939

Die Kontrolle einer Heparintherapie ist nicht unbedingt die Aufgabe des Heilpraktikers. Der Therapieerfolg lässt sich durch Kontrolle der PTT, der partiellen Thromboplastinzeit kontrollieren. (Die PTT untersucht die Aktivität des endogenen Systems der Blutgerinnung mit den Faktoren II, V, VIII, IX, X, XI, XII und seiner Inhibitoren.)

940

Bei Leitenzymen handelt es sich um Enzyme die in einem bestimmten Gewebe in sehr hoher Konzentration vorkommen oder nur in einem bestimmten Gewebe angetroffen werden. Ihre Bestimmung macht dadurch genaue Aussagen über dieses Gewebe.

941

Enzymdiagnostik kann Informationen geben

- über die Ausdehnung des Gewebeschadens,
- ob es sich um eine reparable oder irreparable Schädigung handelt,
- ob der pathologische Prozess akut ist oder chronisch,
- über das Organ, welches betroffen ist.

942

Ein Enzym ist ein Biokatalysator.
Er beschleunigt im Körper chemische Reaktionen ohne dabei selbst verändert zu werden.

943

Eine Enzymeinheit (1 Unit) ist die katalytische Aktivität, die unter Standardbedingungen die Umwandlung von 1 µMol Substrat pro Minute bewirkt.

944

Die Kreatinkinase (Creatinkinase, CK) findet sich im Herzmuskel, Skelettmuskel und im Gehirn.

945

Alle Werte des Differentialblutbildes liegen im Normbereich. Das Blutbild liefert keinerlei Hinweise auf eine Erkrankung. Normwerte im Differentialblutbild:
Stabkernige Granulozyten
3 - 5%,
Segmentkernige Granulozyten
50 - 70%,
Eosinophile Granulozyten
2 - 4%,
Basophile Granulozyten
0 - 1%,
Lymphozyten
25 - 40%,
Monozyten
2 - 6%.

946

Okkult bedeutet soviel wie „heimlich, versteckt". Mit dieser Untersuchung ist es möglich, mit dem Auge nicht sichtbare Blutspuren („Mikromelaena") zu erkennen. Dieser Test gehört heute zum Bestandteil der Krebsvorsorge. Blutungen aus dem Magen-Darm-Trakt (Dickdarmpolypen, Karzinome im Magen-Darm-Trakt, blutende Geschwüre usw.) können mit diesem Test festgestellt werden. Ein positives Ergebnis sollte immer Anlass für eine eingehende Untersuchung des Magen-Darm-Traktes sein (Magenspiegelung, Darmspiegelung).

947

Nein. Man findet zwar alle Arten von Enzymen in jedem Organ; aufgrund der von Organ zu Organ unterschiedlichen Stoffwechselleistungen stehen jedoch jeweils andere Enzyme quantitativ im Vordergrund. Das heißt, dass man in verschiedenen Organen zwar gleiche Enzyme antrifft, jedoch in unterschiedlich hoher Aktivität.

948

- Diabetes mellitus (Typ I, II),
- endokrine Erkrankungen (Phäochromozytom, Akromegalie, M. Cushing, Hyperthyreose),
- akute und chronische Pankreatitis,
- chronische Lebererkrankungen,
- ein Laborfehler (dran denken!) u. a.

949

Cumarine wirken als Gegenspieler von Vitamin K und hemmen die Synthese der Vitamin-K-abhängigen Gerinnungsfaktoren (II, VII, IX, X). Sie bewirken also eine Hemmung der Blutgerinnung.

950

Ja. Enzyme sind wichtige Biokatalysatoren, ohne die der Organismus nicht lebensfähig wäre. Auch im Serum von gesunden Probanden sind also Enzyme nachweisbar (im Normwertbereichs).

951

Der Herzinfarkt ist die Hauptindikation zur Bestimmung der Kreatinkinase (CK). Außerdem wird die CK noch bei Verdacht auf Muskelerkrankungen bzw. zu deren Verlaufskontrolle bestimmt.

952

Plasma-spezifische Enzyme sind Enzyme, welche von bestimmten Organen aktiv ins Plasma abgegeben werden. Das sind z. B. die Gerinnungsfaktoren, welche von der Leber synthetisiert und dann ins Plasma sezerniert werden. Ist das Herkunftsorgan geschädigt, sinkt die Aktivität der jeweiligen Enzyme im Plasma ab.

953

Zur mikrobiologischen Untersuchung eignen sich z. B.

- Liquor,
- Punktate,
- Blutkultur,
- Wundsekret,
- Sputum,
- Hautabstriche,
- Stuhl,
- Urin u. a.

954

Bei 15% Eosinophilen liegt eine Eosinophilie vor (Norm: 2-4%).

Alle anderen Werte liegen im Normbereich. Bei einer Eosinophilie ist zu denken an:

- Wurmbefall,
- allergische Krankheitsbilder (Heuschnupfen, Asthma),
- anaphylaktische Zustände,
- Scharlach,
- Lymphogranulomatose (M. Hodgkin),
- Zustand nach überstandenem Infekt („Morgenröte der Genesung“),
- bestimmte Medikamente.

Normwerte des Differentialblutbildes:

• Granulozyten	
– neutrophile	55 - 70%
⇒ stabkernige	3 - 5%
⇒ segmentkernige	50 - 70%
⇒ übersegmentierte	vereinzelt
– eosinophile	2 - 4%
– basophile	0 - 1%
• Lymphozyten	20 - 40%
• Monozyten	2 - 6%

955

Zur Thrombopenie kommt es z. B. bei

- Knochenmarkschäden oder Knochenmarkverdrängung (z. B. Leukämie),
- Mangel an Vitamin B 12 und/oder Folsäure,
- Splenomegalie (Hypersplenismus),
- M. Werlhof (thrombozytopenische Purpura, ITP),
- Lupus erythematodes,
- medikamenteninduziert (z. B. Heparingabe und viele andere),
- mechanischer Schädigung (z. B. durch Herzklappen).

956

Bei Veränderungen des roten Blutbildes sind evtl. folgende zusätzlichen Laborparameter von Interesse:

- Blutsenkung (BSG),
- Retikulozyten,
- Ferritin (Eisen-Eiweißverbindung, wichtige Speicher- und Transportform des Eisens),
- Serumeisen (Fe),
- LDH (Laktatdehydrogenase, Enzym der Glykolyse, steigt bei Zellzerfall),
- Haptoglobin (Glykoprotein, das Hämoglobin im Serum bindet),
- indirektes Bilirubin,
- Blut im Stuhl,
- Urinstix,
- Blutausstrich (Differentialblutbild),
- Knochenmarkdiagnostik.

957

Retikulozyten sind Frühformen der Erythrozyten. Die Zahl der Retikulozyten gibt Aufschluss über die Neubildungsrate der Erythrozyten im Knochenmark. Sie dient z. B. zur differentialdiagnostischen Unterscheidung von:

- Hyporegenerativen Anämien mit verminderter Retikulozytenzahl (verminderte Blutneubildung durch Knochenmarkserkrankung, Eisen-, Vitamin-B12- oder Folsäure-Mangel) und
- hyperregenerativen Anämien mit erhöhter Retikulozytenzahl (verstärkter Erythrozytenabbau bei hämolytischen Anämien mit kompensatorisch gesteigerter Blutneubildung).

958

- Schwarzer Stuhl: sog. Teerstuhl bei Blutungen im oberen Magen-Darm-Trakt, entsteht nach Kontakt des Blutes mit freier Salzsäure des Magens. Nach oraler Eisengabe, z. B. als Therapie der Eisenmangelanämie.
- Heller Stuhl: fehlende Färbung durch Gallenfarbstoffe bei Lebererkrankungen (Hepatitis), Gallengangsverschluss (z. B. durch Gallenstein).
- Fettglänzender, voluminöser Stuhl: sog. Steatorrhö, bei Mangel an Fett spaltenden Enzymen (Lipasemangel bei chronischer Pankreatitis).

959

Mit Zitrat ungerinnbar gemachtes Blut findet Verwendung bei der Herstellung der

- Blutkörperchensenkungsgeschwindigkeit (BSG, BKS) und bei der
- Gerinnungsdiagnostik.

960

Antikoagulantien sind Medikamente, die die Blutgerinnung herabsetzen:

- Heparine,
- Heparinoide,
- Cumarinderivate (Marcumar®).

961

Die Laborwerte sprechen für eine hyperchrome, makrozytäre („megaloblastäre“) Anämie. Sie wird durch Vitamin-B12- oder Folsäuremangel hervorgerufen.

962

Zitrat bindet Kalzium-Ionen. Diese werden zur Blutgerinnung benötigt.

963

Störfaktoren bei der Herstellung einer Blutsenkungsgeschwindigkeit:

- Medikamente (Acetylsalicylsäure, Kortison u. a. sind Senkungsblocker),
- Morphium und orale Kontrazeptiva beschleunigen die BSG,
- Verwendung falscher Antikoagulantien (z. B. Heparin statt Zitrat),
- Wärme,
- Schräglage des Röhrchens,
- unsaubere Röhrchen,
- falsches Verhältnis Zitrat/Blut (0,4 ml Zitrat, 1,6 ml Vollblut).

964

Die Erythrozyten-Indizes:

- MCHC:
  mittlere Hämoglobinkonzentration,
- MCH:
  mittlerer korpuskulärer Hämoglobingehalt,
- MCV:
  mittleres korpuskuläres Volumen.

965

Normalwerte der Erythrozyten-Indizes:

- MCV:
  (fl) 90,3 (80,5 - 100,0),
- MCH:
  (pg) 30,2 (26,4 - 34,0),
- MCHC:
  (g/l) 338 (314 - 366).

966

Da sich die Erythrozyten-Indizes aus den Parametern des roten Blutbildes (Erythrozyten, Hämatokrit, Hämoglobin) errechnen lassen, sollten sie bei jedem roten Blutbild automatisch angegeben sein. Sie leisten u. a. wertvolle Dienste bei der Differentialdiagnose der Anämien.

967

Es handelt sich um eine mikrozytäre (MCV erniedrigt) hypochrome (MCH erniedrigt) Anämie (Hämoglobin, Hämatokrit und Erythrozyten erniedrigt).

Diese Befundkonstellation spricht für eine Eisenmangelanämie.

968

Differentialdiagnose der normochromen normozytären Anämien:

- Akute Blutung (innere/äußere),
- aplastische Anämie,
  - angeboren,
  - Infekte,
  - Vergiftungen (Blei, Benzol, Medikamente u. a.),
  - Strahlen,
  - Autoimmunkrankheiten u. a.
- hämolytische Anämien,
- chronische Nierenleiden (renale Anämien),
- Eiweißmangel (Kwashiorkor),
- Hypothyreose.

969

Indikationen für ein Differentialblutbild:

- Auffälligkeiten im kleinen Blutbild: z. B. Leukopenie, Leukozytose, Thrombopenie, Thrombozytose, Anämie, Polyzythämie oder Polyglobulie,
- hämatologische Erkrankungen,
- unklares Fieber,
- Splenomegalie,
- Systemerkrankungen,
- Malignome,
- Infektionen,
- Intoxikationen u. a.

970

Lösungsvorschlag:

Ursachen einer sog. abakteriellen Leukozyturie sind:

- abgeheilte Harnwegsinfekte,
- Analgetika-Nephropathien,
- Glomerulopathien,

- Intoxikationen,
- Infektionen durch Erreger, die auf Nährböden nicht anwachsen:
  - Trichomonaden,
  - Tuberkulose der Nieren oder des Harntraktes,
  - Gonokokken,
  - Mykoplasmen,
  - Viren,
  - Pilze,
  - Parasiten (Bilharziose).
- Tumoren,
- Harntransportstörungen (z. B. Harnleiterstein).

971

Eine Vermehrung der Erythrozyten findet sich bei der

- Polycythaemia vera,
- Polyglobulie:
  - Krankheiten mit Sauerstoff-unterversorgung (Erkrankungen der Lungen, des Herzens, Hämoglobinstörung bei Rauchern),
  - hormonelle Stimulation der Blutbildung (M. Cushing, Glukokortikoidtherapie),
  - autonome Stimulation der Blutbildung bei anderen Erkrankungen (bei verschiedenen Tumoren, manchen Nierenerkrankungen und familiärer Erythrozytose).

972

Differentialdiagnose der Granulozytose:

- Akute Infektionen (meist bakteriell),
- myeloische Leukämie,
- nach Milzentfernung (Splenektomie),
- in der Schwangerschaft,
- nach körperlicher Anstrengung,
- entzündliche Erkrankungen (z. B. rheumatoide Arthritis, Pankreatitis, rheumatisches Fieber, Nephritis)
- Myokardinfarkt,
- akuter Blutverlust u. a.

973

Der Hämatokrit (HK, HKT) ist der Anteil der zellulären Bestandteile am gesamten Blutvolumen, ausgedrückt als Hämatokritwert in Volumenprozent. Eine prozentuale Zunahme des Hämatokrits findet sich bei:

- Polycythaemia vera,
- Polyglobulie,
- Dehydratation.

974

Blutbild bei normochromer normozytärer Anämie:

- Hämoglobin erniedrigt,
- Erythrozytenzahl erniedrigt,
- Hämatokrit erniedrigt,
- MCV normal,
- MCH normal.

975

Blutbild bei hypochromer mikrozytärer Anämie:

- Hämoglobin erniedrigt,
- Hämatokrit erniedrigt,
- Erythrozyten vermindert,
- MCV erniedrigt,
- MCH erniedrigt.

976

Blutbild bei einem Patienten mit Folsäuremangel.

Folsäuremangel führt zum Bild einer sog. megaloblastären Anämie. Die roten Blutzellen sind makrozytär und hyperchrom:

- Hämoglobin vermindert,
- Erythrozyten vermindert,
- Hämatokrit vermindert,
- MCV und MCH erhöht.

977

Eine Lymphozytose im peripheren Blut findet sich u. a.

- bei vielen Infektionskrankheiten (z. B. Mumps, Keuchhusten, Röteln, Windpocken, Hepatitis, Malaria, Brucellose),
- in der lymphozytär-eosinophilen Heilphase chronischer Infektionen (z. B. Tuberkulose, Syphilis),
- bei Mononucleosis infectiosa (charakteristisch),
- bei Infektion mit lymphotropen Viren,
- bei lymphatischer Leukämie.

978

Zwei-Gläser-Probe:

Der Patient entleert seinen Urin nacheinander in zwei Gläser.

- Initiale Hämaturie: erste Portion verfärbt, zweite Portion klar
  - (Harnröhrenpolyp, Prostataadenom, Prostatakarzinom, artefizielle Verletzung).
- Totale Hämaturie: beide Harnportionen sind rot gefärbt.
  - Blutung aus der Blase, den oberen Harnwegen oder der Niere.

Durch die Unterscheidung zwischen initialer Hämaturie und totaler Hämaturie werden die Weichen für die weitere Diagnostik gestellt.

979

Allgemeines Screening bei Verdacht auf Schilddrüsenfunktionsstörung:

- TSH,
- fT4,
- evtl. TRH-Test.

Zusätzlich bei Verdacht auf M. Basedow:

- MAK (mikrosomale Antikörper),
- TRAK (Thyrotropin-Rezeptor-Antikörper),
- großes Blutbild.

Bei Verdacht auf chronische Thyreoiditis (Hashimoto) zusätzlich:

- MAK,
- TRAK.

Bei Verdacht auf akute Thyreoiditis zusätzlich:

- Großes Blutbild,
- BSG.

Bei Verdacht auf Schilddrüsentumor zusätzlich:

- Kalzitonin,
- CEA.

980

Bei bakteriellen Harnwegsinfekten finden sich im Urinstreifentest meist Nitrit, eine Leukozyturie sowie ein pH-Wert > 7-8.

981

Lösungsvorschlag:

Die häufigste mikrozytäre hypochrome Anämie ist die Eisenmangelanämie.

Charakteristischerweise sind bei der Eisenmangelanämie allerdings die Eisenspeicher leer, das Ferritin ist also niedrig.

Sind bei einer mikrozytären hypochromen Anämie die Eisenspeicher voll, so handelt es sich um eine Eisenfehlverwertung. Diese kommt vor bei

- Sideroachrestischer Anämie,
- chronischen Infekten (Tuberkulose, Lues, Sepsis, Osteomyelitis),
- Tumoren.

982

Das Verhalten der BSG (BKS) ist ein Zusammenwirken verschiedener Serumbestandteile und wird mitbestimmt durch die Masse der Erythrozyten. Mit zunehmendem Lebensalter steigt ihr Wert an und liegt bei Frauen generell höher. Nicht selten finden sich pathologisch erhöhte (reversible) BSG-Werte, ohne dass dafür ein Grund gefunden wird. Dies sollte bei der Beurteilung der Aussagekraft berücksichtigt werden.

983

Ja.

984

Unter Differentialblutbild versteht man die mikroskopische Untersuchung eines gefärbten Blutausstriches.

Dazu wird ein kleiner Blutstropfen dünn über einen Glas-Objektträger ausgestrichen, so dass Zelle neben Zelle zu liegen kommt.

985

Tumormarker Substanzen und zelluläre Veränderungen durch deren laborchemische Bestimmung eine Aussage über Vorliegen, Verlauf oder Prognose bösartiger Tumoren ermöglicht wird.

Einige wichtige Tumormarker:

- PSA: Das prostataspezifische Antigen ist ein Tumormarker für das Prostatakarzinom (vgl. Antwort **814**).
- Alphafetoprotein: Tumormarker für das primäre Leberzellkarzinom,
- CA 15-3: Tumormarker für das Mammakarzinom,
- CA-125: Tumormarker für Ovarialkarzinome,
- CEA: Kolorektale Karzinome, Magen-, Mamma-, Bronchial-, Blasen- und Schilddrüsenkarzinome,
- Calcitonin: Tumormarker für das medulläre Schilddrüsenkarzinom.

986

Jede Hämaturie ist solange das Symptom eines Blasen- oder Nieren- oder Harnleitertumors, bis das Gegenteil bewiesen ist.

Bei Mikrohämaturie und schlechtem Allgemeinzustand auch an eine subakute Endokarditis denken.

Vgl. Abbildung nächste Seite: Differentialdiagnose des „roten Urins“.

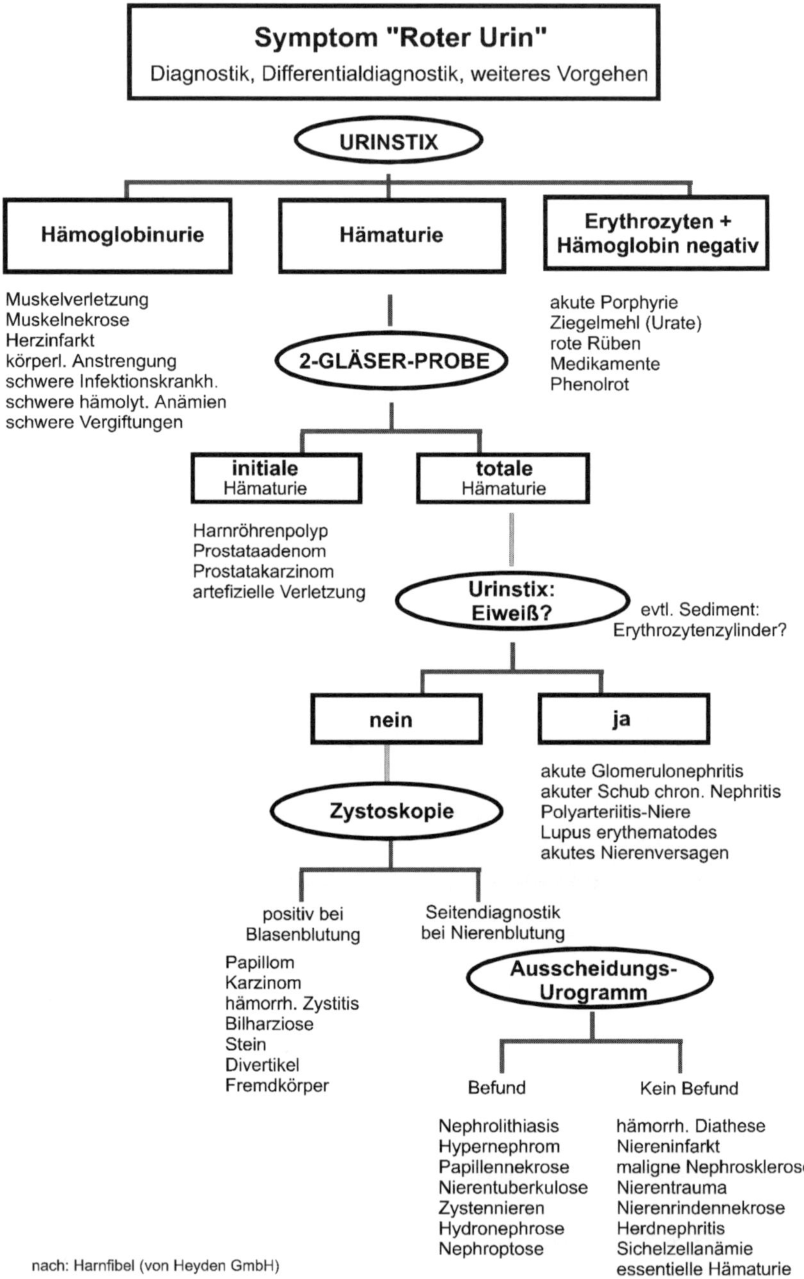

nach: Harnfibel (von Heyden GmbH)

HYGIENE

987

Händedesinfektionsmittel enthalten rückfettende Zusätze, die bei der Hautdesinfektion (z. B. vor chirurgischen Eingriffen) stören, weil sie die Haftung von Pflastern herabsetzen.

988

Man unterscheidet:

- Händeschnelldesinfektion
  als normale Händedesinfektion zwischen zwei Patienten: es werden 3-5 ml eines geeigneten Desinfektionsmittels gleichmäßig während 1-2 min in die Hände eingerieben. Nägel und Handgelenke werden mit berücksichtigt.
- Hygienischen Händedesinfektion:
  Die Hände werden erst desinfiziert, und dann gewaschen. Sie erfolgt vor und nach Außenkontakten (z. B. Patientenuntersuchung, Verbandwechsel, Blutentnahme).
- Händedesinfektion nach sichtbarer Verschmutzung:
  Verschmutzung wird mit Alkoholtupfer entfernt, danach Händeschnelldesinfektion, dann Hände waschen und abtrocknen, erneute Händedesinfektion.
- Chirurgische Händedesinfektion:
  grundsätzlich vor allen Eingriffen in den menschlichen Körper.
  Hände und Unterarme werden bis zum Ellenbogen mit warmem Wasser und Seife mindestens 3 - 5 Minuten gründlich gereinigt, zuvor mechanische Reinigung der Fingernägel und Kürzen derselben. (Das Reinigen der Haut mit Seife und Bürste wird ab und zu noch empfohlen, ist aber bei Hygienikern umstritten. Es soll mehr schaden als helfen.)
  Trocknen mittels eines sterilen Handtuches. Einreiben der Unterarme z. B. mit 70% sterilfiltriertem Alkohol (enthält keine Clostridien-Sporen) über 5 Minuten und Anziehen steriler Handschuhe.

989

Alkohole haben eine Einwirkzeit von 1/2 – 1 Minute.
Phenole werden wegen hoher Toxizität normalerweise nicht mehr als Händedesinfektionsmittel eingesetzt. Sie haben eine Einwirkzeit von 2 Minuten.
Merke: Bei Fragen der Konzentration, Anwendung und Einwirkzeit von Desinfektionsmitteln ist neben den Gebrauchsanweisungen unbedingt die Liste der vom Robert-Koch-Institut geprüften und anerkannten Desinfektionsmittel zu beachten.

990

a) Zur Desinfektion eines Tisches im Untersuchungszimmer eignen sich Formaldehyd- u./o. sonstige Aldehyde bzw. Derivate, Phenol- und Chlorderivate (Wisch- oder Sprühdesinfektion).
b) Bezüglich Verdünnung und Einwirkzeit halten Sie sich streng an die jeweilige Gebrauchsanweisung

sowie an die Liste der vom Robert-Koch-Institut geprüften und anerkannten Desinfektionsmittel.

c) Die Verdünnung der Lösungen schwankt größenordnungsmäßig zwischen 2-10%, die Einwirkzeiten schwanken zwischen 2 -12 Stunden.

991

Bei allen medizinischen Eingriffen, bei denen die Haut verletzt werden muss (z. B. Injektionen, Operationen, Blutentnahme, Akupunktur), ist zur Infektionsprophylaxe eine Hautdesinfektion erforderlich.

Die geeigneten Mittel (siehe unten) sind mit einem Tupfer auf der Haut zu verreiben.

Die vorgeschriebene Einwirkzeit (30 Sekunden bis 2 min) ist zu beachten.

Vor der Desinfektion sollte bei Punktionen oder Operationen das Hautfeld gereinigt werden. Haare sollten – möglichst ohne Verletzung der Haut - entfernt werden (elektrische Rasur, Enthaarungsmittel).

Als zur Hautdesinfektion geeignete Mittel gelten:

Sterilfiltrierte (enthalten keine Clostridien-Sporen) Alkohole (Ethanol 80%, Isopropylalkohol 70%, Propanol 60%) und Halogene (Chlor-, Brom- oder Jodverbindungen).

Alkohole haben eine Einwirkzeit von 1/2 min. Sie sind zur Abtötung von vegetativen bakteriellen Keimen einschließlich Mykobakterien sowie von Pilzen einschließlich Pilzsporen geeignet. Viren werden nicht abgetötet.

Halogene haben eine Einwirkzeit von 1-2 Minuten. Halogene auf Jodbasis (Betaisodona, Braunol 2000) wirken gegen das gleiche Erregerspektrum wie Alkohole. Die übrigen Halogene neutralisieren auch Viren (Ausnahme: Parvoviren), wirken aber unzureichend gegen Mykobakterien und Pilze.

992

Die Hände werden desinfiziert, um die Gefahr einer Übertragung von potentiell infektiösen Erregern von einem Patienten auf den anderen zu reduzieren.

(Desinfektion bedeutet Abtötung oder weitgehende Reduzierung der Zahl von Erregern übertragbarer Krankheiten).

Das Händedesinfektionsmittel sollte so zur Verfügung stehen, dass eine Kontamination oder Rekontamination mit infektiösen Erregern verhindert werden.

Gängig sind heute Desinfektionsmittelflaschen mit Pumpmechanismus (z. B. mit dem Ellenbogen zu bedienendem). Das Desinfektionsmittel im Behälter kann so nicht in Kontakt mit den verunreinigten Händen kommen. Es wird durch den Pumpmechanismus aus dem Behälter auf die Hände gespritzt.

993

In kochendem Wasser sterben ungeschützte vegetative Keime nach längstens 1 Minute ab. In der Praxis werden die infektiösen Keime aber durch eine Schutzschicht von Blut, Kot oder Eiter abgeschirmt oder sie haben Überlebensformen (Sporen) gebildet. Die thermische Sterilisation von medizinischen Instrumenten bedient sich deshalb normalerweise höherer Temperaturen, um Keime, auch Sporen, sicher abzutöten (Heißluftsterilisation: 180°C 30 min oder 200°C 10 min; Autoklav = Dampfdruckkessel: Dampftemperatur von 120°C über 30 min bzw. 134°C über 10 min)

994

Bei der Durchführung der thermischen Sterilisation mittels Dampftemperaturen über 100°C im Druckkessel (Autoklav) muss es sich stets um gesättigten = gespannten Dampf von 120 (bzw. 134)°C handeln, der nur eine geringe Menge von Restluft enthalten darf (< 10%). Gesättigter Dampf liegt vor, solange im Sterilisationsraum noch Wasser vorhanden ist, das verdampfen könnte. Steht kein Wasser mehr zum Verdampfen zur Verfügung ('Trockengehen' des Autoklaven), bildet sich ungesättigter Dampf, der nicht mehr die gleiche Sterilisationskraft besitzt wie gesättigter.

995

Nein. Weder Formaldehyd noch Jod sollte zur Hautdesinfektion Verwendung finden. Bei Formaldehyd entwickeln sich Schleimhaut reizende und die Gesundheit gefährdende Dämpfe. Jod wird wegen der Gefährdung durch eine Jodallergie nur noch in Ausnahmefällen verwendet.

996

Vier verschiedene Formen der Sterilisation werden unterschieden:

- Heißluftsterilisation bei 180 °C für die Zeit von 30 Min., ab dem Zeitpunkt, zu dem der Sterilisator eine Temperatur von 180° C erreicht hat,
- Dampfsterilisation im Autoklaven bei 120 °C für 20 Min. (bei einem Betriebsdruck von 1 bar), oder bei 134 °C für 5 Min. (bei einem Betriebsdruck von 2 bar),
- Ausglühen, z. B. von Lanzetten, sofern sie aus einem Material bestehen, das diese Methode zulässt,
- Chemische Sterilisation, z. B. von Textilien, bzw. Materialien, die für keine andere Sterilisationsmethode geeignet sind.

997

Die wichtigste Desinfektionsmaßnahme in der Praxis ist die hygienische Händedesinfektion.

998
Die Einwirkzeit für die Flächendesinfektion richtet sich nach dem Desinfektionsmittel und nach der Verdünnung der Desinfektionslösung. Die Einwirkzeiten schwanken i.d.R. zwischen ca. 2-12 Stunden. Man halte sich bei der Einwirkzeit des Desinfektionsmittels streng an die in der Desinfektionsmittelliste des Robert-Koch-Instituts vorgeschlagenen Zeitvorgaben.

999
Anwendungsbereiche für die trockene Hitze der Heißluftsterilisation sind Geräte aus hitzebeständiges Material wie Metall, Glas und Porzellan. Nicht geeignet ist die Heißluftsterilisation für dagegen für organische Substanzen wie Textilien, Gummi, Kunststoffe und wässrige Flüssigkeiten.

1000
Das Desinfektionsmittel muss vom Robert-Koch-Institut oder von der Deutschen Gesellschaft für Hygiene und Mikrobiologie geprüften anerkannt. Im Beipackzettel. Auf der Verpackung bzw. im Beipackzettel müssen eindeutige Angaben über den Wirkstoff, den Wirkungsbereich, die Konzentrationsangaben und über die Einwirkungszeit zu finden sein.

1001
Die einzurechnende Zeit ist abhängig vom sterilisierten Material und von Art und Bauweise des Heißluftsterilisators. Der zeitliche Ablauf der Sterilisation umfasst Anheizzeit, Ausgleichszeit, Sterilisationszeit und Abkühlzeit.
Die Anheizzeit ist von der Konstruktion des Heißluftsterilisators abhängig. Zunächst wird die Luft erwärmt und strömt in den Sterilisationsraum. Die Ausgleichszeit umfasst die Zeitspanne bis zum Angleich der Temperatur im Bereich der ungünstigsten Stelle des Sterilisiergutes an die des Heißluftraumes. (Bei Sterilisation von großvolumigen, massiven Materialien oder von Flüssigkeiten muss von verlängerten Ausgleichszeiten ausgegangen werden). Auf die Ausgleichszeit folgt die eigentliche Sterilisationszeit (bei 180°C beträgt sie 30 Min). Danach muss noch die Abkühlzeit eingerechnet werden.
Insgesamt sollte man also für die Sterilisation von Instrumenten in der Praxis mindestens einen Zeitraum von einer Stunde einplanen.

1002
- Alkohole: Sterillium, Kodan, Desmanol, Frekaderm, Isopropanol 70%, Spitacid, Sterillium u. a.
- Halogene: Betaisodona, Braunol 2000, Chloramin, Trichlorol u. a.

1003
Unter Flächendesinfektion wird die 'Desinfektion von Flächen (Arbeitstische, Untersuchungsliegen Waschbecken, Wände, Böden, Oberfläche von Geräten) nach der Wisch- und Scheuermethode mit einem dafür gelisteten Mittel (Liste der geprüften und

anerkannten Desinfektionsmittel des Robert-Koch-Institutes) verstanden. (Definition der Wisch- und Scheuermethode: '2-Eimer-Methode; es werden nachfolgend zwei Eimer mit Desinfektionsmittel für den Wischgang des Bodens benötigt.')

1004

Es gibt zwei offizielle Listen:
Liste der vom Robert-Koch-Institut geprüften und anerkannten Desinfektionsmittel und Verfahren.
Desinfektionsmittel-Liste der Deutschen Gesellschaft für Hygiene und Mikrobiologie (DGHM).
Dort finden Sie Angaben über Wirkstoff, Wirkungsbereich, Konzentrationsangaben und Einwirkungszeit.

1005

Ein Autoklav ist ein Druckkessel zur Sterilisation im gespannten und gesättigten Wasserdampf bei 120-134°C und 1-2 bar Überdruck. Temperatur und Druck werden durch thermoelektrische Messungen an verschiedenen Stellen des Gerätes kontrolliert.
Für die laufende Kontrolle der Sterilisation sind Farbindikatoren geeignet, die mitsterilisiert werden und bei ausreichenden Temperaturen ihre Farbe verändern. In zeitlichen Abständen werden Sporenpäckchen (Sporen sind widerstandsfähige Überlebensformen bestimmter Bakterien) mit sterilisiert und die vollständige Abtötung dieser Sporen kontrolliert.

RECHTS- UND BERUFSKUNDE, PRAXISFÜHRUNG

1006

Für den Heilpraktiker besteht Meldepflicht und Behandlungsverbot für die im § 6 des Infektionsschutzgesetz (IfSG) gelisteten Erkrankungen.

(Für Erkrankungen durch Erreger, die im § 7 IfSG Erwähnung finden, und für die im § 34 IfSG genannten Erkrankungen besteht für Heilpraktiker Behandlungsverbot nach § 24 IfSG, aber keine Meldepflicht nach § 8.)

§ 8 IfSG besagt, dass der Heilpraktiker zur Meldung der in § 6 Absatz 1 des Infektionsschutzgesetzes gelisteten Erkrankungen verpflichtet ist: „*Zur Meldung oder Mitteilung sind verpflichtet ... im Falle des § 6 Abs. l der Heilpraktiker.*" § 8 (1) 8

§ 24 des Infektionsschutzgesetzes besagt u. a., dass der Heilpraktiker Erkrankungen die im § 6 gelistet sind, nicht behandeln darf: „*Die Behandlung von Personen, die an einer der in § 6 ... oder § 34 genannten übertragbaren Krankheiten erkrankt oder dessen verdächtig sind oder die mit einem Krankheitserreger nach § 7 infiziert sind, ist insoweit im Rahmen der berufsmäßigen Ausübung der Heilkunde nur Ärzten gestattet ... gilt entsprechend für sexuell übertragbare Krankheiten*".

EXKURS **§ 6 Meldepflichtige Krankheiten**:

(1) Namentlich ist zu melden:

1. der Krankheitsverdacht, die Erkrankung sowie der Tod an
   a) Botulismus
   b) Cholera
   c) Diphtherie
   d) humaner spongiformer Enzephalopathie, außer familiär-hereditärer Formen
   e) akute Virushepatitis
   f) enteropathischem hämolytisch-urämischen Syndrom (HUS)
   g) virusbedingtem hämorrhagischen Fieber
   h) Masern
   i) Meningokokken-Meningitis oder –Sepsis
   j) Milzbrand
   k) Poliomyelitis (als Verdacht gilt jede akute schlaffe Lähmung, außer wenn traumatisch bedingt)
   l) Pest
   m) Tollwut
   n) Typhus abdominalis/Paratyphus

sowie die Erkrankung und der Tod an einer behandlungsbedürftigen Tuberkulose, auch wenn ein bakteriologischer Nachweis nicht vorliegt.

2. der Verdacht auf und die Erkrankung an einer mikrobiell bedingten Lebensmittelvergiftung oder an einer akuten infektiösen Gastroenteritis wenn
   a) eine Person betroffen ist, die eine Tätigkeit im Sinne des § 42 Abs. 1 ausübt,
   b) zwei oder mehr gleichartige Erkrankungen auftreten, bei denen ein epidemischer Zusammenhang wahrscheinlich ist oder vermutet wird,
3. der Verdacht einer über das übliche Ausmaß einer Impfreaktion hinausgehenden gesundheitlichen Schädigung,
4. die Verletzung eines Menschen durch ein tollwutkrankes, -verdächtiges oder –ansteckungsverdächtiges Tier sowie die Berührung eines solchen Tieres oder Tierkörpers,
5. soweit nicht nach den Nummern 1 bis 4 meldepflichtig, das Auftreten
   a) einer bedrohlichen Krankheit

b) von zwei oder mehr gleichartigen Erkrankungen, bei denen ein epidemiologischer Zusammenhang wahrscheinlich ist oder vermutet wird,

wenn dies auf eine schwerwiegende Gefahr für die Allgemeinheit hinweist und Krankheitserreger als Ursache in Betracht kommen, die nicht in § 7 genannt sind.

...

(2) Dem Gesundheitsamt ist über die Meldung nach Absatz 1 Nr. 1 hinaus mitzuteilen, wenn Personen, die an einer behandlungsbedürftigen Lungentuberkulose leiden, eine Behandlung verweigern oder abbrechen. ...

(3) Dem Gesundheitsamt ist unverzüglich das gehäufte Auftreten nosokomialer Infektionen, bei denen ein epidemiologischer Zusammenhang wahrscheinlich ist oder vermutet wird, als Ausbruch nichtnamentlich zu melden. ...

Exkurs

§ 8 Zur Meldung verpflichtete Personen:

(1) Zur Meldung oder Mitteilung sind verpflichtet

1. im Falle des § 6 der feststellende Arzt; in Krankenhäusern oder anderen Einrichtungen der stationären Pflege ist für die Einhaltung der Meldepflicht neben dem feststellenden Arzt auch der leitende Arzt, in Krankenhäusern mit mehreren selbstständigen Abteilungen der leitende Abteilungsarzt, in Einrichtungen ohne leitenden Arzt der behandelnde Arzt verantwortlich,
2. im Falle des § 7 die Leiter von Medizinaluntersuchungsämtern und sonstigen privaten oder öffentlichen Untersuchungsstellen einschließlich der Krankenhauslaboratorien,
3. im Falle der §§ 6 und 7 die Leiter von Einrichtungen der pathologisch-anatomischen Diagnostik, wenn ein Befund erhoben wird, der sicher oder mit hoher Wahrscheinlichkeit auf das Vorliegen einer meldepflichtigen Erkrankung oder Infektion durch einen meldepflichtigen Krankheitserreger schließen lässt,
4. im Falle des § 6 Abs. 1 Nr. 4 und im Falle des § 7 Abs. 1 Nr. 36 bei Tieren, mit denen Menschen Kontakt gehabt haben, auch der Tierarzt,
5. im Falle des § 6 Abs. 1 Nr. 1, 2 und 5 und Abs. 3 Angehörige eines anderen Heil- oder Pflegeberufs, der für die Berufsausübung oder die Führung der Berufsbezeichnung eine staatlich geregelte Ausbildung oder Anerkennung erfordert,
6. im Falle des § 6 Abs. 1 Nr. 1, 2 und 5 der verantwortliche Luftfahrzeugführer oder der Kapitän eines Seeschiffes,
7. im Falle des § 6 Abs. 1 Nr. 1, 2 und 5 die Leiter von Pflegeeinrichtungen, Justizvollzugsanstalten, Heimen, Lagern oder ähnlichen Einrichtungen,
8. im Falle des § 6 Abs. 1 der Heilpraktiker.

1007

Laut § 4 Abs. 1 des Hebammengesetzes sind zwar zur Leistung von Geburtshilfe außer Ärztinnen und Ärzten nur Hebammen und Entbindungspfleger berechtigt, diese ist also dem Heilpraktiker verboten.

Es ist dem Heilpraktiker jedoch nicht untersagt Schwangere, z. B. durch Ernährungsberatung, durch Vermittlung von Entspannungstechniken, durch Beratung bei der häuslichen Vorbereitung oder auch durch die Gabe von Mineralstoff oder Vitaminpräparaten, auf die Geburt vorzubereiten.

Seien Sie mit jeder Art von Medikamenten in der Schwangerschaft (und unserer Meinung nach auch sonst) außerordentlich (!) zurückhaltend. Denken Sie an die Sorgfaltspflicht!

1008

Das Heilpraktikergesetz besagt, dass die Heilkunde ohne Bestallung als Arzt erst nach entsprechender Erlaubnis ausgeübt werden darf, verbietet das Ausüben der Heilkunde im Umherziehen und definiert den Strafrahmen bei Verstoß gegen diese Vorschriften.

1009

Im § 24 des Infektionsschutzgesetzes steht u. a., dass der Heilpraktiker Erkrankungen die in den §§ 6, 7 und 34 gelistet sind, nicht behandeln darf. Außerdem verbietet es dem Heilpraktiker die Behandlung von sexuell übertragbaren Krankheiten: „*Die Behandlung von Personen, die an einer der in § 6 ... oder § 34 genannten übertragbaren Krankheiten erkrankt oder dessen verdächtig sind oder die mit einem Krankheitserreger nach § 7 infiziert sind, ist insoweit im Rahmen der berufsmäßigen Ausübung der Heilkunde nur Ärzten gestattet ... gilt entsprechend für sexuell übertragbare Krankheiten*“.

1010

Folgende Erkrankungen die nicht in den § 6 oder 7 enthalten sind, stehen im § 34 IfSG:

- Impetigo contagiosa (ansteckende Borkenflechte),
- Keuchhusten
- Mumps,
- Scabies (Krätze),
- Scharlach oder sonstige Streptococcus-pyogenes-Infektionen
- Windpocken
- Verlausung,

Erkrankungen, die im § 34 des IfSG gelistet sind, dürfen von Heilpraktikern nicht behandelt werden (§ 24 IfSG).

Exkurs:

§ 34 Gesundheitliche Anforderungen, Mitwirkungspflichten, Aufgaben des Gesundheitsamtes

(1) Personen, die an

1. Cholera
2. Diphtherie
3. Enteritis durch enterohämorrhagische E. coli (EHEC)
4. virusbedingtem hämorrhagischen Fieber
5. Haemophilus influenzae Typ b-Meningitis
6. Impetigo contagiosa (ansteckende Borkenflechte)
7. Keuchhusten
8. ansteckungsfähiger Lungentuberkulose
9. Masern
10. Meningokokken-Infektion
11. Mumps
12. Paratyphus
13. Pest
14. Poliomyelitis
15. Scabies (Krätze)
16. Scharlach oder sonstigen Streptococcus pyogenes Infektionen
17. Shigellose
18. Typhus abdominalis
19. Virushepatitis A oder E
20. Windpocken

erkrankt oder dessen verdächtig oder die verlaust sind, dürfen in den in § 33 genannten Gemeinschaftseinrichtungen keine Lehr-, Erziehungs-, Pflege-, Aufsichts- oder sonstige Tätigkeiten ausüben, bei denen sie Kontakt zu den dort Betreuten haben, bis nach ärztlichem Urteil eine Weiterverbreitung der Krankheit oder der Verlausung durch sie nicht mehr zu befürchten ist.

1011

Der Heilpraktiker darf alle Infektionskrankheiten behandeln, deren Behandlung ihm nicht im Infektionsschutzgesetz explizit untersagt ist. Dazu gehören z. B.

- Furunkel,
- Schnupfen,
- Borreliose,
- Leishmaniasen,
- Mononukleose,
- Wurmerkrankungen,
- Tetanus,
- virale Erkältungskrankheiten,

- Soor (Candidiasis),
- Herpes simplex (Haut) u. v. m.

Auch wenn etwas erlaubt ist: Sie dürfen nur das, was sie können! So bedürfen unserer Meinung nach z. B. Leishmaniosen, Borreliosen und Tetanus schon aus Gründen der Sorgfaltspflicht eine fachärztliche Betreuung.

1012

Vgl. Antwort auf Frage **1006**

1013

Heilpraktiker dürfen keine Kuren nach der Reichsversicherungsordnung verordnen, da dies Ärzten vorbehalten ist. Das gleiche gilt für Rehabilitationsbehandlungen (Gesetz über die Angleichung der Leistungen zur Rehabilitation).

1014

Zweck des Infektionsschutzgesetzes ist es, übertragbaren Krankheiten beim Menschen vorzubeugen, Infektionen frühzeitig zu erkennen und ihre Verbreitung zu verhindern.
Seuchen betreffen nicht nur den Einzelnen, sondern sind für alle eine ernst zu nehmende Bedrohung (nicht nur in medizinischer, sondern auch in wirtschaftlicher und sozialer Hinsicht).
Allein die Kenntnisse über Ausbreitung und Entstehung reichten nicht aus, um diesen Infektionskrankheiten entgegenzutreten. Auch politische Entscheidungen waren notwendig, um vorbeugende Maßnahmen durchzusetzen.
Sinn und Zweck des Infektionsschutzgesetzes ist der Schutz der Bevölkerung vor Infektionskrankheiten und die Verhinderung der Ausbreitung von Infektionskrankheiten (epidemiologische und statistische Erfassung, gezielte, rasche Bekämpfung der gefährlichen Infektionskrankheiten, Prophylaxe durch Schutzimpfungen).
Das Infektionsschutzgesetz wurde am 20. Juli.2000 erlassen und trat am 1. Januar 2001 in Kraft.

1015

In der 3. Durchführungsverordnung zum Gesetz über die Vereinheitlichung des Gesundheitswesens vom 30.03.35 im § 72 der DVO ist festgelegt:
„...Insbesondere hat das Gesundheitsamt auf die sorgfältige Ausstellung der Totenscheine durch die Ärzte zu achten.“
Allgemein gilt, dass Heilpraktiker keine amtlichen Tätigkeiten durchführen oder amtliche Formulare ausstellen dürfen.

1016

Nein, nur in (seltenen) Ausnahmefällen. (Verordnung über den Schutz von Schäden der Röntgenstrahlen vom 08.01.87, zuletzt geändert d. VO v. 19.12.90).
Die Röntgenverordnung regelt den Betrieb bestimmter Röntgeneinrichtungen und Störstrahler.
§ 23 der VO legt fest, welche Personen zur Anwendung berechtigt sind. Heilpraktiker gehören nicht dazu, die

Anwendung von Röntgenstrahlen ist ihnen damit verboten.
Es gibt eine Ausnahme (§ 23 Abs. 5): Personen, die zur Ausübung der Heilkunde berechtigt sind und bereits vor dem In-Kraft-Treten der RöV (am 1.1.88) berechtigt waren, dürfen dann Röntgenstrahlen anwenden, wenn sie vor dem 1.1.88 die erforderliche Fachkunde durch eine entsprechende Prüfung nachgewiesen haben.

1017

Dem Heilpraktiker ist es verboten, Blutproben zu entnehmen, zu untersuchen, sowie körperliche Untersuchungen durchzuführen, sofern solches im Zusammenhang mit strafbaren Handlungen geschieht. (StPO § 81)

1018

Ja. Nach § 24 des Infektionsschutzgesetzes besteht für den Heilpraktiker Meldepflicht für die in § 6 des Infektionsschutzgesetzes gelisteten Krankheiten. Für Tollwut besteht nach § 6 bei Krankheitsverdacht, Erkrankung sowie Tod an Tollwut eine namentliche Meldepflicht.
Zu melden ist außerdem die Verletzung eines Menschen durch ein tollwutkrankes, -verdächtiges oder –ansteckungsverdächtiges Tier sowie die Berührung eines solchen Tieres oder Tierkörpers.

1019

Milzbrand ist vom Heilpraktiker nach § 6 des Infektionsschutzgesetzes bei Verdacht, Erkrankung und Tod namentlich zu melden.

1020

Ausscheider ist nach der Begriffsbestimmung des Infektionsschutzgesetzes *„eine Person, die Krankheitserreger ausscheidet und dadurch eine Ansteckungsquelle für die Allgemeinheit sein kann, ohne krank oder krankheitsverdächtig zu sein."*
Die in § 34,2 des Infektionsschutzgesetzes genannten Krankheiten und Erreger unterliegen alle einer Meldepflicht nach § 6 oder § 7 des Infektionsschutzgesetzes. Damit besteht Behandlungsverbot für den Heilpraktiker, wenn der Kopfschmerz durch die meldepflichtige Erkrankung hervorgerufen wird.
Hat der Kopfschmerz eines Ausscheiders allerdings andere Ursachen (z. B. Migräne), so darf der Heilpraktiker den Kopfschmerz behandeln.

EXKURS
Infektionsschutzgesetz § 34,2:

Ausscheider von

1. Vibrio cholerae O 1 und O 139
2. Corynebacterium diphtheriae, Toxin bildend
3. Salmonella Typhi
4. Salmonella Paratyphi
5. Shigella sp.
6. Enterohämorrhagischen E. coli (EHEC)

dürfen nur mit Zustimmung des Gesundheitsamtes und unter Beachtung der gegenüber dem Ausscheider und der Gemeinschaftseinrichtung verfügten Schutzmaßnahmen die dem Betrieb der Gemeinschaftseinrichtung dienenden Räume betreten, Einrichtungen der Ge-

meinschaftseinrichtung benutzen und an Veranstaltungen der Gemeinschaftseinrichtung teilnehmen.
Ja, es sei denn, die Kopfschmerzen sind durch die Infektionskrankheit (oder andere meldepflichtige Infektionskrankheiten) verursacht.

1021
Nach dem Hebammengesetz darf der Heilpraktiker keine Geburtshilfe (Geburtshilfe im Sinne des Gesetzes heißt, „Überwachung des Geburtsvorgangs von Beginn der Wehen an, Hilfe bei der Geburt und Überwachung des Wochenbettverlaufs“) leisten.
Ausnahme: in Notfällen darf (und muss) der Heilpraktiker - bis zum Eintreffen des Arztes - im Rahmen seiner Möglichkeiten Hilfe leisten.

1022
Nach § 6 des Infektionsschutzgesetzes muss der Heilpraktiker Verdacht, Erkrankung und Tod an Meningokokken-Meningitis (oder –sepsis) namentlich melden.

1023
Die humane spongiforme Enzephalopathie fällt unter die vom Heilpraktiker bei Verdacht, Erkrankung und Tod namentlich zu meldenden Erkrankungen (§ 6 Infektionsschutzgesetz).

1024
Erwartete Antwort: Impfungen.
Entgegen anders lautenden Interpretationen sind wir der Auffassung, dass dem Heilpraktiker das Impfen an sich gesetzlich nicht verboten ist. Es gehört allerdings aus verschiedenen Gründen nicht zu seinen Aufgaben, auch gibt es bestimmte Fälle, in denen das Behandlungsverbot greift.

- Impfstoffe sind in der Regel verschreibungspflichtig und stehen dem Heilpraktiker schon deshalb nicht zur Verfügung.
- Bei bestimmten meldepflichtigen Erkrankungen (nach dem Infektionsschutzgesetz) ist die Impfung nicht Vorsorge, sondern Behandlung (z. B. Tetanus-Impfung nach einer Verletzung, Tollwut-Impfung nach Berührung eines tollwutkranken Tieres). Damit fällt die Impfung unter das Behandlungsverbot für Heilpraktiker.
- Das Infektionsschutzgesetz regelt diejenigen Schutzimpfungen, die vom Bundesgesundheitsminister oder von Landesregierungen vorgeschrieben oder empfohlen werden (§§ 20-22). Diese Impfungen werden vom Arzt vorgenommen, der auch die Impfbescheinigung ausstellt. Auch diese Bestimmungen schränken das Impfen durch Heilpraktiker ein, ohne ein ausdrückliches Verbot aufzustellen.

1025
Nach § 4 des Hebammengesetz darf der Heilpraktiker (außer in akuten Notfällen) keine Geburtshilfe leisten. Im Sinne des Gesetzes umfasst die Geburtshilfe die
„Überwachung des Geburtsvorgangs von Beginn der Wehen an, Hilfe bei der Geburt und Überwachung des Wochenbettverlaufs.“

1026

Nein. Die gesetzlich vorgeschriebene Pflichtimpfung war die Pockenschutzimpfung. Die ständige Impfkommission (STIKO) am Robert-Koch-Institut gibt zwar jährliche Impfempfehlungen, eine Pflicht zur Impfung besteht jedoch nicht.

1027

Heilpraktikergesetz § 1:

(2) „Ausübung der Heilkunde im Sinne dieses Gesetzes ist jede berufs- oder gewerbsmäßig vorgenommene Tätigkeit zur Feststellung, Heilung oder Linderung von Krankheiten, Leiden oder Körperschäden bei Menschen, auch wenn sie im Dienste von anderen ausgeübt wird.

1028

Nach § 7, Absatz 3 ist nur bei konnatalen Infektionen der direkte oder indirekte Nachweis der Krankheitserreger Rubellavirus und Toxoplasma gondii nichtnamentlich zu melden. (Die Meldepflicht erstreckt sich nicht auf den Heilpraktiker, dieser hat jedoch Behandlungsverbot).

EXKURS

§ 7,3 des Infektionsschutzgesetzes

Nichtnamentlich ist bei folgenden Krankheitserregern der direkte oder indirekte Nachweis zu melden:

1. Treponema pallidum
2. HIV
3. Echinococcus sp.
4. Plasmodium sp.
5. Rubellavirus; Meldepflicht nur bei konnatalen Infektionen
6. Toxoplasma gondii; Meldepflicht nur bei konnatalen Infektionen.

1029

1. Gelbfieber: Meldepflicht für den direkten oder indirekten Erregernachweis des Gelbfiebervirus nach § 7 IfSG. Tritt Gelbfieber allerdings als hämorrhagisches Fieber auf, so ist es bei Verdacht, Erkrankung und Tod nach § 6 IfSG meldepflichtig.
2. Tuberkulose: Nach § 6 ist Erkrankung und Tod an behandlungsbedürftigen Tuberkulose meldepflichtig, auch wenn ein bakteriologischer Nachweis nicht vorliegt. Nach § 7 besteht Meldepflicht für den direkten Erregernachweis von Mycobacterium tuberculosis sowie nachfolgend für das Ergebnis der Resistenzbestimmung; vorab auch für den Nachweis säurefester Stäbchen im Sputum.
3. Virushepatitis: Akute Virushepatitiden sind nach § 6 IfSG bei Verdacht, Erkrankung und Tod zu melden. Nach § 7 ist zudem der direkte oder indirekte Erregernachweis von Hepatitis A-E zu melden (für Hepatitis C nur soweit nicht bekannt ist, dass eine chronische Infektion vorliegt).
4. Tetanus: Für Tetanus besteht keine Meldepflicht nach dem IfSG (weder für die Erkrankung, noch für den Erregernachweis).
5. Mononukleose: Für Mononukleose besteht keine Meldepflicht nach dem IfSG (weder für die Erkrankung, noch für den Erregernachweis).

1030

Die Tuberkulose ist nur bei Erkrankung und Tod meldepflichtig, alle anderen Erkrankungen des § 6 Abs.1 Nr. 1 sind bei Verdacht, Erkrankung und Tod meldepflichtig.
(Vgl. Antwort zu Frage **1006**).

1031

HUS steht für das enteropathische hämolytisch-urämische Syndrom. Das enteropathische hämolytisch-urämische Syndrom (HUS) ist eine gefürchtete Komplikation nach Infektion mit enterohämorrhagischen Escherichia-coli-Bakterien (EHEC). Es tritt vor allem im Kleinkindesalter auf.
Diese Krankheit verläuft normalerweise unter dem Bild unkomplizierter Durchfälle. Schwerere Verläufe gehen mit einer hämorrhagischen Kolitis (blutende Dickdarmentzündung) mit krampfartigen Bauchschmerzen, selten auch mit Fieber und Erbrechen einher. Als gefürchtete Komplikation kann es, bedingt durch starke Bakteriengifte, nach Abklingen der Durchfälle, insbesondere bei Kleinkindern und Menschen mit geschwächtem Abwehrsystem, zu schweren Schädigungen der Blutzellen und der Nieren kommen, dem sog. hämolytisch-urämischen Syndrom (HUS; Gasser-Syndrom). Diese Komplikation der Infektion mit EHEC-Bakterien zeigt sich bei 6-8% der erkrankten Kinder. Das Krankheitsbild verläuft als hämolytische Anämie mit akutem Nierenversagen (Letalität: bis 10%).

1032

Ja.
Grundzüge der Krampfaderbehandlung:

- Beine wickeln,
- Bewegung (liegen oder gehen, nicht sitzen oder stehen),
- Kompressionsstrümpfe,
- Kneipp-Anwendungen (z. B. Wassertreten, Beingüsse),
- Verödungstherapie,
- operative Behandlung (Stripping),
- weniger Erfolg versprechend auch medikamentöse Therapie (Rosskastanienextrakte usw).

1033

Heilpraktiker dürfen nicht nach der Rechtsordnung der Reichsversicherungsordnung arbeiten.

1034

Die Berufs- und Tätigkeitsbeschränkungen des Heilpraktikers lassen sich in einer Negativliste zusammenfassen. Ihre einzelnen Punkte werden den verschiedenen Gesetzen und Verordnungen entnommen.
Für den Heilpraktiker besteht Missbrauchsprinzip, kein Verbotsprinzip. Das heißt, er kann alle Tätigkeiten ausüben, die nicht ausdrücklich durch Gesetz verboten sind. Der Heilpraktiker muss also alle Gesetze kennen, die seine Tätigkeit einschränken:

- Beschränkungen nach dem Heilpraktikergesetz:

1) Keine Berufsausübung unter einer anderen Bezeichnung als der Bezeichnung Heilpraktiker (§ 1,3).

2) Keine Ausübung der Heilkunde im Umherziehen.
3) Keine Ausübung der Zahnheilkunde.

- Beschränkungen nach DVO über die Vereinheitlichung im Gesundheitswesen:

4) Verbot bei gelegentlichen Vorträgen oder im Anschluss daran Heilkunde auszuüben oder Arznei- oder Geheimmittel feilzubieten oder zu verkaufen (§ 2).
5) Keine Durchführung der Leichenschau, keine Ausstellung von Totenscheinen

- Beschränkungen nach dem Infektionsschutzgesetz vom 1.1.2001:

6) Kein Ausstellen von Impfausweisen (§ 22); indirekt: keine Durchführung von Schutzimpfungen (§ 20-22).
7) Verbot der Arbeit ohne Erlaubnis mit vermehrungsfähigen Keimen (§ 44).
8) Behandlungsverbot für Personen, die an einer der in § 6 Abs. 1 ... oder § 34 Abs. 1 übertragbaren Krankheiten erkrankt oder dessen verdächtig sind oder die mit einem Krankheitserreger nach § 7 infiziert sind (§ 24 IfSG).
9) Behandlungsverbot für sexuell übertragbare Krankheiten und für Krankheiten oder Krankheitserreger, die durch eine Rechtsverordnung ... in die Meldepflicht einbezogen sind (§ 24 IfSG).

- Beschränkungen nach dem Gesetz über den Verkehr mit Arzneimitteln vom 24.08.76:

10) Verbot der gewerbs- oder berufsmäßigen Herstellung oder Abgabe von Arzneimitteln ohne Erlaubnis (§ 13).
11) Verbot der Verschreibung von Arzneimitteln, deren Verordnung ausdrücklich Ärzten vorbehalten ist (§ 48).

- Weitere Berufseinschränkungen oder zu beachtende Verbote aus verschiedenen Gesetzen und Verordnungen:

12) Verbot unzulässige, irreführende Werbung im Zusammenhang mit der Berufsausübung zu betreiben (Gesetz über die Werbung auf dem Gebiet des Heilwesens).
13) Verbot der Verordnung von Betäubungsmitteln (BMG v. 28.07.81) (Ausnahme: Opium ab der D6).
14) Verbot, Geburtshilfe zu leisten. Hebammengesetz vom 02.03.74 ; (§ 4) (Ausnahme: Notfälle).
15) Verbot Blutproben zu entnehmen, zu untersuchen, sowie körperliche Untersuchungen durchzuführen, sofern solches im Zusammenhang mit strafbaren Handlungen geschieht (StPO § 81).
16) Verbot der Durchführung von Heilbehandlungen nach der Reichsversicherungsordnung (RVO), also keine Behandlung auf Krankenschein (RVO §§ 122, 182).

17) Verbot der Benutzung des Rotkreuzzeichens oder des Schweizerischen Staatswappens ohne besondere Erlaubnis, im Zusammenhang mit der Berufsausübung.

18) Verbot der Führung eines akademischen Titels ohne Genehmigung einer deutschen Behörde, auch wenn er von einer ausländischen Hochschule verliehen wurde.

19) Verbot, in der Praxis anfallenden Müll oder Abfall anders als durch die Ortsbehörde vorgeschrieben zu beseitigen. Die Übergabe an die öffentliche Müllabfuhr ist zwingend vorgeschrieben (Abfallbeseitigungsgesetz).

20) Verbot der Benutzung von Medizingeräten, die nach dem 14. Juni 1998 erstmalig in den Handel gebracht wurden, ohne „CE"-Kennzeichnung. (Eine Ausnahmeregelung erlaubt aber den Verkauf von Medizinprodukten ohne CE-Kennzeichen bis zum Jahre 2001.) Bereits in Gebrauch befindliche Medizinprodukte ohne CE-Kennzeichnung dürfen weiter betrieben werden bis zu ihrem natürlichen Ende. (Diese und weitere Pflichten und Verbote finden sich im Medizinproduktegesetz und im Eichgesetz).

21) Verbot der zwangsweisen pflegerischen Einweisung in eine psychiatrische Anstalt. Diese ist nach dem Unterbringungsgesetz nur Ärzten in Zusammenarbeit mit der Staatsanwaltschaft gestattet.

22) Verbot der Anwendung von Röntgenstrahlen am Menschen ohne ausdrückliche Erlaubnis (RÖV §§ 20, 21).

23) Verbot der Kastration (Kastrationsgesetz BGBl. I S. 1143 / GVBl. S. 1347).

1035

§ 2 Infektionsschutzgesetz (IfSG), Begriffsbestimmungen:
Im Sinne dieses Gesetzes ist eine übertragbare Krankheit *"eine durch Krankheitserreger oder deren toxische Produkte, die unmittelbar oder mittelbar auf den Menschen übertragen werden, verursachte Krankheit."*

1036

§ 2 Infektionsschutzgesetz (IfSG), Begriffsbestimmungen:
Im Sinne dieses Gesetzes ist ein Ansteckungsverdächtiger *„eine Person, von der anzunehmen ist, dass sie Krankheitserreger aufgenommen hat, ohne krank, krankheitsverdächtig oder Ausscheider zu sein."*

1037

§ 2 Infektionsschutzgesetz (IfSG), Begriffsbestimmungen:
Im Sinne dieses Gesetzes ist ein Ausscheider *„eine Person, die Krankheitserreger ausscheidet und dadurch einer Ansteckungsquelle für die Allgemeinheit sein kann, ohne krank oder krankheitsverdächtig zu sein."*

1038
Der Heilpraktiker darf die Behandlung eines Patienten ablehnen (kein Kurierzwang wie Ärzte). Für das Abbrechen einer bereits begonnenen Behandlung gelten die Bestimmungen des Bürgerlichen Gesetzbuches über die Kündigung eines Dienstvertrages. Eine rechtlich bindende Pflicht zur Behandlung besteht nur bei Notfällen (gemäß § 323c StGB: Unterlassene Hilfeleistung).

1039
Hierunter versteht man das Ausüben der Heilkunde außerhalb des eigenen Wohnortes, ohne festen Praxissitz bzw. ohne Begründung einer Niederlassung.
Der Heilpraktiker darf z. B. nicht ein Zimmer einer Gaststätte zum Sprechzimmer umfunktionieren, um dort dann Sprechstunde abzuhalten.
Dies ist nach § 3 des Heilpraktikergesetzes verboten.

1040
Krankenbehandlung ohne die Einwilligung des Patienten ist eine Körperverletzung. Die Einwilligung geschieht normalerweise stillschweigend, indem sich der Patient Hilfe suchend an den Heilpraktiker wendet. Wenn diese Einwilligung rechtlich gültig sein soll, setzt sie aber voraus, dass der Patient vor Beginn der Behandlung aufgeklärt wird. Die Aufklärung bezieht sich auf die Mitteilung der Diagnose, auf Risiken und Belastungen, die sich aus der vorgeschlagenen Behandlung ergeben könnten und auf die wahrscheinlichen Ergebnisse der Behandlung. (Merke: Heilungsversprechen sind nicht zulässig.) Zur eigenen Rechtssicherheit sollte der Heilpraktiker in den Krankenakten notieren wann er über was aufgeklärt hat.
Die Pflicht zur Aufklärung ist da begrenzt, wo der Patient durch eine unsensible Aufklärung gefährdet werden könnte (z. B. Suizidgefahr
bei der Mitteilung einer schlechten Prognose).

1041
Arzneimittelgesetz, § 2
„Arzneimittel sind Stoffe und Zubereitungen aus Stoffen, die dazu bestimmt sind, durch Anwendung am oder im menschlichen oder tierischen Körper
1) *Krankheiten, Leiden, Körperschäden oder krankhafte Beschwerden zu heilen, zu lindern, zu verhüten oder zu erkennen.*
2) *die Beschaffenheit, den Zustand oder die Funktionen des Körpers oder seelische Zustände erkennen lassen,*
3) *vom menschlichen oder tierischen Körper erzeugte Wirkstoffe oder Körperflüssigkeiten zu ersetzen,*
4) *Krankheitserreger, Parasiten oder körperfremde Stoffe abzuwehren, zu beseitigen oder unschädlich zu machen oder*
5) *die Beschaffenheit, den Zustand oder die Funktion des Körpers oder seelische Zustände zu beeinflussen."*

1042

Der § 1 des Infektionsschutzgesetzes definiert den Zweck des Gesetzes:

„(1) Zweck des Gesetzes ist es, übertragbare Krankheiten beim Menschen vorzubeugen, Infektionen frühzeitig zu erkennen und ihre Weiterverbreitung zu verhindern.

(2) Die hierfür notwendige Mitwirkung und Zusammenarbeit von Behörden des Bundes, der Länder und der Kommunen, Ärzten, Tierärzten, Krankenhäusern, wissenschaftlichen Einrichtungen sowie sonstigen Beteiligten, soll entsprechend dem jeweiligen Stand der medizinischen und epidemiologischen Wissenschaft und Technik gestaltet und unterstützt werden. Die Eigenverantwortung der Träger und Leiter von Gemeinschaftseinrichtungen, Lebensmittelbetrieben, Gesundheitseinrichtungen sowie des Einzelnen bei der Prävention übertragbarer Krankheiten soll verdeutlicht und gefördert werden."

1043

Die Vorschriften zur Bekämpfung übertragbarer Krankheiten sind im Abschnitt 5 und 6 des Infektionsschutzgesetzes in den Paragraphen 24 bis 36 geregelt (Abschnitt 5, Bekämpfung übertragbarer Krankheiten, §§ 24-32 und Abschnitt 6, Zusätzliche Vorschriften für Schulen uns sonstige Gemeinschaftseinrichtungen, §§ 33-36).

1044

Ruhe bewahren, Ruhe ausstrahlen.
Da die Hepatitis A fäkal-oral übertragen wird, besteht für nachfolgende Toilettenbenutzer eine Infektionsgefahr. Sie sperren also die Toilette sofort für weitere Benutzer, ziehen Schutzhandschuhe an und desinfizieren alle Gegenstände und Flächen, mit denen Ihr Patient in Berührung gekommen ist, mit einem Desinfektionsmittel, von dessen Wirksamkeit gegen Hepatitis-Viren Sie sich zuvor überzeugt haben.
Als Heilpraktiker haben Sie, nach § 6 des Infektionsschutzgesetzes, bei Verdacht, Erkrankung und Tod an akuter Virushepatitis Meldepflicht.
Die namentliche Meldung muss unverzüglich, spätestens innerhalb von 24 Stunden nach erlangter Kenntnis gegenüber dem für den Aufenthalt des Betroffenen zuständigen Gesundheitsamt ... erfolgen.

1045

Keuchhusten wird im § 34 des Infektionsschutzgesetzes erwähnt (vgl. Antwort auf Frage **1010**). Nach § 24 des Infektionsschutzgesetzes ist dem Heilpraktiker die Behandlung von Krankheiten, die im § 34 erwähnt sind, verboten.

1046

§ 8 des Infektionsschutzgesetzes definiert die zur Meldung meldepflichtiger Infektionskrankheiten oder von Erregernachweisen verpflichteten Personen:

EXKURS

§ 8 Zur Meldung verpflichtete Personen:

(1) Zur Meldung oder Mitteilung sind verpflichtet

1. im Falle des § 6 der feststellende Arzt; in Krankenhäusern oder anderen Einrichtungen der stationären Pflege ist für die Einhaltung der Meldepflicht neben dem feststellenden Arzt auch der leitende Arzt, in Krankenhäusern mit mehreren selbstständigen Abteilungen der leitende Abteilungsarzt, in Einrichtungen ohne leitenden Arzt der behandelnde Arzt verantwortlich,
2. im Falle des § 7 die Leiter von Medizinaluntersuchungsämtern und sonstigen privaten oder öffentlichen Untersuchungsstellen einschließlich der Krankenhauslaboratorien,
3. im Falle der §§ 6 und 7 die Leiter von Einrichtungen der pathologisch-anatomischen Diagnostik, wenn ein Befund erhoben wird, der sicher oder mit hoher Wahrscheinlichkeit auf das Vorliegen einer meldepflichtigen Erkrankung oder Infektion durch einen meldepflichtigen Krankheitserreger schließen lässt,
4. im Falle des § 6 Abs. l Nr. 4 und im Falle des § 7 Abs. l Nr. 36 bei Tieren, mit denen Menschen Kontakt gehabt haben, auch der Tierarzt,
5. im Falle des § 6 Abs. l Nr. l, 2 und 5 und Abs. 3 Angehörige eines anderen Heil- oder Pflegeberufs, der für die Berufsausübung oder die Führung der Berufsbezeichnung eine staatlich geregelte Ausbildung oder Anerkennung erfordert,
6. im Falle des § 6 Abs. l Nr. l, 2 und 5 der verantwortliche Luftfahrzeugführer oder der Kapitän eines Seeschiffes,
7. im Falle des § 6 Abs. l Nr. l, 2 und 5 die Leiter von Pflegeeinrichtungen, Justizvollzugsanstalten, Heimen, Lagern oder ähnlichen Einrichtungen,
8. im Falle des § 6 Abs. l der Heilpraktiker.

(2) Die Meldepflicht besteht nicht für Personen des Not- und Rettungsdienstes, wenn der Patient unverzüglich in eine ärztlich geleitete Einrichtung gebracht wurde. Die Meldepflicht besteht für die in Absatz l Nr. 5 bis 7 bezeichneten Personen nur, wenn ein Arzt nicht hinzugezogen wurde.

(3) Die Meldepflicht besteht nicht, wenn dem Meldepflichtigen ein Nachweis vorliegt, dass die Meldung bereits erfolgte und andere als die bereits gemeldeten Angaben nicht erhoben wurden. Satz l gilt auch für Erkrankungen, bei denen der Verdacht bereits gemeldet wurde.

(4) Absatz l Nr. 2 gilt entsprechend für Personen, die die Untersuchung zum Nachweis von Krankheitserregern außerhalb des Geltungsbereichs dieses Gesetzes durchführen lassen.

(5) Der Meldepflichtige hat dem Gesundheitsamt unverzüglich mitzuteilen, wenn sich eine Verdachtsmeldung nicht bestätigt hat.

1047

§ 2 Infektionsschutzgesetz (IfSG), Begriffsbestimmungen:
Im Sinne dieses Gesetzes ist ein Ansteckungsverdächtiger *„eine Person, von der anzunehmen ist, dass sie Krankheitserreger aufgenommen hat, ohne krank, krankheitsverdächtig oder Ausscheider zu sein."*

1048

Der Heilpraktiker hat folgende Pflichten:

- Eine Dokumentationspflicht,
- eine Hilfspflicht,
- eine Schweigepflicht,
- Sorgfaltspflicht („arztgleiche" Sorgfalt),
- Fortbildungspflicht,
- Aufklärungspflicht (der Patient sollte vor Beginn der Behandlung über Risiken, Belastungen usw. aufgeklärt sein),
- Haftpflicht (der Heilpraktiker haftet für Schäden, die ein von ihm behandelter Patient durch seine Tätigkeit erleidet).
-

1049

Die Quarantäneregelung für die Absonderungspflicht für bestimmte Krankheiten findet sich in § 30 des Infektionsschutzgesetzes:
„Die zuständige Behörde hat anzuordnen, dass Personen, die an Lungenpest oder an von Mensch zu Mensch übertragbarem hämorrhagischen Fieber erkrankt oder dessen verdächtigt sind, unverzüglich in einem Krankenhaus oder einer für diese Krankheiten geeigneten Einrichtung abgesondert werden ..."

1050

Nein. Die in § 7 Abs.3 festgelegte nichtnamentliche Meldepflicht (vgl. Antwort **1028**) für den direkten oder indirekten HIV-Erregernachweis betrifft den Heilpraktiker nicht. Der Heilpraktiker hat keine Meldepflicht, aber Behandlungsverbot.

1051

vgl. Antwort **1028**

1052

§ 2 Infektionsschutzgesetz (IfSG), Begriffsbestimmungen:
Im Sinne dieses Gesetzes ist eine Infektion *„die Aufnahme eines Krankheitserregers und seine nachfolgende Entwicklung oder Vermehrung im menschlichen Organismus."*

1053

Der Heilpraktiker haftet (gemäß §§ 276, 277, 278, 823, 826, 827, 831 BGB) für Schäden, die ein von ihm behandelter Patient durch seine Tätigkeit erleidet. Dies gilt sowohl für vorsätzlich, als auch für fahrlässig verursachte Schäden und solche, die von „Erfüllungsgehilfen" (z. B. Praxis-Assistenten, sonstiges Praxis-Personal) verursacht werden. Auch für Schäden durch Unterlassen (z. B. von rechtzeitigen Untersuchungen, die angezeigt gewesen wären) haftet er. Daraus ergibt sich, dass der Heilpraktiker vor Aufnahme seiner Tätigkeit eine Haftpflichtversicherung abschließen muss. Die Verpflichtung dazu ist zwar in keinem Gesetz ausdrücklich formuliert, sie ergibt sich aber indirekt aus der Sorgfaltspflicht.

1054

Da die Verlausung in § 34 des Infektionsschutzgesetzes (IfSG) genannt ist, fällt sie unter die Krankheiten, deren Behandlung nur Ärzten gestattet ist (§ 24 IfSG). Die Behandlung eines Kindes mit Läusen ist dem Heilpraktiker somit verboten.

1055

Nein. Nach § 7 des Infektionsschutzgesetzes ist der direkte Nachweis von Influenzaviren meldepflichtig. Die Meldepflicht betrifft den Heilpraktiker zwar nicht, die genannte Infektionskrankheit fällt dann aber unter das Behandlungsverbot für Heilpraktiker.

1056

Inhalt der Paragraphen des Infektionsschutzgesetzes:

§ 1: Zweck des Gesetzes,

§ 2: Begriffsbestimmungen,

§ 3: Prävention durch Aufklärung,

§ 4: Aufgaben des Robert-Koch-Institutes,

§ 5: Bund-Länder-Informationsverfahren,

§ 6: Meldepflichtige Krankheiten,

§ 7: Meldepflichtige Nachweise von Krankheitserregern,

§ 8: Zur Meldung verpflichtete Personen

§ 9: Namentliche Meldung

§ 10: Nichtnamentliche Meldung

§§ 11-15: Weitere Vorschriften des Meldewesens,

§§ 16-23: Verhütung übertragbarer Krankheiten (mit Impfwesen),

§§ 24-32: Bekämpfung übertragbarer Krankheiten,

§§ 33-36: Zusätzliche Vorschriften für Schulen und sonstige Gemeinschaftseinrichtungen,

§§ 37-41: Wasser,

§§ 42-43: Gesundheitliche Anforderungen an das Personal beim Umgang mit Lebensmitteln.

§§ 44-53 Tätigkeiten mit Krankheits erregern

§54 Zuständige Behörde (Benennung der Behörde)

§ 55 Angleichung an Gemeinschaftsrecht

§§ 56-68 Entschädigung in besonderen Fällen

§ 69 Kosten

§§ 70-72 Sondervorschriften

§§ 73-76 Straf- und Bußgeldvorschriften

§ 77 Übergangsvorschriften

1057

Vgl. Antwort zu Frage **1020**.

1058

Vgl. Antwort zu Frage **1034**.

1059

Das Praxisschild des Heilpraktikers ist in unaufdringlicher Form zu gestalten und soll ca. 35 x 50 cm nicht überschreiten. Zulässige Angaben sind der Name und die Berufsbezeichnung „Heilpraktiker/in“ sowie Sprechzeiten, Fernsprechnummer, Stockwerk, Privatadresse; daneben kann eine Bezeichnung wie „Naturheilpraxis“ und die Nennung von höchstens drei Therapieverfahren stehen.

1060

Ärzten, Zahnärzten (Geburtshilfe auch Hebammen) sind folgende Behandlungsmethoden vorbehalten:

- Verschreibung rezeptpflichtiger Arzneimittel:
  - (Arzneimittelgesetz v. 24.08.76),
- Verordnung von Betäubungsmitteln:
  - (Betäubungsmittelgesetz vom 2.3.74),
- Geburtshilfe (Hebammengesetz),
- Ausübung der Zahnheilkunde,
  - (Gesetz über die Ausübung der Zahnheilkunde vom 31.3.1952),

- Heilbehandlung nach der Reichsversicherungsordnung (RVO),
- Behandlung von Personen, die an einer der in § 6,1 ... oder § 34, 1 genannten übertragbaren Krankheit erkrankt oder dessen verdächtig sind oder die mit einem Krankheitserreger nach § 7 infiziert sind ... (Infektionsschutzgesetz § 24),
- Behandlung sexuell übertragbarer Krankheiten:
  – (Infektionsschutzgesetz § 24),
- Schutzimpfungen mit Impfausweiserstellung.
  – (Infektionsschutzgesetz §§ 20ff),
- Leichenschau, Ausstellung der Totenscheine sowie von Leichenpässen:
  DVO zum Gesetz über die Vereinheitlichung des Gesundheitswesens),
- Untersuchungen und Blutproben bei strafbaren Handlungen (§§ 81a und 81c Strafprozessordnung),
- medizinische Leistungen zur Rehabilitation im Rahmen des „Gesetzes über die Angleichung der Leistungen zur Rehabilitation“.

1061
Ja, der Heilpraktiker darf alle Infektionskrankheiten behandeln, die nicht in §§ 6, 7, 34 des Infektionsschutzgesetzes genannt sind, sofern diese nicht sexuell übertragen werden und die Behandlung mit der Verpflichtung zur Sorgfalt vereinbar ist. Man sollte also über notwendige Kenntnisse, Fähigkeiten und Einrichtungen verfügen.

1062
Für den direkten oder indirekten Nachweis des Krankheitserregers Echinococcus sp. (species) besteht nach § 7 Abs. 3 des Infektionsschutzgesetzes eine nichtnamentliche Meldepflicht. Die Meldepflicht nach § 7 betrifft den Heilpraktiker zwar nicht, er hat aber für Krankheiten, die durch die dort erwähnten Erreger ausgelöst werden, Behandlungsverbot. Der Dorfförster muss also an den Dorfarzt verwiesen werden.

1063
Diphtherie, enteropathisches hämolytisch-urämisches Syndrom (HUS), Masern, Meningokokken-Meningitis und Poliomyelitis sind Kinderkrankheiten, die nach § 6 des Infektionsschutzgesetzes meldepflichtig sind (und für die für den Heilpraktiker Behandlungsverbot besteht).

1064
Gesetz über die berufsmäßige Ausübung der Heilkunde ohne Bestallung:
„§ 1
(1) Wer die Heilkunde, ohne als Arzt bestallt zu sein ausüben will, bedarf dazu der Erlaubnis.
(2) Ausübung der Heilkunde im Sinne dieses Gesetzes ist jede berufs- oder gewerbsmäßig vorgenommene Tätigkeit zur Feststellung, Heilung oder Linderung von Krankheiten, Leiden oder Körperschäden bei Menschen, auch wenn sie im Dienste von anderen ausgeübt wird.

(3) *Wer die Heilkunde bisher berufsmäßig ausgeübt hat und weiterhin ausüben will, erhält die Erlaubnis nach Maßgabe der Durchführungsbestimmungen; er führt die Berufsbezeichnung „Heilpraktiker“.“*

1065

Die Voraussetzungen, die man benötigt, um Heilpraktiker/in zu werden, stehen in der ersten Durchführungsverordnung (DVO) zum Gesetz über die berufsmäßige Ausübung der Heilkunde ohne Bestallung.

§ 2

„(1) Die Erlaubnis wird nicht erteilt,

a) wenn der Antragsteller das 25. Lebensjahr noch nicht vollendet hat,

b) aufgehoben

c) aufgehoben

d) wenn er nicht mindestens eine abgeschlossene Volksschulausbildung nachweisen kann,

e) (außer Kraft)

f) wenn sich aus Tatsachen ergibt, dass ihm die....sittliche Zuverlässigkeit fehlt, insbesondere, wenn schwere strafrechtliche oder sittliche Verfehlungen vorliegen.

g) wenn ihm infolge eines körperlichen Leidens oder wegen Schwäche seiner geistigen oder körperlichen Kräfte oder wegen einer Sucht die für die Berufsausübung erforderliche Eignung fehlt,

h) unwirksam

i) *wenn sich aus einer Überprüfung der Kenntnisse und Fähigkeiten des Antragstellers durch das Gesundheitsamt ergibt, dass die Ausübung der Heilkunde durch den Betreffenden eine Gefahr für die Volksgesundheit bedeuten würde.“*

1066

Behandlungsprivilegien des Arztes:

1) Verschreibung rezeptpflichtiger Arzneimittel (Arzneimittelgesetz v. 24.08.76),
2) Verordnung von Betäubungsmitteln (Betäubungsmittelgesetz v. 2.3.74),
3) Geburtshilfe (Hebammengesetz),
4) Ausübung der Zahnheilkunde (Gesetz über die Ausübung der Zahnheilkunde vom 31.3.52),
5) Behandlung sexuell übertragbarer Krankheiten (§ 24 Infektionsschutzgesetz),
6) Heilbehandlung nach der Reichsversicherungsordnung (RVO),
7) Behandlung übertragbarer Krankheiten, die im Infektionsschutzgesetz in den §§ 6 und 34 genannt werden oder deren Erreger nach § 7 meldepflichtig sind,
8) Leichenschau, Ausstellung von Totenscheinen sowie von Leichenpässen (3. DVO zum Gesetz über die Vereinheitlichung des Gesundheitswesens),
9) Untersuchungen und Blutproben bei strafbaren Handlungen (§§ 81a und 81 c Strafprozessordnung),
10) Medizinische Leistungen zur Rehabilitation im Rahmen des „Gesetzes über die Angleichung

der Leistungen zur Rehabilitation“ vom 7.8.1974.

1067

Es kann zwar, aber es darf nicht.
Der Schulbesuch ist ihm nach § 34 des Infektionsschutzgesetzes untersagt: Personen, die an ... Impetigo contagiosa (ansteckende Borkenflechte) „*...erkrankt oder dessen verdächtig oder die verlaust sind, dürfen in den in § 33 genannten Gemeinschaftseinrichtungen keine Lehr-, Erziehungs-, Pflege-, Aufsichts- oder sonstige Tätigkeiten ausüben, bei denen sie Kontakt zu den dort Betreuten haben, bis nach ärztlichem Urteil eine Weiterverbreitung der Krankheit oder der Verlausung durch sie nicht mehr zu befürchten ist.*“
(Vgl. Antwort auf Frage **1010**)

1068

Erkrankungen, bei denen die Erreger auch nach Ende der eigentlichen Krankheitserscheinungen noch ausgeschieden werden können sind z. B. Cholera, Diphtherie, Typhus und Paratyphus, Shigellenruhr und enterohämorrhagischen E. coli (EHEC) (vgl. Antwort zu Frage **1020**).
Neben diesen in § 34,2 des Infektionsschutzgesetzes erwähnten Ausscheidern gibt es Ausscheider auch bei Enteritis-Salmonellosen und bei Poliomyelitis.

1069

Der Begriff der Fernheilung ist definiert im „Gesetz über die Werbung auf dem Gebiet des Heilwesens“.
Verbot der Fernbehandlung (§ 9):
„*Unzulässig ist eine Werbung für die Erkennung oder Behandlung von Krankheiten, Leiden, Körperschäden oder krankhaften Beschwerden, die nicht auf eigener Wahrnehmung an dem zu behandelnden Menschen oder Tier beruht (Fernbehandlung).*“

1070

§ 24 des Infektionsschutzgesetzes besagt u. a., dass die Behandlung sexuell übertragbarer Krankheiten nur Ärzten gestattet ist:
„*Die Behandlung von Personen, die an einer der in § 6 ... oder § 34 genannten übertragbaren Krankheiten erkrankt oder dessen verdächtig sind oder die mit einem Krankheitserreger nach § 7 infiziert sind, ist insoweit im Rahmen der berufsmäßigen Ausübung der Heilkunde nur Ärzten gestattet ... gilt entsprechend für sexuell übertragbare Krankheiten*“.

1071

Eine allgemein gültige Vorstellung, welche Krankheiten zu den „sexuell übertragbaren Krankheiten“ gehören, gibt es nicht. Damit ist es eine Frage der Auslegung, welche Krankheiten als „sexuell übertragbare Krankheiten“ im Sinne des § 24 IfSG zu gelten haben. Das Infektionsschutzgesetz gehört zu den Gesetzen, die im Wesentlichen von den Ländern in eigener

Zuständigkeit und eigener Verantwortung ausgeführt werden, so dass es hier sogar zu Unterschieden auf Länderebene kommen kann. Nach unserer Auffassung gehören zu den sexuell übertragbaren Krankheiten im engeren Sinne:

Bakteriell verursachte sexuell übertragbare Krankheiten:

- Syphilis (Synonym: Lues; Erreger: Treponema pallidum);
- Tripper (Synonym: Gonorrhö; Erreger: Neisseria Gonorrhoeae);
- Ulcus molle (weicher Schanker; Erreger: Haemophilus ducreyi):
- Venerische Lymphknotenentzündung (Synonyme: Lymphogranulomatosis inguinalis Nicolas und Favre, Lymphogranuloma venereum; Erreger: bestimmte, in Deutschland sehr seltene Serovare – L1-L3 – von Chlamydia trachomatis);
- Chlamydia trachomatis (die durch Serovare D-K verursachte Erkrankungen der Geschlechtsorgane; Urethritiden),
- Mycoplasma hominis (genitale Infektionen; Urethritiden),
- Ureaplasma urealyticum (genitale Infektionen; Urethritiden).

Viral verursachte sexuell übertragbare Krankheiten:

- Hepatitis-B-Virus,
- Herpes-simplex-Virus (v. a. Typ 2, genitalis),
- HIV,
- Molluscum-contagiosum-Virus (Dellwarze),
- Papillomaviren (epitheliale Infektionen),
- Zytomegalie-Virus.

Durch Protozoen verursachte sexuell übertragbare Krankheiten:

- Trichomonas vaginalis;

Durch Pilze verursachte sexuell übertragbare Krankheiten:

- Candida albicans (nur bei genitalen Mykosen);

Durch Parasiten verursachte sexuell übertragbare Krankheiten:

- Sarcoptes scabiei (Krätze).

1072

Nach § 6 Abs. 1 des Infektionsschutzgesetzes besteht eine namentliche Meldepflicht für *„Erkrankung und Tod an einer behandlungsbedürftigen Tuberkulose, auch wenn ein bakteriologischer Nachweis nicht vorliegt.“* (Die Meldepflicht für die übrigen unter § 6,1,1 a-n erwähnten Erkrankungen bezieht sich auf eine namentliche Meldepflicht bei Verdacht, Erkrankung und Tod).

1073

Das Heilpraktikergesetz (HPG) regelt, dass derjenige, der die Heilkunde ausübt, ohne Arzt zu sein, einer Erlaubnis bedarf (§ 1).

Er darf die Heilkunde trotz Erlaubnis jedoch nicht im Umherziehen ausüben (§ 3).

Wer die Heilkunde ohne Erlaubnis und ohne Arzt zu sein ausübt, wird mit

Freiheitsstrafe bis zu einem Jahr oder mit einer Geldstrafe bestraft (§ 5 u. 5a).
Die Erlaubnis zur Ausübung der Heilkunde nach dem HPG erstreckt sich nicht auf die Zahnheilkunde (§ 6).
Zusammenfassend: das Heilpraktikergesetz regelt, dass die Heilkunde ohne Bestallung als Arzt erst nach entsprechender Erlaubnis ausgeübt werden darf, verbietet das Ausüben der Heilkunde im Umherziehen und definiert den Strafrahmen bei Verstoß gegen diese Vorschriften.

1074
Die Untersuchung der primären und sekundären Geschlechtsmerkmale ist dem Heilpraktiker erlaubt. (Das Verbot der Untersuchung der primären Geschlechtsorgane ist mit dem In-Kraft-Treten des Infektionsschutzgesetzes am 1.1.2001 aufgehoben).

1075
Die Herstellung von Arzneimitteln zum Zweck der Abgabe bedarf einer Erlaubnis (§ 13). Der Heilpraktiker darf demnach grundsätzlich keine Arzneimittel herstellen.

1076
Dieses Gesetz regelt Leistungen zur Rehabilitation körperlich, geistig oder seelisch behinderter Menschen. § 10 bestimmt - analog zum V. Gesetzbuch -, dass die medizinischen Leistungen nur ärztliche bzw. zahnärztliche Behandlungen umfassen. Kostenerstattungen für Heilpraktikerbehandlungen kommen also nicht in Betracht.

1077
Es gibt kein Gesetz oder Verbot, welches dem Heilpraktiker die Behandlung von Hunden untersagen würde.

1078
Nach § 8 des Infektionsschutzgesetzes sind zur Meldung oder Mitteilung meldepflichtiger Krankheitserreger nach § 7 verpflichtet
„... im Falle des § 7 die Leiter von Medizinaluntersuchungsämtern und sonstigen privaten oder öffentlichen Untersuchungsstellen einschließlich der Krankenhauslaboratorien ... im Falle der §§ 6 und 7 die Leiter von Einrichtungen der pathologisch-anatomischen Diagnostik, wenn ein Befund erhoben wird, der sicher oder mit hoher Wahrscheinlichkeit auf das Vorliegen einer meldepflichtigen Erkrankung oder Infektion durch einen meldepflichtigen Krankheitserreger schließen lässt ... im Falle des § 7 bei Tieren, mit denen Menschen Kontakt gehabt haben, auch der Tierarzt ...“

1079
Ja. Dem Heilpraktiker ist die Untersuchung der primären Geschlechtsorgane seit In-Kraft-Treten des Infektionsschutzgesetzes am 1.1.2001 erlaubt.

1080
Ausscheider ... dürfen nur mit Zustimmung des Gesundheitsamtes und unter Beachtung der gegenüber dem Aus-

scheider und der Gemeinschaftseinrichtung verfügten Schutzmaßnahmen die dem Betrieb der Gemeinschaftseinrichtung dienenden Räume betreten, Einrichtungen der Gemeinschaftseinrichtung benutzen und an Veranstaltungen der Gemeinschaftseinrichtung teilnehmen.

1081
Zunächst darf er alles das nicht tun, was ihm auch bei allen anderen Patienten verboten ist (Beschränkungen nach dem Heilpraktikergesetz und anderen Gesetzestexten).
Die Frage zielt aber wohl darauf ab, dass die zwangsweise pflegerische Einweisung in eine psychiatrische Anstalt nach dem Unterbringungsgesetz nur Ärzten in Zusammenarbeit mit der Staatsanwaltschaft gestattet ist bzw. dass die Einleitung von (erstattungsfähigen) Rehabilitationsmaßnahmen nach dem Rehabilitationsrecht Ärzten vorbehalten ist.

1082
Nach dem Tod seines Patienten ist dem Heilpraktiker verboten:

- Die Leichenschau und
- die Ausstellung von Totenscheinen.

(Beschränkungen nach DVO über die Vereinheitlichung im Gesundheitswesen § 72)

1083
Als Heilpraktiker darf man alles, was einem nicht durch Gesetz verboten ist. Allerdings darf man nicht grob fahrlässig handeln. Sie dürfen also einen Blinddarm operieren (oder operieren Sie lieber den Wurmfortsatz ...), wenn Sie dabei nicht grob fahrlässig handeln. Sie müssen das Operieren also vorher irgendwo gelernt haben und eine dem Stand der Technik und Hygiene entsprechende Ausrüstung besitzen.

1084
Die Monarthritis darf vom Heilpraktiker behandelt werden, sofern es sich nicht um eine Infekt bedingte Arthritis handelt, die unter die §§ 6, 7, 24 oder 34 des Infektionsschutzgesetzes fällt. (Verboten wäre also z. B. die Behandlung von Monarthritiden, die durch Gonokokken oder Salmonellen hervorgerufen werden.)

1085
Nein. Die Ausübung der Zahnheilkunde ist dem Heilpraktiker verboten. (Gesetz über Ausübung der Zahnheilkunde § 1 Abs. 2.)

1086
Nach den Buchstaben des Gesetzes besteht ein Behandlungsverbot nicht nur in Bezug auf die Zahnbehandlung im engeren Sinne, sondern auf sämtliche Erkrankungen im Bereich der Mundhöhle und des Kiefers (z. B. auch: habituelle Aphthen, Mundsoor, Zahnfleischentzündungen oder –reizungen, Verletzungen im Mund usw). Geregelt im Gesetz über die Ausübung der Zahnheilkunde § 1 und im Heilpraktikergesetz § 6.

Nicht verboten ist die Untersuchung dieses Organbereichs. Im Gegenteil: Die sorgfältige Untersuchung der Mundhöhle gehört als fester Bestandteil in den Routine-Untersuchungsgang des Heilpraktikers.

1087

Ja.
(Als Heilpraktiker dürfen Sie alles, was Ihnen nicht per Gesetz untersagt wird).

1088

Wenn Sie eine meldepflichtige Erkrankung diagnostiziert haben

- teilen Sie dem Patient mit, dass er an einer meldepflichtigen Infektionskrankheit erkrankt ist, die Sie nicht behandeln dürfen und verweisen ihn an einen Arzt.
- Sie melden die Krankheit unverzüglich, spätestens innerhalb von 24 Stunden, dem für den Aufenthalt des Betroffenen zuständigen Gesundheitsamt.
- Gegebenenfalls ergreifen Sie entsprechende Hygiene-Maßnahmen (Desinfektion).

1089

Alle, die nicht in §§ 6, 7 oder 34 des Infektionsschutzgesetzes genannt sind und die nicht sexuell übertragen werden, sofern dies mit Ihrer Verpflichtung zur Sorgfalt vereinbar ist, Sie also insbesondere über die notwendigen Kenntnisse, Fähigkeiten und Einrichtungen verfügen.

1090

Ja. Dem Heilpraktiker ist die Untersuchung der primären Geschlechtsorgane seit In-Kraft-Treten des Infektionsschutzgesetzes am 1.1.2001 erlaubt.

1091

Sie klären Ihn darüber auf, dass Sie laut Gesetz sexuell übertragbare Krankheiten nicht behandeln dürfen (§ 24 IfSG) und verweisen ihn zur Behandlung an einen Arzt.

1092

Für Treponema pallidum (Erreger der Syphilis oder Lues) und für den Nachweis des HI-Virus.
(Vgl. Antwort auf Frage **1028**).

1093

Ja.

1094

Grundsätzlich nein (geregelt im Gesetz über den Verkehr mit Betäubungsmitteln).
Wegen der besonderen Gesundheitsgefahren, die von bestimmten Arzneimitteln und Suchtstoffen ausgehen.
Sämtliche im Betäubungsmittelgesetz aufgeführten Stoffe und Arzneimittel dürfen vom Heilpraktiker nicht verordnet werden. Stellt er dennoch ein entsprechendes Rezept aus, macht er sich bereits dadurch strafbar.
Nur bei zwei Stoffen existiert eine Ausnahme: Heilpraktiker dürfen Opium (Mohnsaft) ab der D6 und Papaver somniferum (Mohn) ab D4 verordnen.

1095

Es gibt verschiedene Nachschlagewerke mit Informationen über verschreibungspflichtige Medikamente. Am bekanntesten ist die „Rote Liste". Ein Arzneimittelkatalog der im Bundesverband der Pharmazeutischen Industrie zusammengeschlossenen Arzneimittelhersteller.

Diese - oder ähnliche Listen (z. B.„Die Liste", Scribas Tabelle) – beinhalten:

- Namen,
- Indikationen,
- Kontraindikationen,
- Neben- und Wechselwirkungen,
- Packungsgrößen,
- Preise,
- ggf. Verschreibungspflicht.

Ein verschreibungspflichtiges Arzneimittel ist in der „Roten Liste" durch ein „Rp." gekennzeichnet. Medikamente die dem Betäubungsmittelgesetz unterliegen sind durch „Btm" gekennzeichnet.

Arzneimittel, die nach den Regeln des homöopathischen Arzneibuchs hergestellt sind und in denen die Endkonzentration dieses Arzneimittel im Fertigprodukt die vierte Dezimalpotenz (D4) nicht übersteigt, sind nicht verschreibungspflichtig.

(Ob ein homöopathisches Arzneimittel verschreibungspflichtig ist, erkennt man auch an der Beschriftung: Verschreibungspflichtig sind Medikamente mit roter Schrift auf weißem Grund, nicht verschreibungspflichtig sind Medikamente mit schwarzer Schrift auf weißem Grund.) In Zweifelsfällen ist der Apotheker zu befragen. (Ein Heilpraktiker macht sich durch die irrtümliche Rezeptierung eines verschreibungspflichtigen Medikamentes nicht strafbar. Jedoch ist es dem Apotheker verboten, diese Medikamente ohne ärztliches Rezept abzugeben).

1096

Ein Heilpraktiker darf Heilmittel verordnen, die freiverkäuflich sind, also z. B verschiedene Sorten von Tee, Pfefferminze, Salbei usw. (sind auch außerhalb der Apotheke erhältlich), oder aber Medikamente, die apothekenpflichtig, jedoch nicht verschreibungspflichtig sind.

1097

Das Arzneimittelgesetz (AMG) ist ein umfassendes Gesetzwerk, das für Sicherheit, Qualität, Wirksamkeit und Unbedenklichkeit der Arzneimittel sorgen soll. Es enthält u. a. wichtige Begriffsbestimmungen, Ge- und Verbote, die den Handel mit Arzneimitteln betreffen (Kennzeichnungspflicht, Packungsbeilage), Bestimmungen über die Herstellung und Zulassung von Arzneimitteln und über Vertriebswege und die Abgabe an die Verbraucher.

Wichtig sind für den Heilpraktiker insbesondere die §§ 13 und 48:

- Verschreibungspflicht (§ 48),
- Verbot der Herstellung und Abgabe von Arzneimitteln (§ 13).

1098

Der Heilpraktiker darf verschreibungspflichtige Medikamente und Betäubungsmittel nicht verordnen.

1099

Im Prinzip ja, aber der Apotheker darf es nicht abgeben.
Die versehentliche Verordnung einer an sich verschreibungspflichtigen Substanz ist nicht mit Strafe bedroht.

1100

Grundsätzlich nein.
Nur bei zwei Stoffen existiert eine Ausnahme: Heilpraktiker dürfen Opium (Mohnsaft) ab D6 und Papaver somniferum (Mohn) ab der D4 verordnen.
(Vgl. Antwort auf Frage **1094**).

1101

Grundsätzlich nein.
(Vgl. Antwort auf Frage **1094**).

1102

Nein. Für den direkten oder indirekten Nachweis von Plasmodien (den Erregern der Malaria) besteht für den dazu verpflichteten Personenkreis nach § 7 IfSG eine nichtnamentliche Meldepflicht. Der Heilpraktiker gehört zwar nicht zum meldepflichtigen Personenkreis, ihm ist jedoch die Behandlung von Krankheiten, die durch meldepflichtige Erreger (§ 7) ausgelöst werden, verboten.

1103

Zur Bekämpfung von Seuchen kann das Gesundheitsamt aufgrund des Infektionsschutzgesetzes

- öffentliche und private Einrichtungen betreten, untersuchen und ggf. schließen (§ 16),
- für einzelne Personen deren Untersuchung und ggf. Absonderung anordnen (§§ 26- §30).
- Ausscheidern die Ausübung bestimmter Berufe untersagen (§ 42),
- Impfungen anordnen (§§ 20).

(Die durch diese Bestimmungen berührten Grundrechte gelten insoweit als eingeschränkt.)

Das Gesundheitsamt überwacht

- Personen, die mit dem Verkauf von Lebensmittel zu tun haben (§§ 42ff),
- die Trinkwasserqualität und die Abwasserbeseitigung (§§ 37ff),
- Arbeiten mit Krankheitserregern (§§ 44ff).

1104

Infektionsschutzgesetz 8. Abschnitt: Gesundheitliche Anforderungen an das Personal beim Umgang mit Lebensmitteln.

§ 42 Tätigkeits- und Beschäftigungsverbote

„Personen, die

1. *an Typhus abdominalis, Paratyphus, Cholera, Shigellenruhr, Salmonellose, einer anderen infektiösen Gastroenteritis oder Virushepatitis A oder E erkrankt oder dessen verdächtig sind,*

2. *an infizierten Wunden oder an Hautkrankheiten erkrankt sind, bei denen die Möglichkeit besteht, dass deren Krankheitserreger über Lebensmittel übertragen werden können,*
3. *die Krankheitserreger Shigellen, Salmonellen, enterohämorrhagische Escherichia coli oder Choleravibrionen ausscheiden,*

dürfen nicht tätig sein oder beschäftigt werden

a) *beim Herstellen, Behandeln oder Inverkehrbringen der ... Lebensmittel, wenn sie dabei mit diesen in Berührung kommen, oder*
b) *in Küchen von Gaststätten und sonstigen Einrichtungen mit oder zur Gemeinschaftsverpflegung ...*

1105
Für den Heilpraktiker besteht bei Masern Meldepflicht bei Verdacht, Erkrankung und Tod; § 6,1 des Infektionsschutzgesetzes (IfSG).
Nach § 6,3 des IfSG ist außerdem namentlich zu melden *„der Verdacht einer über das übliche Ausmaß einer Impfreaktion hinausgehenden gesundheitlichen Schädigung ...“*
Sowohl die Masernerkrankung als auch der Verdacht auf einen Impfschaden ist also unverzüglich dem zuständigen Gesundheitsamt zu melden. Für die Erkrankungen die unter § 6 des Infektionsschutzgesetzes fallen, besteht für den Heilpraktiker Behandlungsverbot. Das Kind muss also sofort in ärztliche Betreuung.

1106
Vgl. Antwort auf Frage **1105**.